Joe Iwanaga | R. Shane Tubbs

Atlas of Oral and Maxillofacial Anatomy

口腔颌面解剖图谱

编 著 〔美〕 岩永让
唐谢恩

主 译 韩 伟 卫 峥

天津出版传媒集团
天津科技翻译出版有限公司

著作权合同登记号:图字:02-2023-135

图书在版编目(CIP)数据

口腔颌面解剖图谱 / (美)岩永让 (Joe Iwanaga) , (美) 唐谢恩 (R. Shane Tubbs) 编著 ; 韩伟, 卫峥主译. -- 天津 : 天津科技翻译出版有限公司, 2025. 5. -- ISBN 978-7-5433-4664-2

Ⅰ. R322.4-64

中国国家版本馆 CIP 数据核字第 20254XY295 号

授权单位: Springer Nature Switzerland AG.
出　　版: 天津科技翻译出版有限公司
出 版 人: 方　艳
地　　址: 天津市和平区西康路 35 号
邮政编码: 300051
电　　话: 022-87894896
传　　真: 022-87893237
网　　址: www.tsttpc.com
印　　刷: 北京捷迅佳彩印刷有限公司
发　　行: 全国新华书店
版本记录: 889mm×1194mm　16 开本　11 印张　280 千字
2025 年 5 月第 1 版　2025 年 5 月第 1 次印刷
定价:128.00 元

(如发现印装问题,可与出版社调换)

主译简介

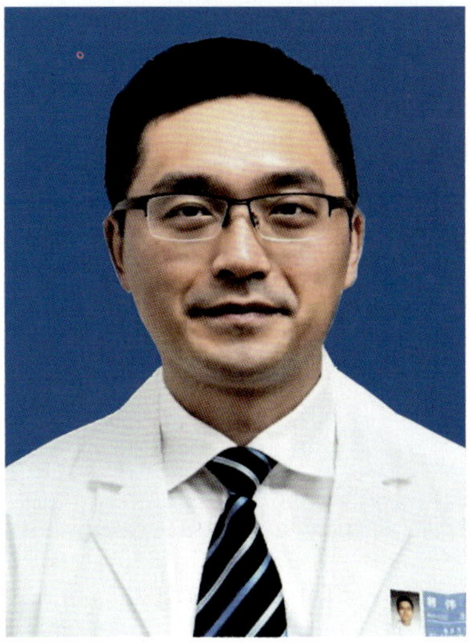

韩　伟　主任医师，教授，博士研究生导师，博士后联系导师；南京大学医学院附属口腔医院口腔颌面头颈肿瘤科副主任，病区主任；院学科带头人后备人才（第一层次）；首届"邱蔚六"青年医师奖获得者。

担任口腔颌面外科国际内固定学会颅颌面分会（AOCMF）中国理事会理事，Stryker"头颈肿瘤菁英会"发起人，中国医药教育协会头颈肿瘤专业委员会委员，中华口腔医学会口腔颌面-头颈肿瘤专业委员会委员，中国抗癌协会口腔颌面肿瘤整合康复专业委员会委员，中国康复医学会光动力治疗与康复专业委员会委员。*Journal of Nanobiotechnology*、*Frontier in Cell and Developmental Biology*、*Technology in Cancer Research & Treatment*、《中华口腔医学杂志》编委。主持国家及省级以上课题7项。主编专著2部，发表SCI论文50余篇。

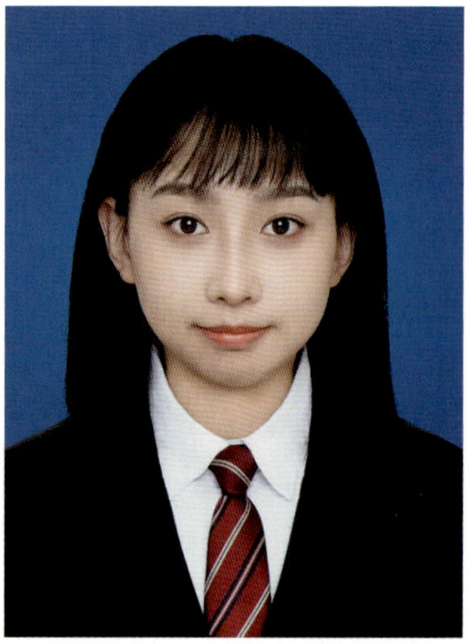

卫　峥　口腔医学博士，主治医师，毕业于南京大学，2016年赴香港大学医学院短期访学。擅长舒适化乳牙治疗及儿童早期矫治研究。近年来主持了多项科研项目，包括江苏省自然科学基金、南京市医学重点科技发展项目及相关人才项目。

译者名单

主　译　韩　伟　卫　峥

副主译　王玉凤

译　者　（按姓氏汉语拼音排序）

韩　伟　梁　易　汤传超　王玉凤

卫　峥　谢狄亚　周　婷

中文版前言

当翻开这本凝聚了我们心血的《口腔颌面解剖图谱》时，你便开启了一段探索口腔颌面部的精彩之旅。

口腔颌面部因其所处位置特殊，上方连接颅底，下方连通消化器官，其解剖结构的复杂性和重要性不言而喻。这本图谱，恰是我们呈献给广大口腔医学从业者与学子的一份珍贵礼物。

本书共5章，分别展示了颌面部浅表、头颈部骨骼、口腔、颌面部间隙及脑神经相关解剖，涵盖了几乎所有口腔颌面部解剖结构的图片，每一幅都犹如一扇通向微观世界的大门，让那些隐匿于文字背后的奥秘得以清晰呈现。特别是全书配备了大体老师的解剖图片，使那些曾经难以捉摸、全凭想象的解剖结构瞬间具体化、图像化。以在磨牙区操作时易被误伤的舌神经为例，以往我们只能在脑海中模糊勾勒其位置和走行，而在这本图谱中，你可以清晰、直观地学习其准确位置、走行及其与周围解剖结构的微妙关系。

为了确保这本图谱能够以最精准、最完美的状态呈现在广大读者的面前，我们的译者团队由具有丰富经验和深厚资历的口腔医学专业医生组成。我们反复校对，力求做到尽善尽美，但本书仍难免存在疏漏之处，恳请大家不吝指正。

我们衷心希望这本图谱能够成为你在口腔医学领域探索之路上的得力助手，无论是在求学途中的口腔医学专业学生，还是口腔颌面外科医生，抑或是从事口腔颌面部研究工作的研究人员，乃至相关领域的其他人员在追求知识的过程中，都能从本书汲取到宝贵的养分，收获满满。

愿这本图谱能成为你在口腔医学道路上的指明灯，祝你在医学的无垠海洋中奋楫笃行，砥砺前行！

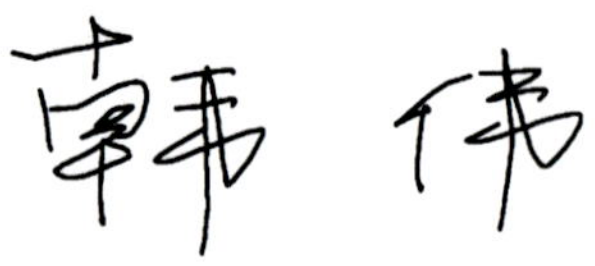

南京大学医学院附属口腔医院
南京市口腔医院

前　言

在口腔颌面外科领域，精准掌握解剖知识是手术的关键。本书聚焦于口腔颌面部，紧密贴合临床实践与学术研究。近年来，口腔颌面外科所涉及的精细解剖学取得了突破性发展，外科医生深入了解该区域的解剖结构愈发重要，掌握最新且详尽的解剖学知识刻不容缓。然而，能全面呈现口腔与颌面部最新解剖发现的专业图谱极为稀少。

临床新发现能为手术带来新思路，从临床视角审视口腔解剖，对于理解和实施侵入性手术至关重要。目前，尚无其他书籍像本图谱一样，收录高分辨率的口腔内部解剖图像，尤其是利用新鲜尸体进行解剖展示的珍贵图像。

以舌神经为例，在口腔颌面外科教学中，其是一个反复被提及的经典解剖结构。教师们总会着重强调："舌神经紧邻舌侧骨板，手术操作时务必谨慎，避免造成损伤。"理论上，我们都清楚在下颌磨牙后区做切口时，舌神经极有可能受到损伤。但问题的关键在于，如何从口腔内手术的实际操作视角出发，通过更深入地了解解剖结构，最大限度地降低潜在的损伤风险？

本书详细通过逐步进行的新鲜尸体解剖图像做出展示，不仅为上述问题提供了解决思路，还涵盖了众多该领域的关键问题。无论是资深医生还是医学生，都将受益匪浅。

我们相信，本书能够较好地顺应口腔颌面外科学发展的需要，为口腔颌面外科的进一步发展注入新的活力。

Joe Iwanaga
R. Shane Tubbs

目　录

第 1 章

颌面部浅层解剖

总结

颌面部有丰富的血供及密集的神经。其血供主要来源于颈外动脉及颈内动脉的终末支。面部浅层的感觉由三叉神经支配，表情肌的运动受面神经支配。邻近神经之间往往存在交通支，如面神经下颌缘支与颏神经之间存在交通支，但这些交通支的功能尚不明确。本章主要介绍颌面部浅层解剖结构(图 1.1 至图 1.4)。

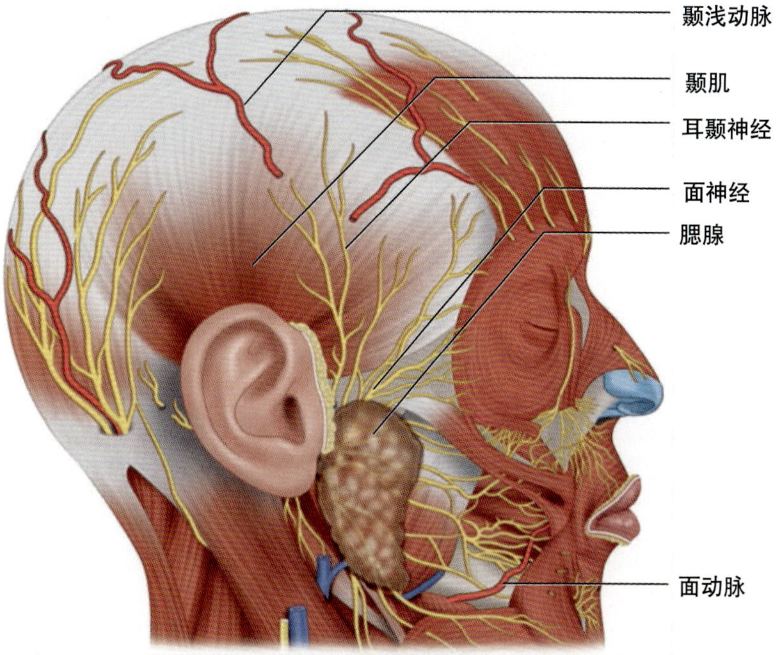

图 1.1　面部侧面观。

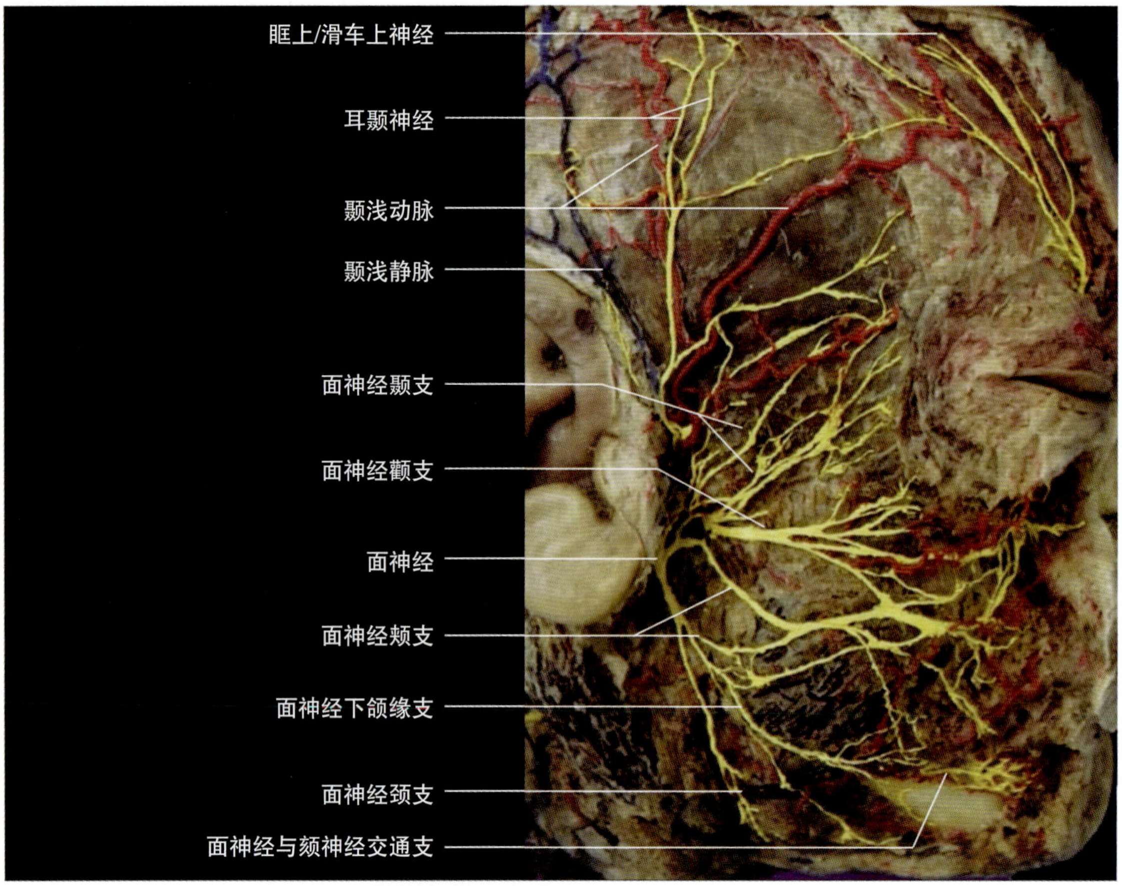

图 1.2 面神经终末支(侧面观)。

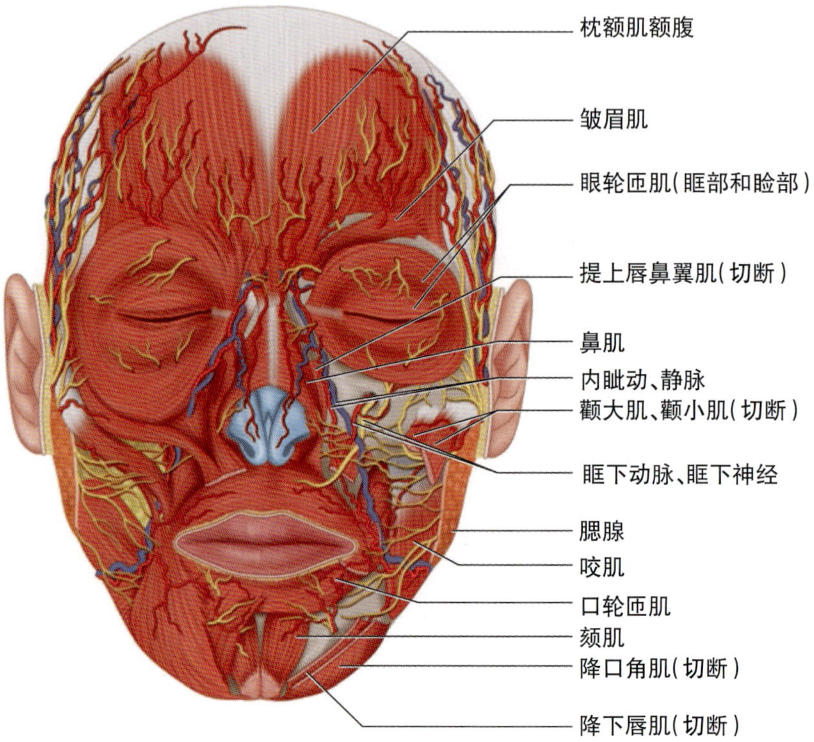

图 1.3 面部正面观。

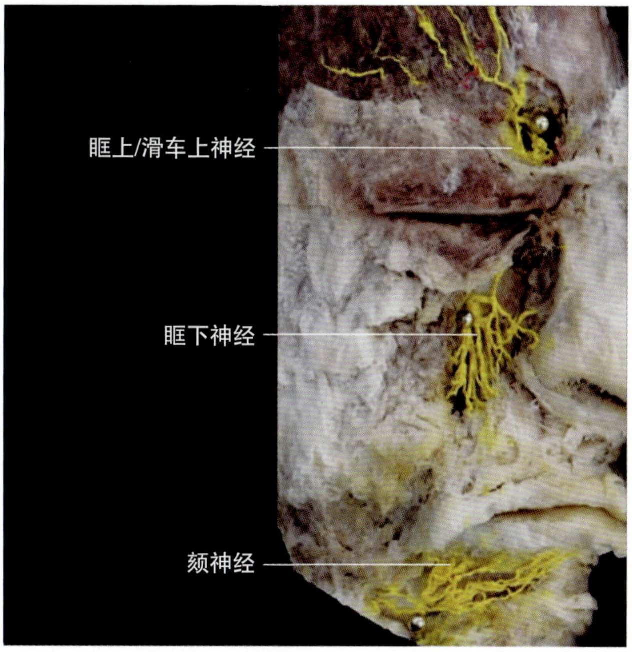

图 1.4　三叉神经终末支(正面观)。

(梁易　译)

第 2 章

头颈部骨骼

2.1 概述(颅骨)

总结

颅骨由包括舌骨在内的 23 块骨组成，其中有 8 对成对骨(颞骨、颧骨、顶骨、上颌骨、鼻骨、泪骨、腭骨、下鼻甲)，以及 7 块非成对骨(枕骨、额骨、蝶骨、筛骨、舌骨、下颌骨和犁骨)(图 2.1 至图 2.10)。犁骨和下鼻甲位于鼻腔内。从正面可见颅骨有三对孔(凹陷)，分别为眶上孔、眶下孔和颏孔。颅底存在许多血管、神经进出颅内的孔洞，以及肌肉的附着点。

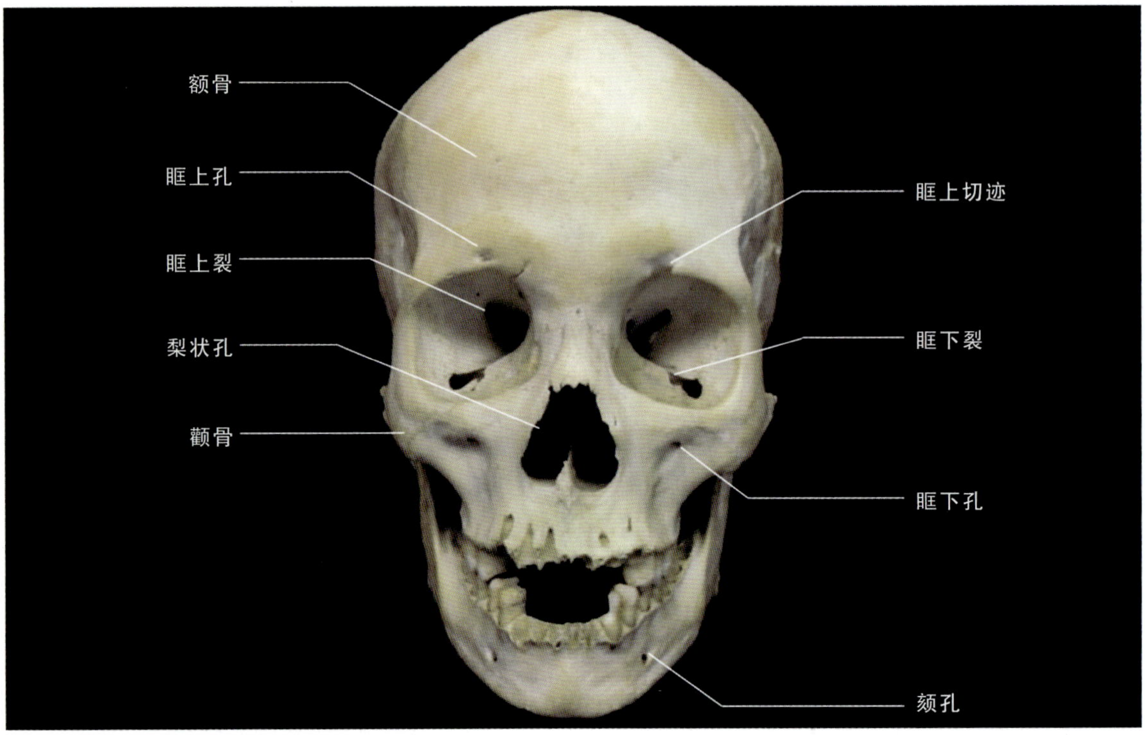

图 2.1　颅骨正面观。

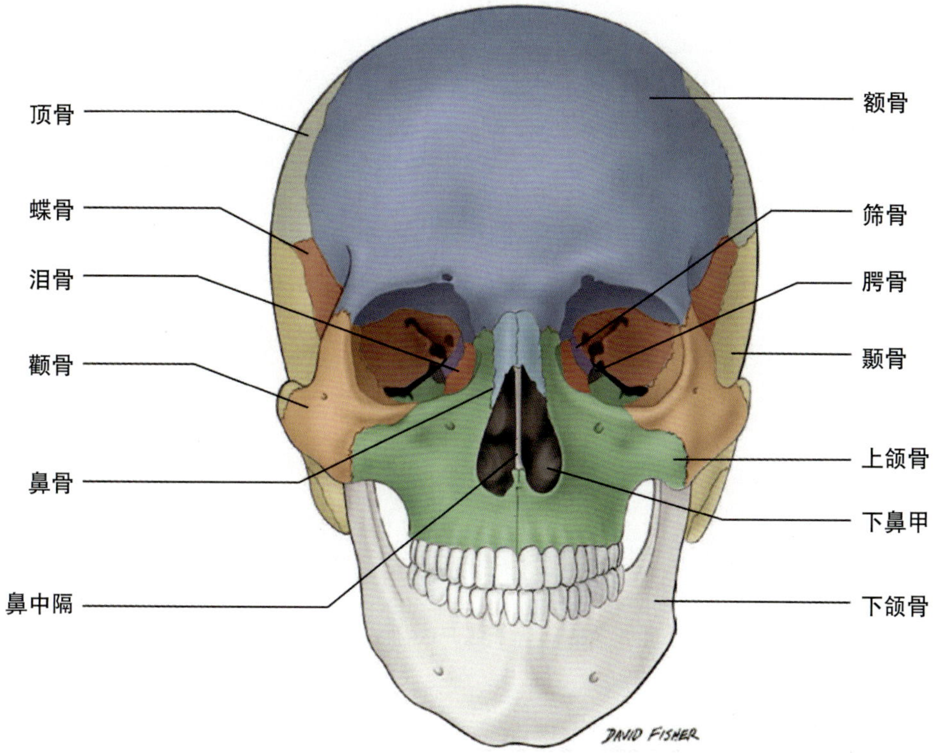

图 2.2　颅骨正面观示意图。（© Fisher/Tubbs 2020. All Rights Reserved.）

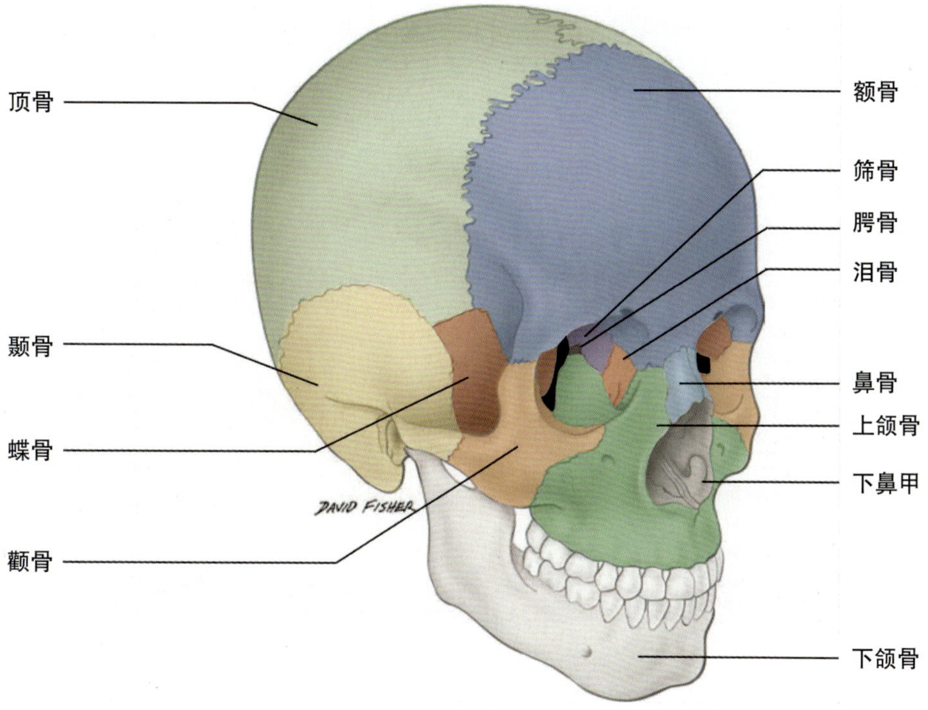

图 2.3　颅骨正侧面观示意图。（© Fisher/Tubbs 2020. All Rights Reserved.）

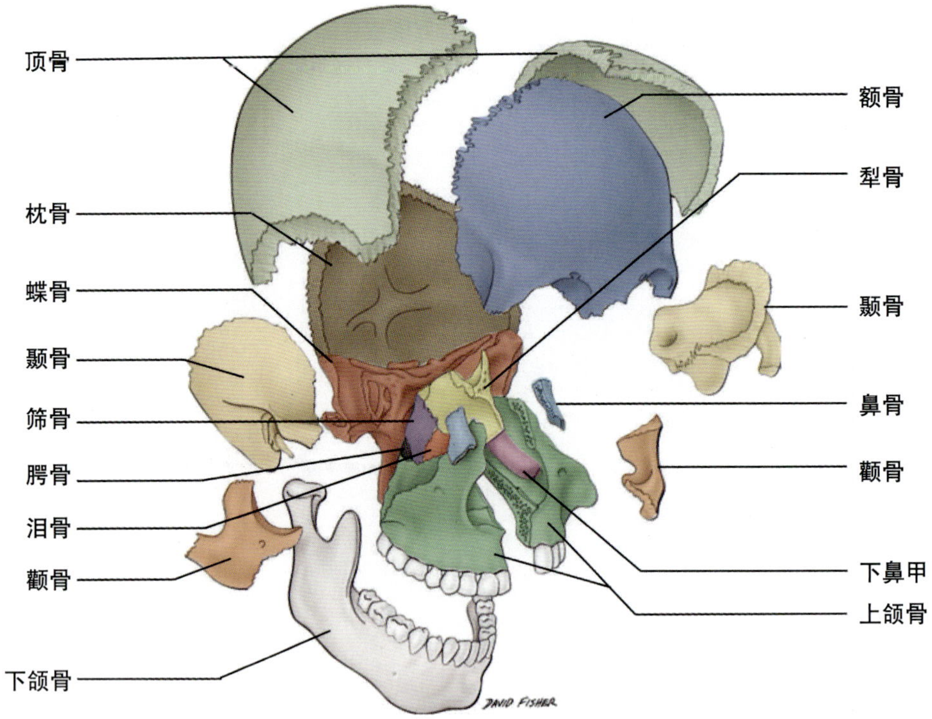

图 2.4 颅骨斜面观分解示意图。(© Fisher/Tubbs 2020. All Rights Reserved.)

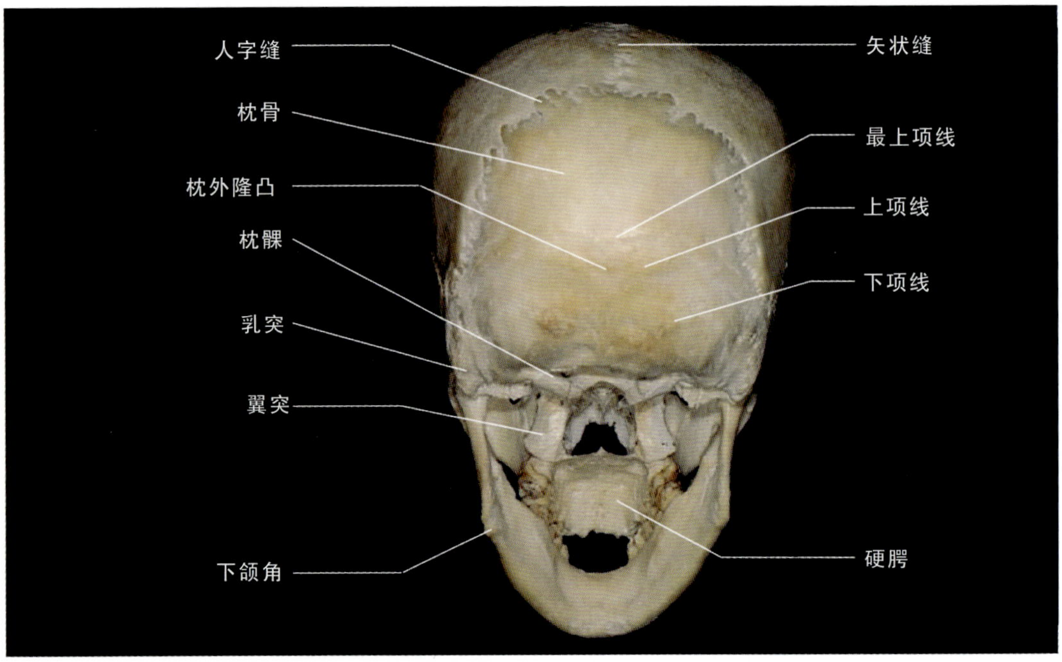

图 2.5 颅骨后面观。

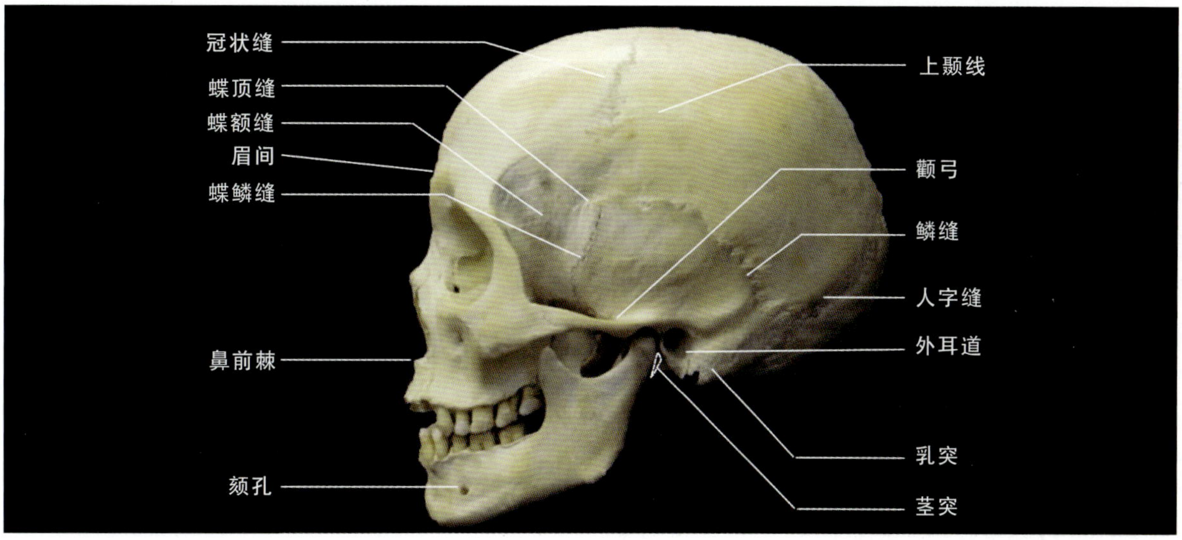

图 2.6　颅骨侧面观。

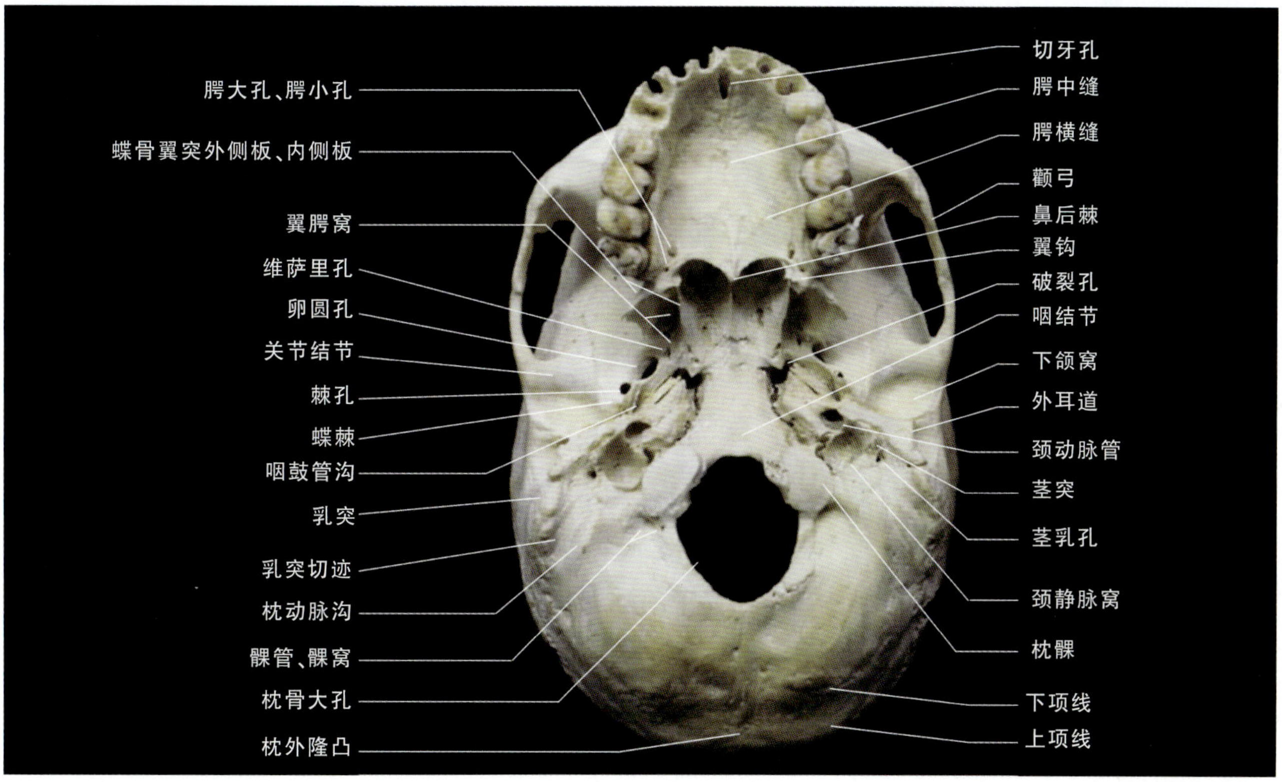

图 2.7　颅底外面观。

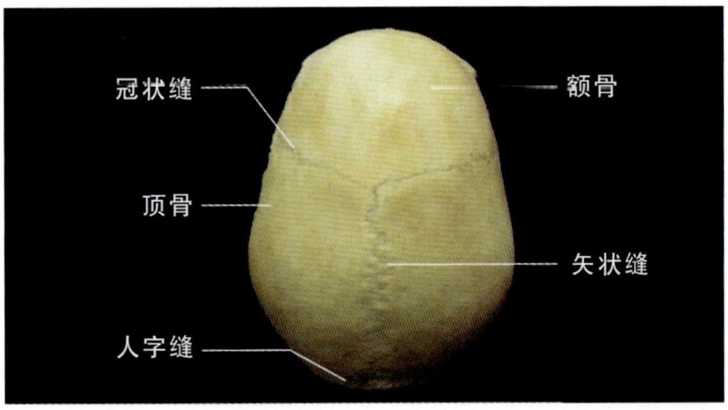

图 2.8　颅骨顶面观。

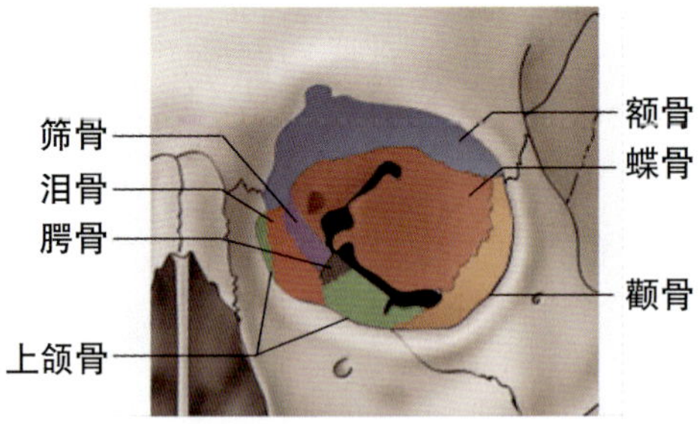

图 2.10　眼眶正面观示意图。眼眶由额骨、蝶骨、颧骨、筛骨、泪骨、腭骨和上颌骨 7 块骨组成。

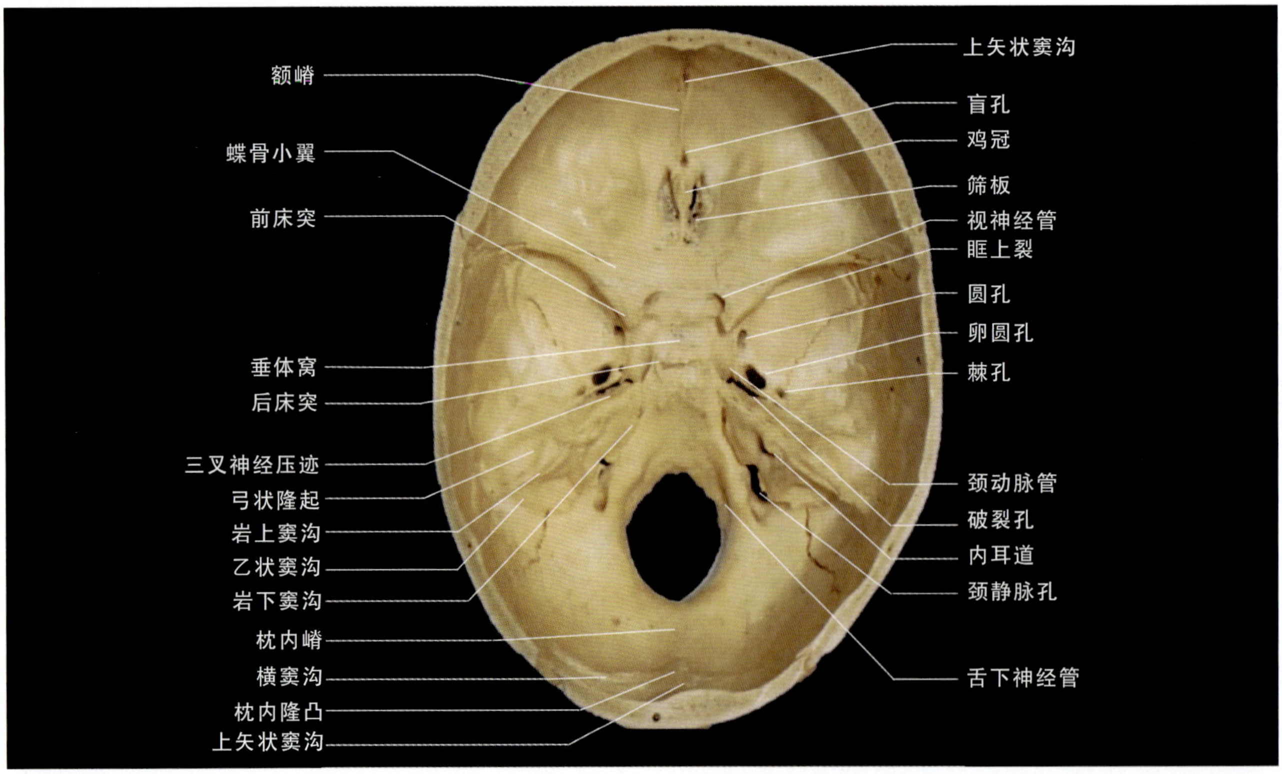

图 2.9　颅底内面观。

2.2　颅缝

总结

除矢状缝、腭正中缝、上颌间缝和鼻间缝外，颅缝大多成对(图 2.11 至图 2.30)。其中许多骨缝在出生时仍未融合。例如，额缝通常在 3 月龄至 2 岁时闭合。因此，在成人中通常不会观察到该骨缝。此外，切牙缝通常在 12 岁以后融合，因此在成人中罕见。通常，前囟门和后囟门分别在 1 岁半和 3 月龄时闭合。冠状缝、矢状缝和人字缝等较大的骨缝在成人中仍然清晰可见；然而，通常一些较小的裂隙在成人中已完全融合。研究这些骨缝对于了解颅缝早闭、脑积水、骨折和快速上颌扩弓等临床病理改变至关重要。

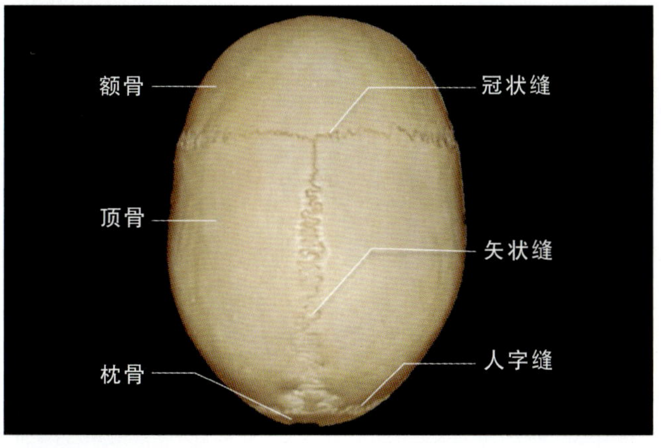

图 2.11　颅缝上面观。

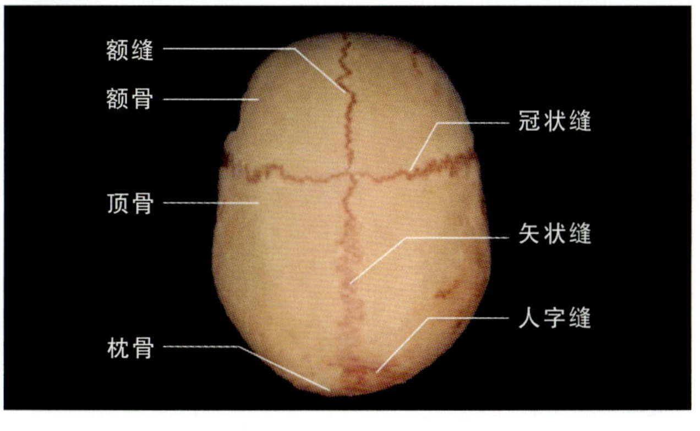

图 2.12　颅顶和额缝上面观。

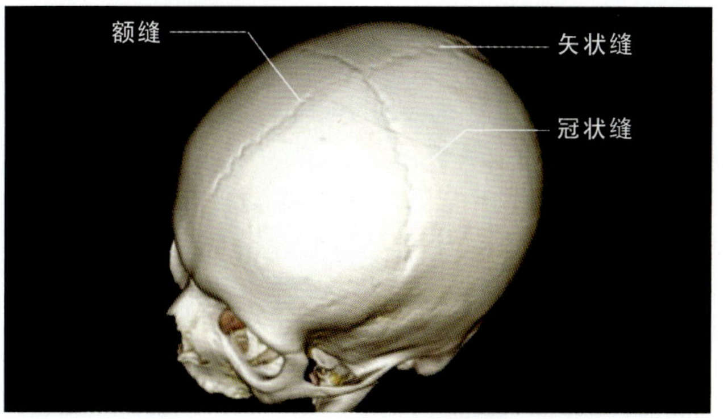

图 2.13　额缝 CT 3D 重建图像。

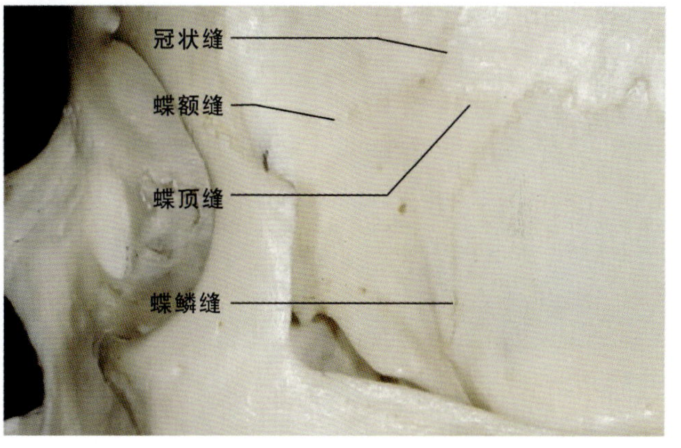

图 2.14　颞窝处骨缝。

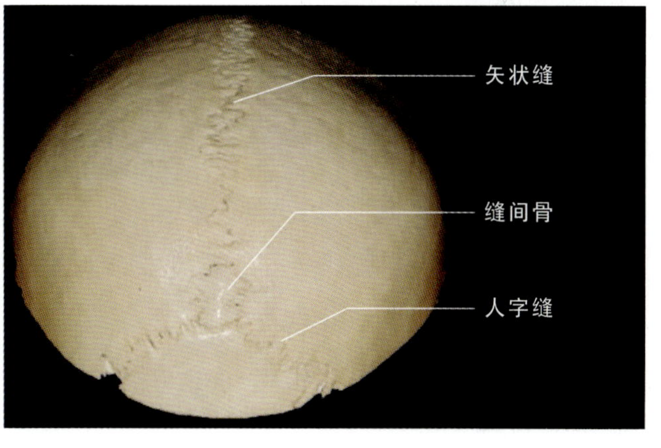

图 2.15　颅骨后部的骨缝和缝间骨。

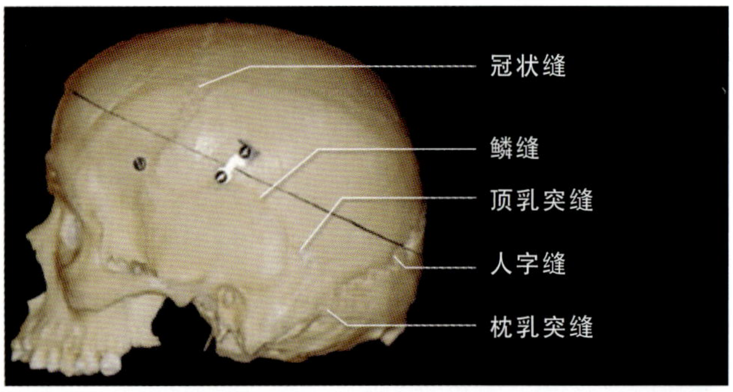

图 2.16 颅骨侧后方骨缝。

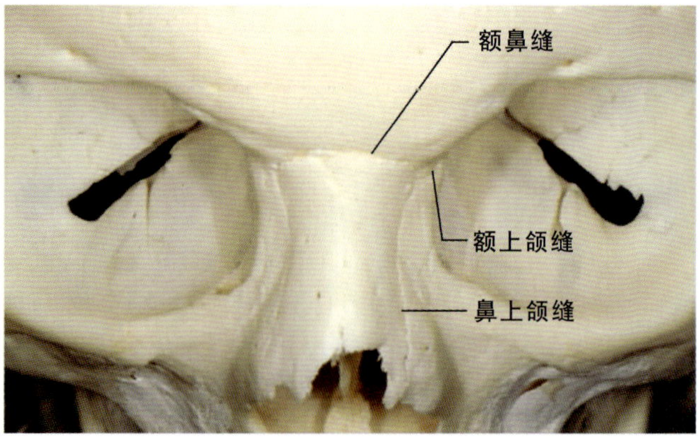

图 2.19 鼻骨周围骨缝正面观。

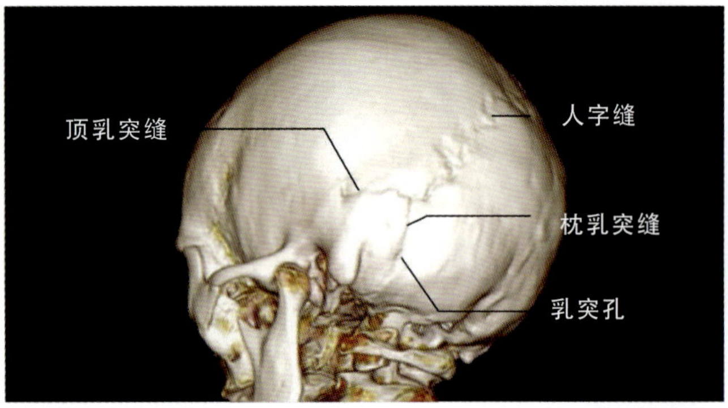

图 2.17 乳突周围的骨缝。

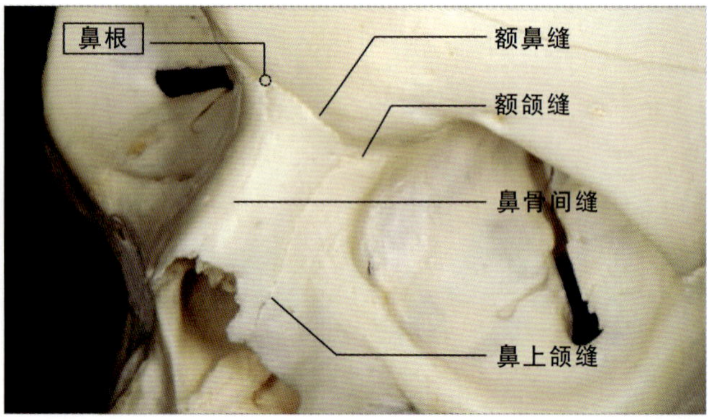

图 2.20 鼻骨周围骨缝斜面观。

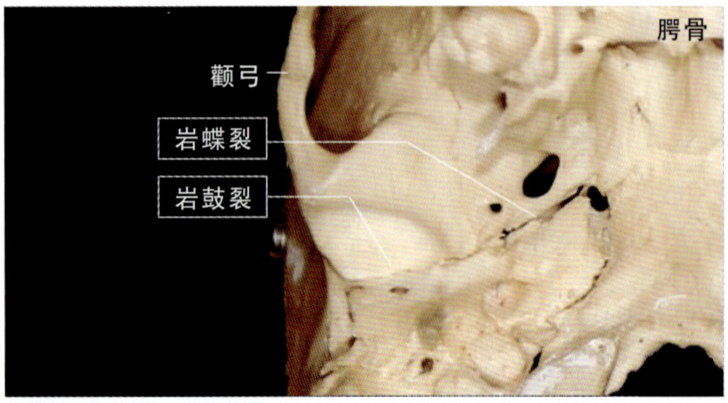

图 2.18 颅底裂隙。

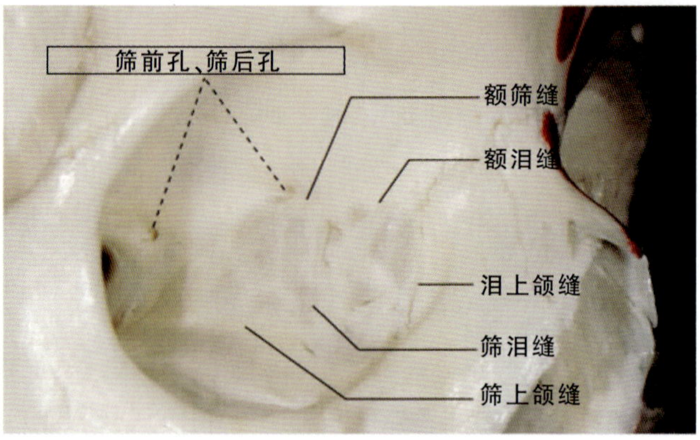

图 2.21 眶内侧壁骨缝。

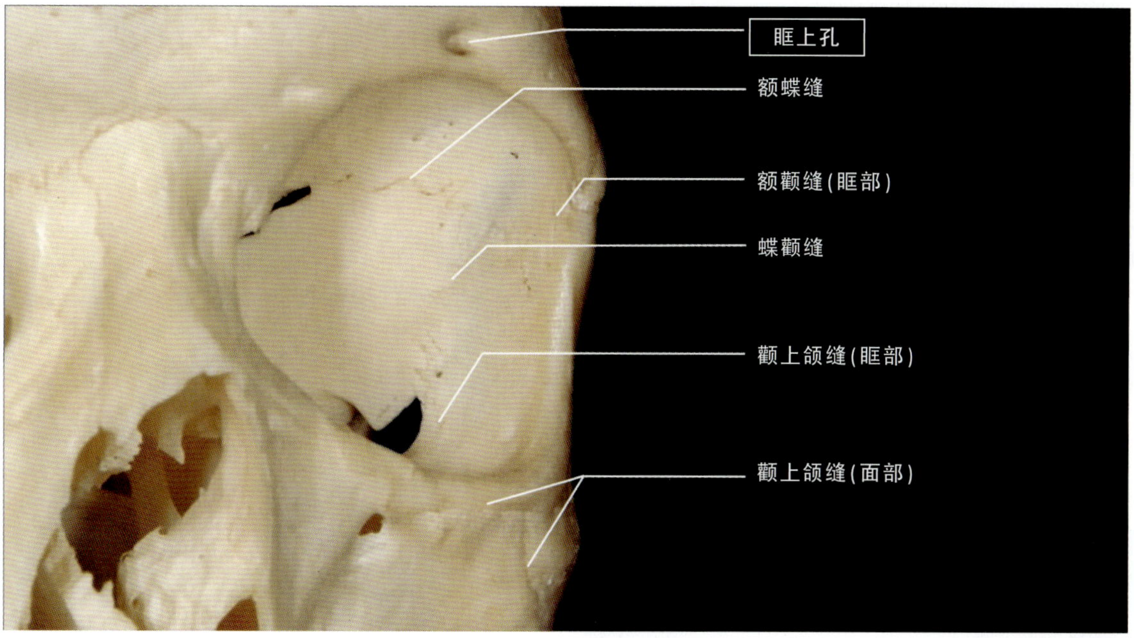

图 2.22　眶外侧壁骨缝。

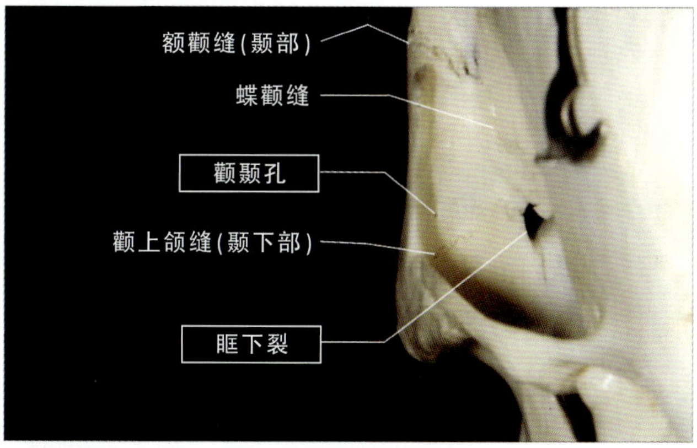

图 2.23　颧骨后面观。

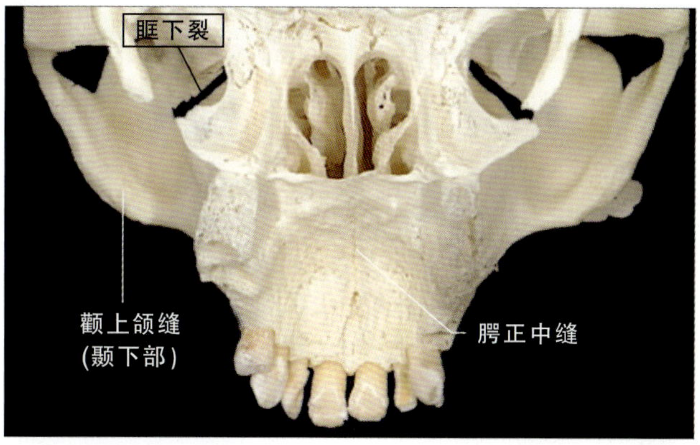

图 2.25　后下面观。

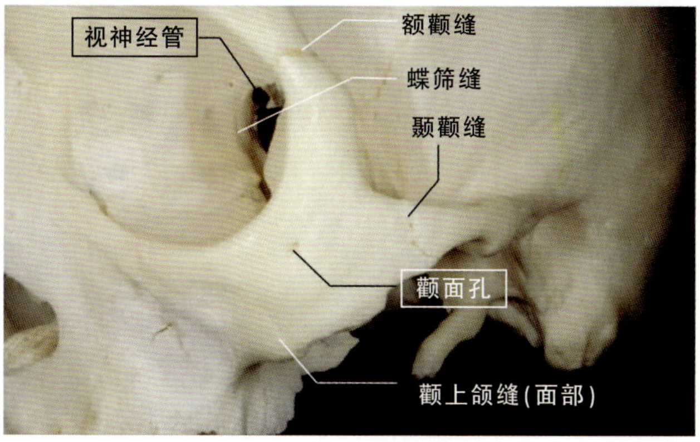

图 2.24　颧骨侧面观。

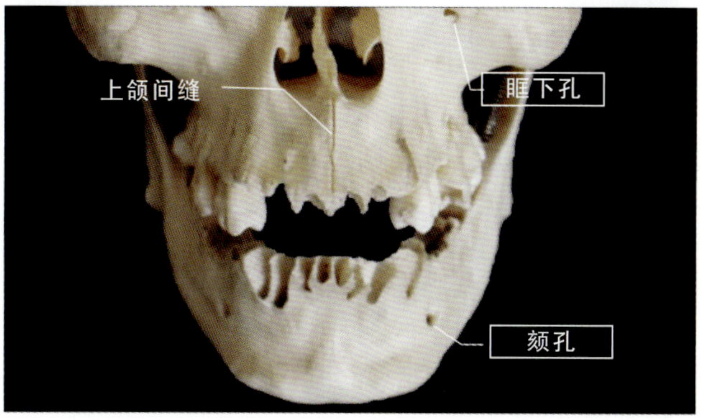

图 2.26　正面观。

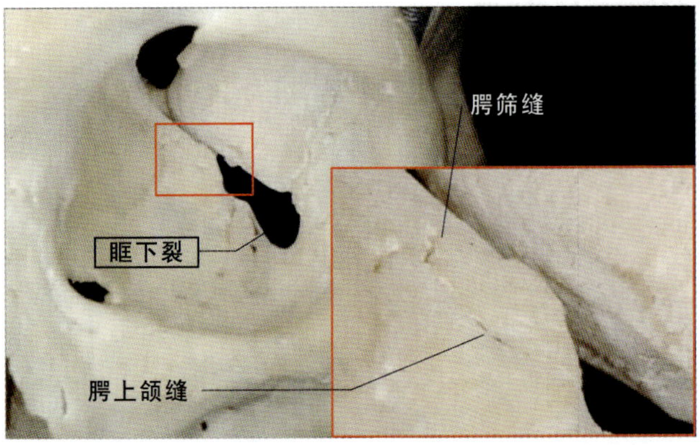

图 2.27 眶后区骨缝。

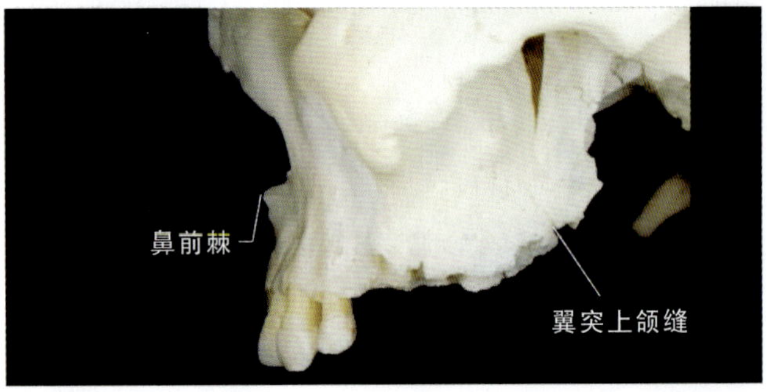

图 2.28 上颌骨侧面观。

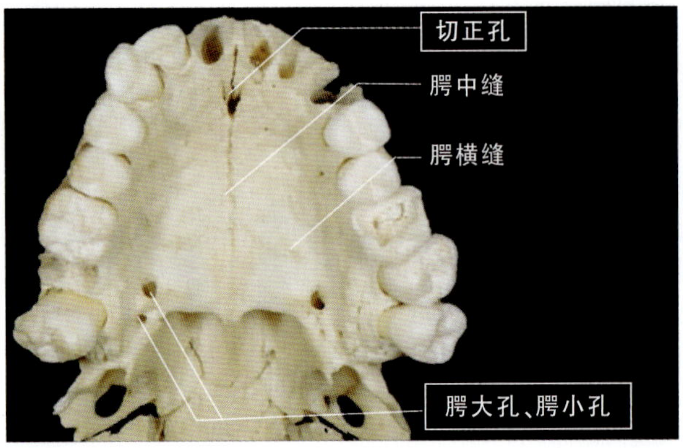

图 2.29 腭部下面观。

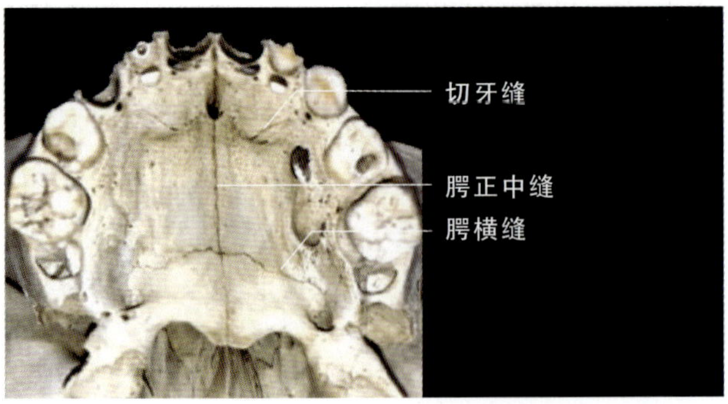

图 2.30 腭部和切牙缝下面观。

2.3 颅骨分解解剖

总结

在本节中，我们将讨论构成颅骨的骨骼特征（图 2.31 至图 2.90）。

额骨、枕骨、颞骨、顶骨、上颌骨、颧骨、蝶骨、筛骨、鼻骨、下鼻甲、腭骨、泪骨、下颌骨、犁骨和舌骨。此外，还讨论了听小骨，即锤骨、砧骨和镫骨。

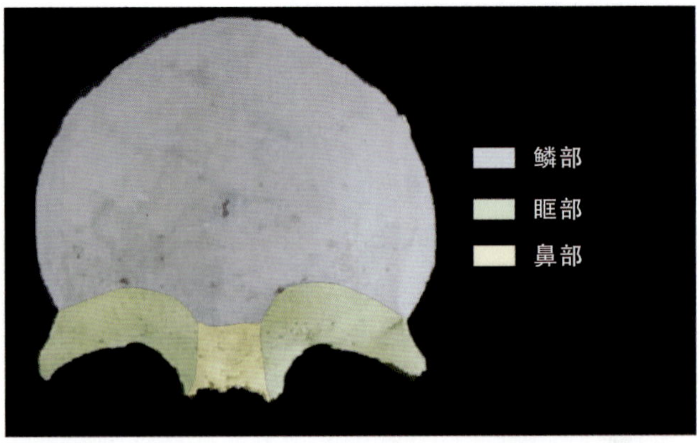

图 2.31 额骨由鳞部、眶部、鼻部组成。

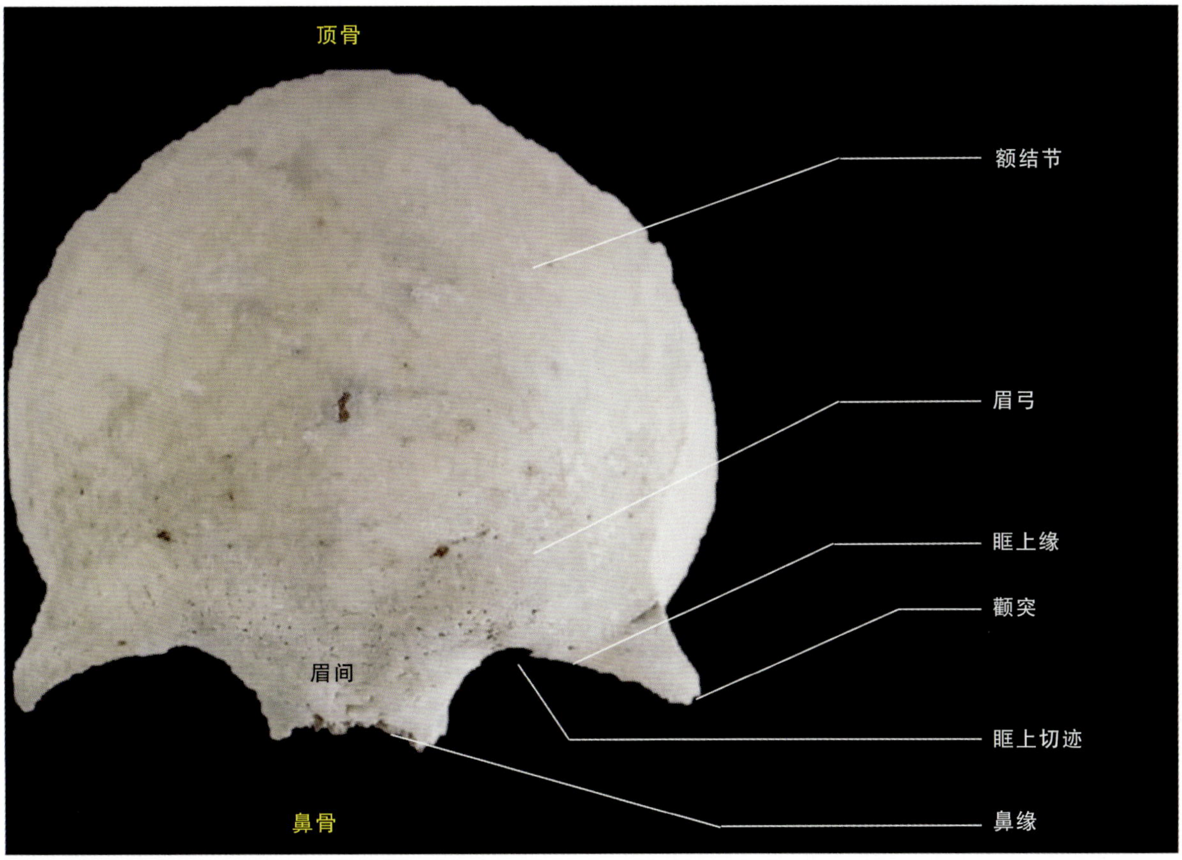

图 2.32　额骨外面正面观。

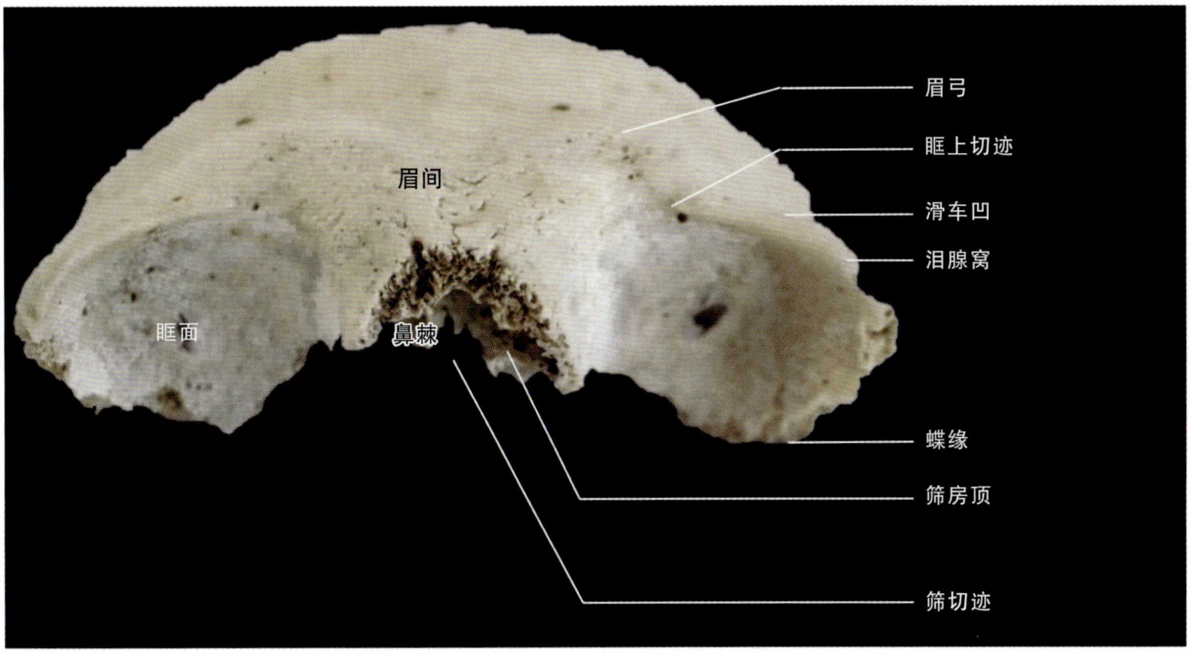

图 2.33　额骨下面观。

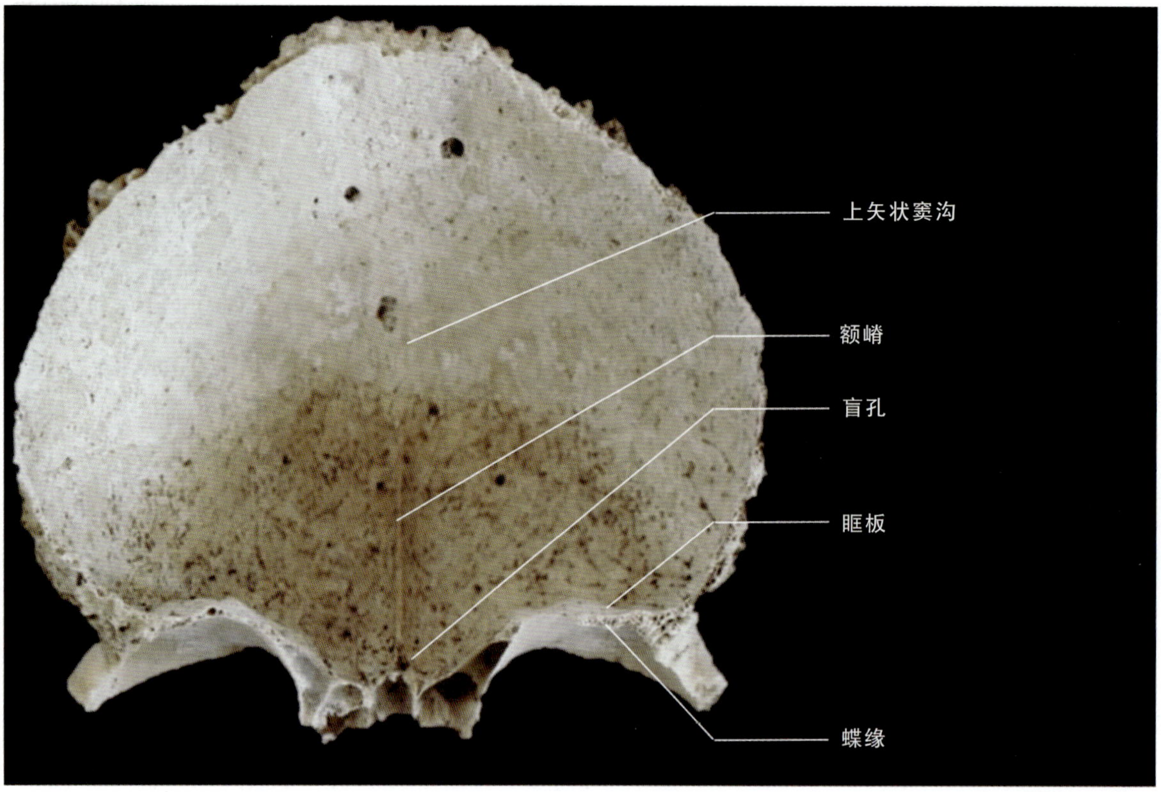

图 2.34 额骨后视图(内表面)。

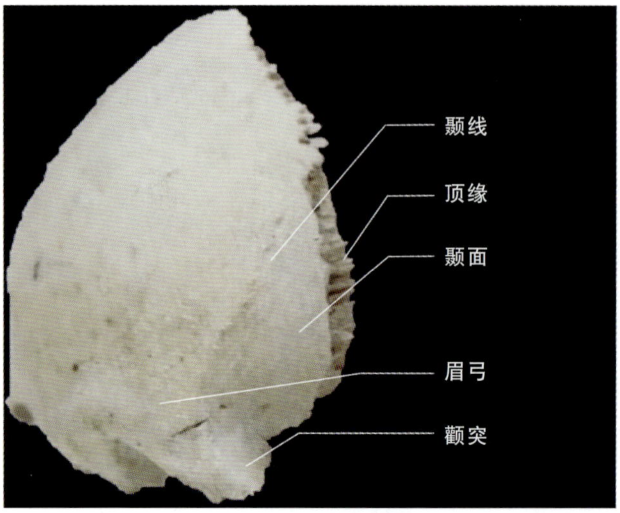

图 2.35 额骨侧面观(左侧)。

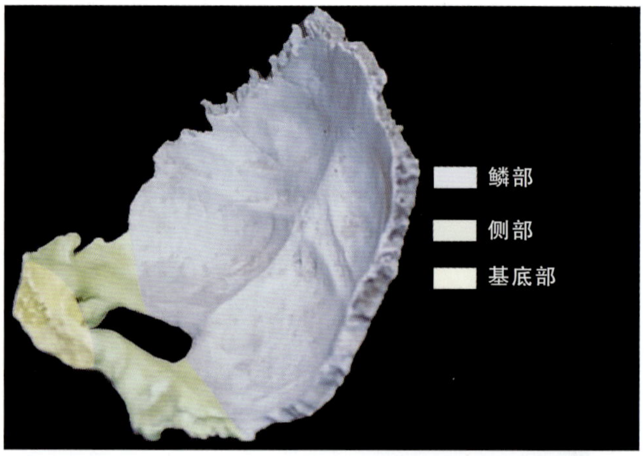

图 2.36 枕骨由鳞部、侧部、基底部组成。

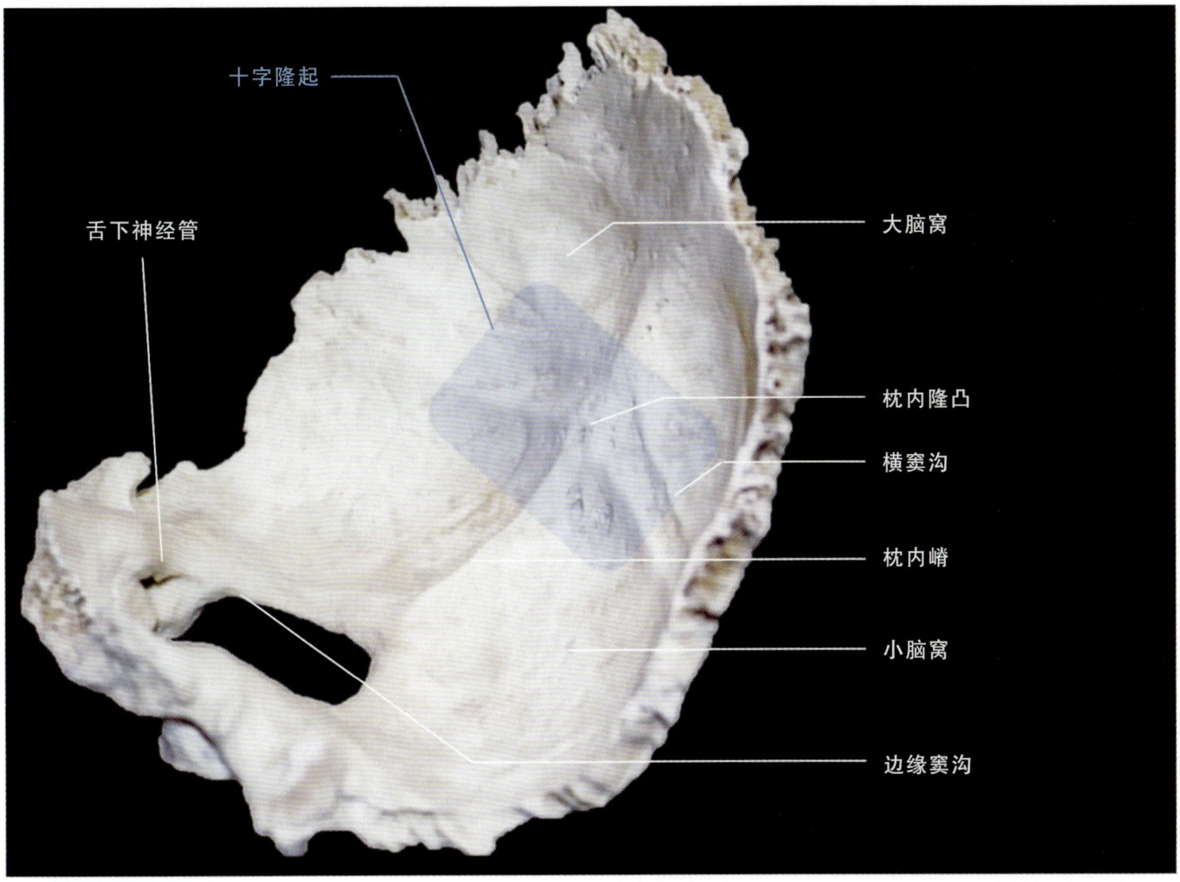

图 2.37　枕骨内面斜面观。

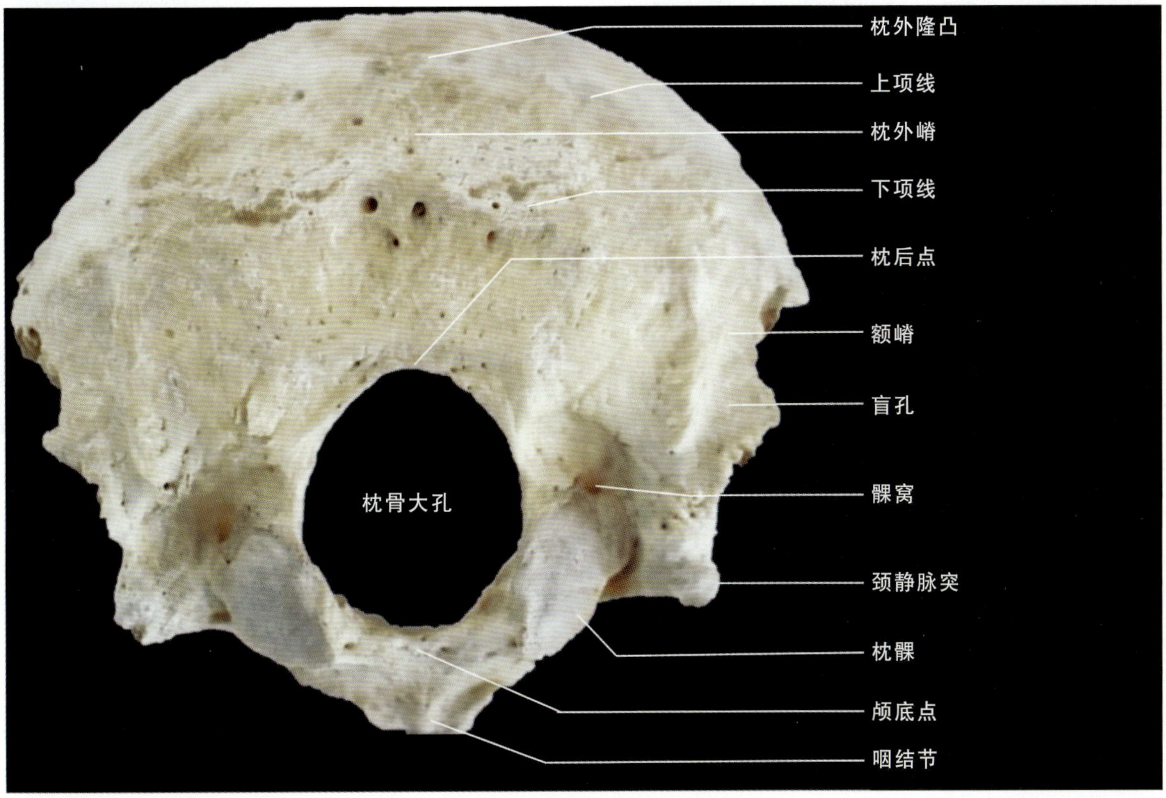

图 2.38　枕骨外面下面观。

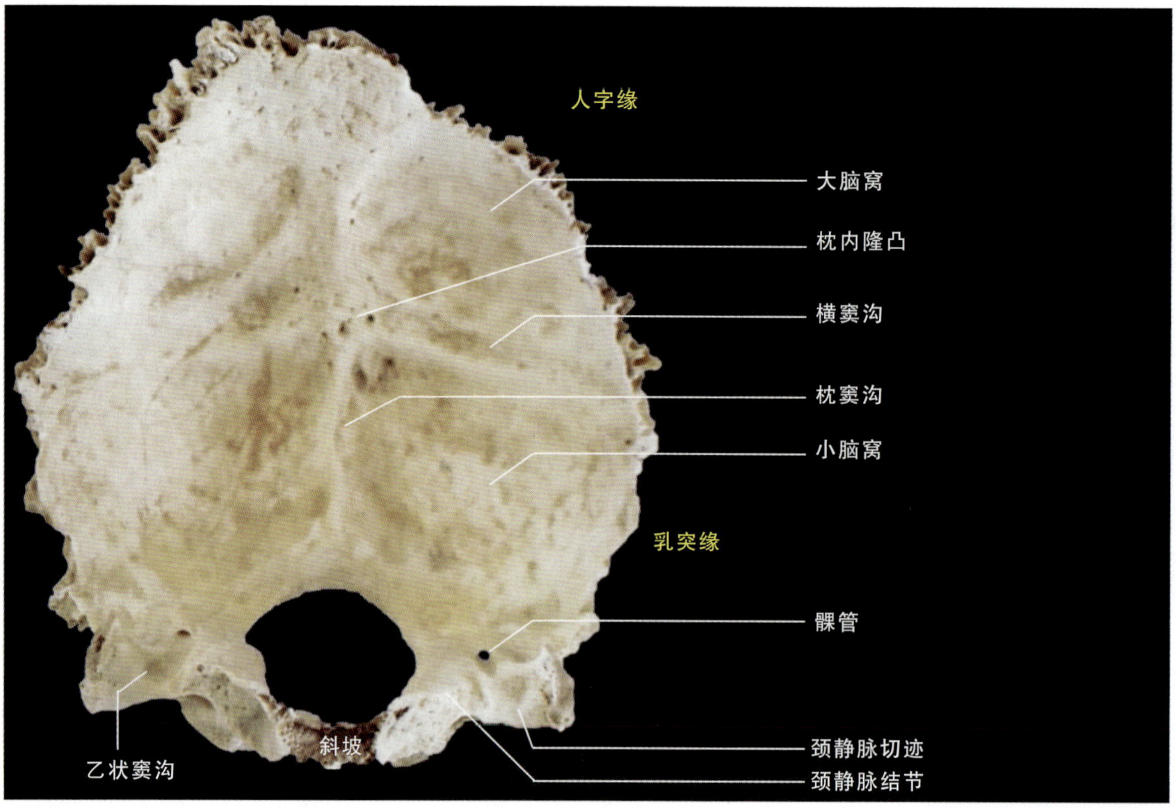

图 2.39 枕骨内面正面观。

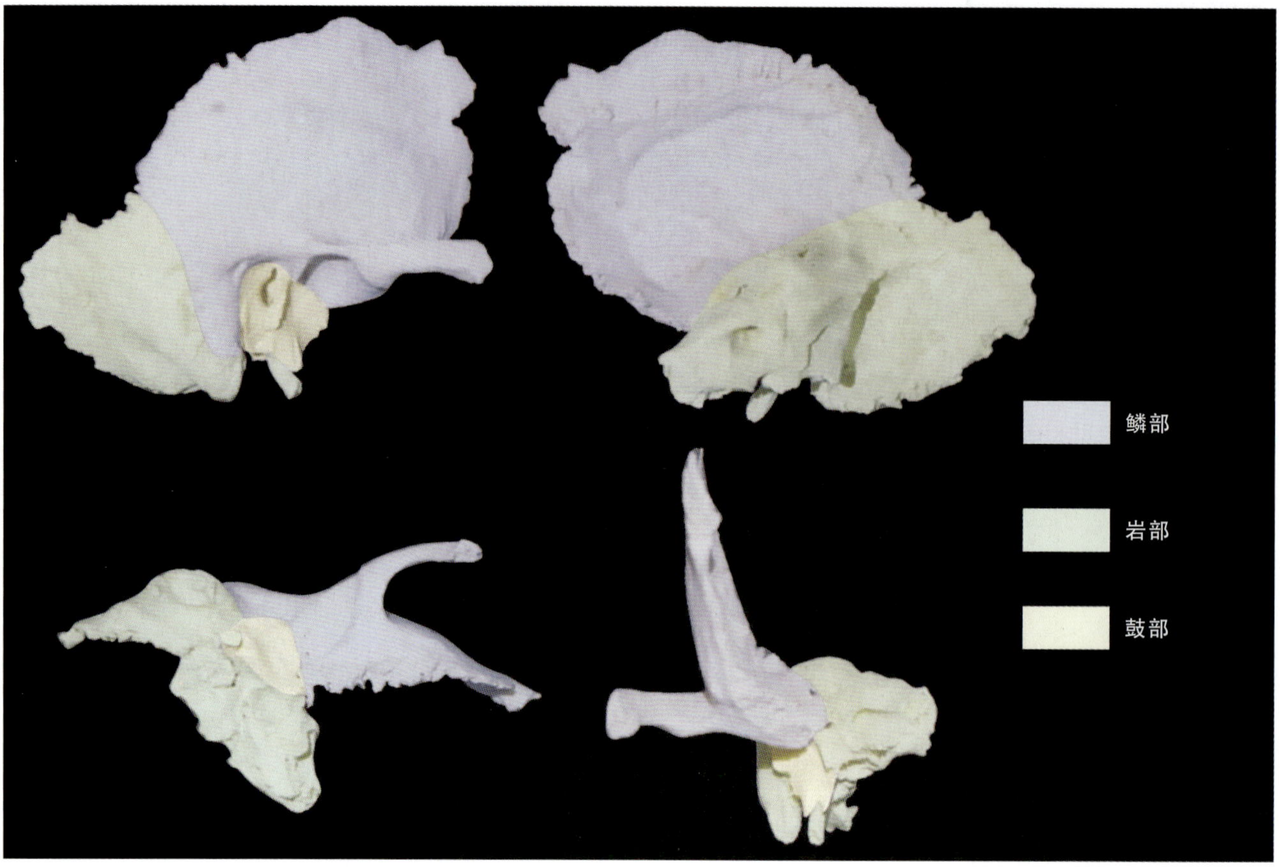

图 2.40 颞骨由鳞部、岩部和鼓部组成。

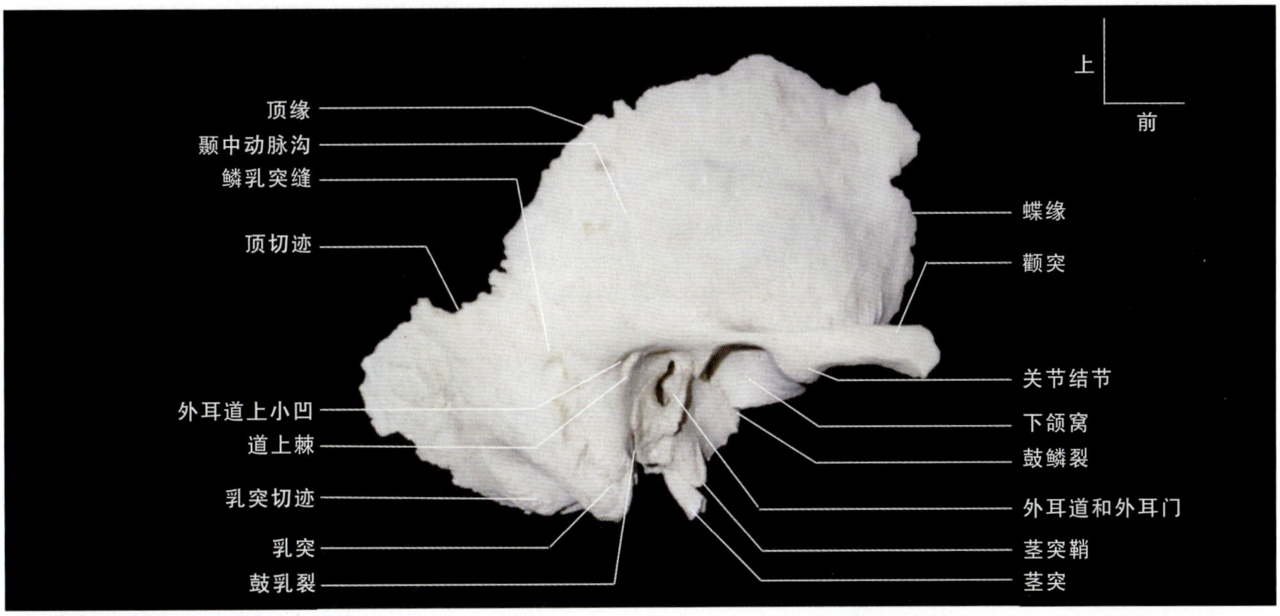

图 2.41　右侧颞骨外面。道上棘是耳郭软骨的附着。

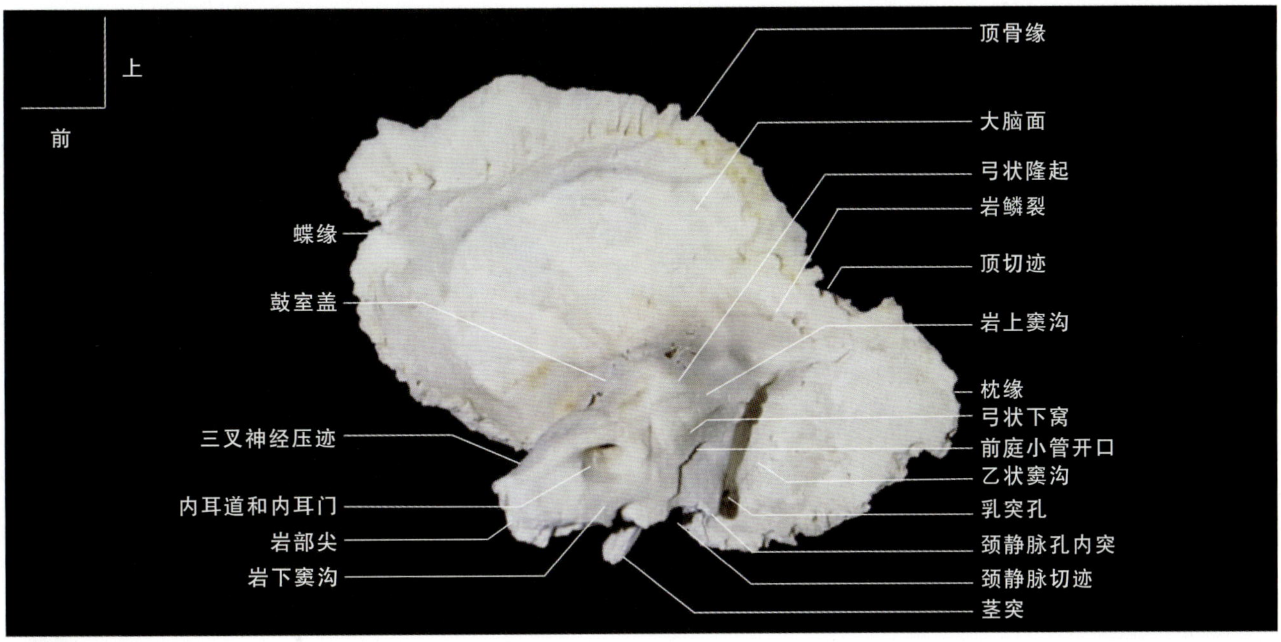

图 2.42　右侧颞骨内面。

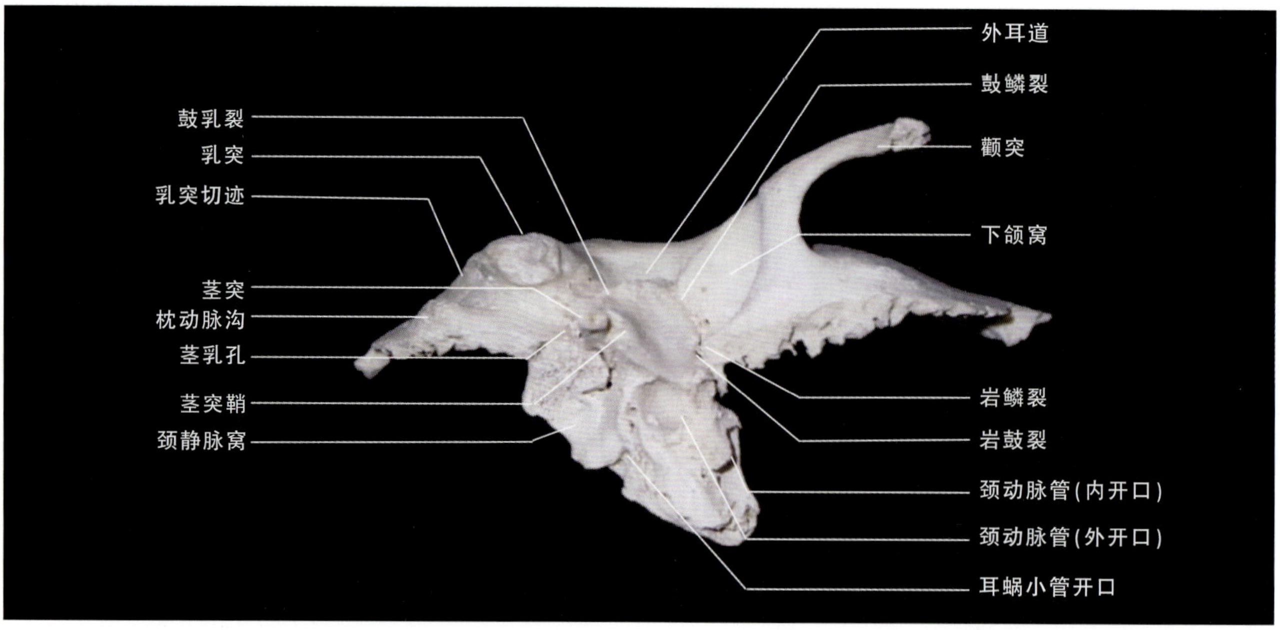

图 2.43 右侧颞骨下面观,在下颌窝内,鼓鳞裂横向延伸,被鼓室盖嵴分为前部的岩鳞裂和后部的岩鼓裂。

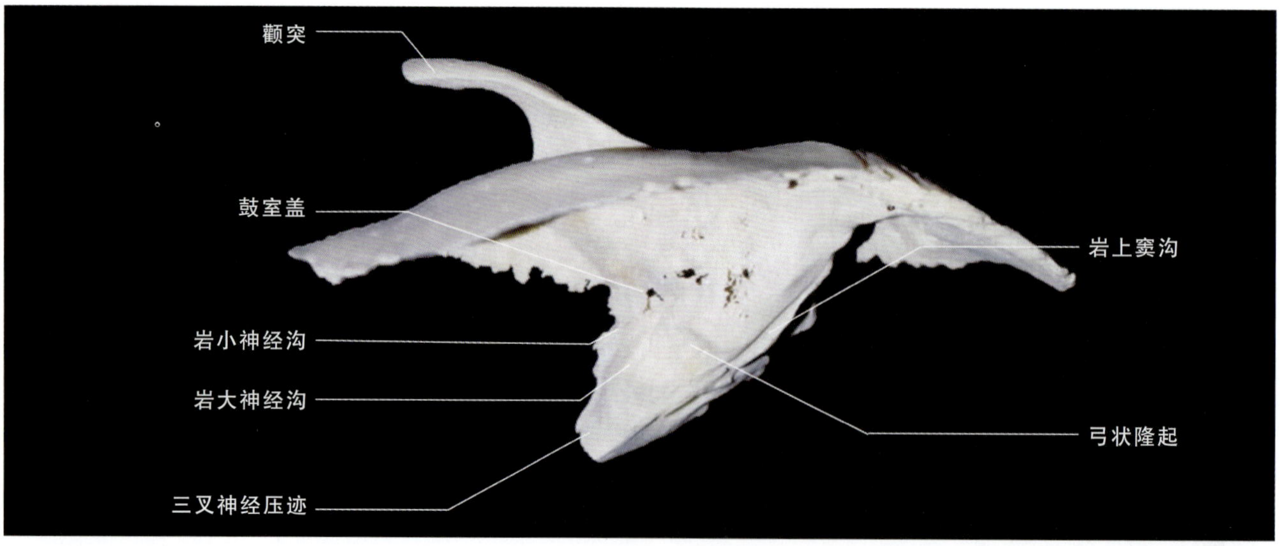

图 2.44 右侧颞骨下面观。

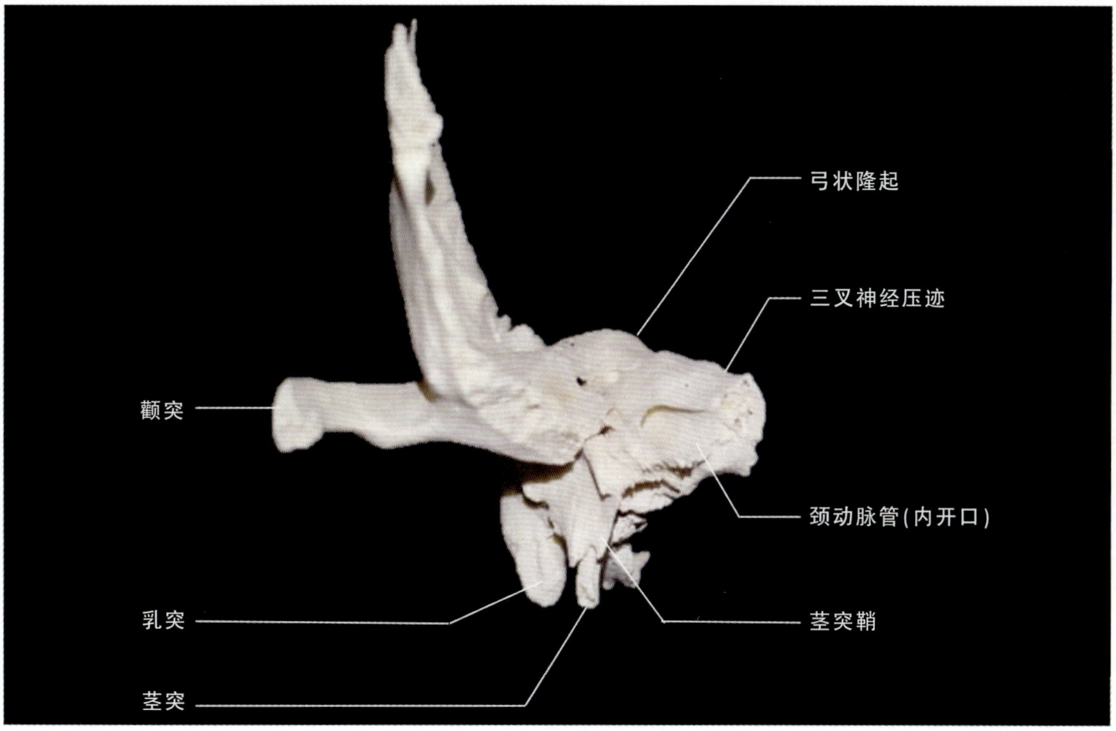

图 2.45　右侧颞骨正面观。

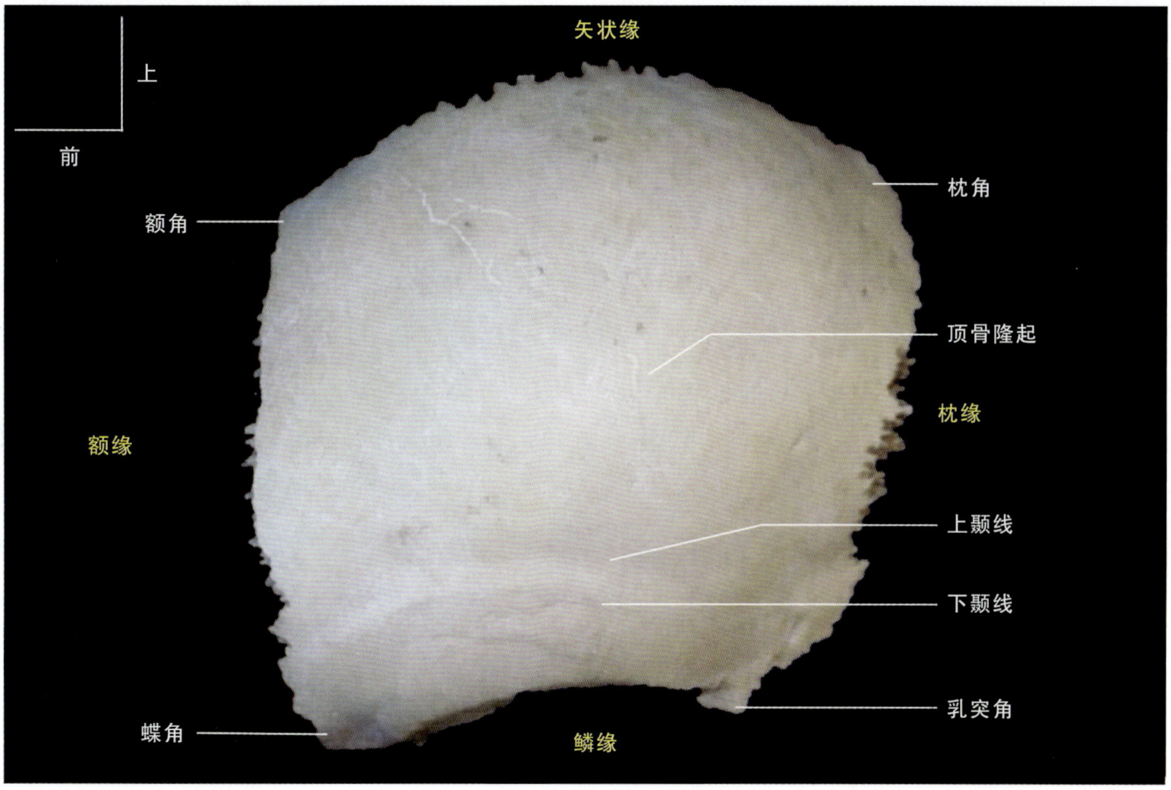

图 2.46　左侧顶骨外面。

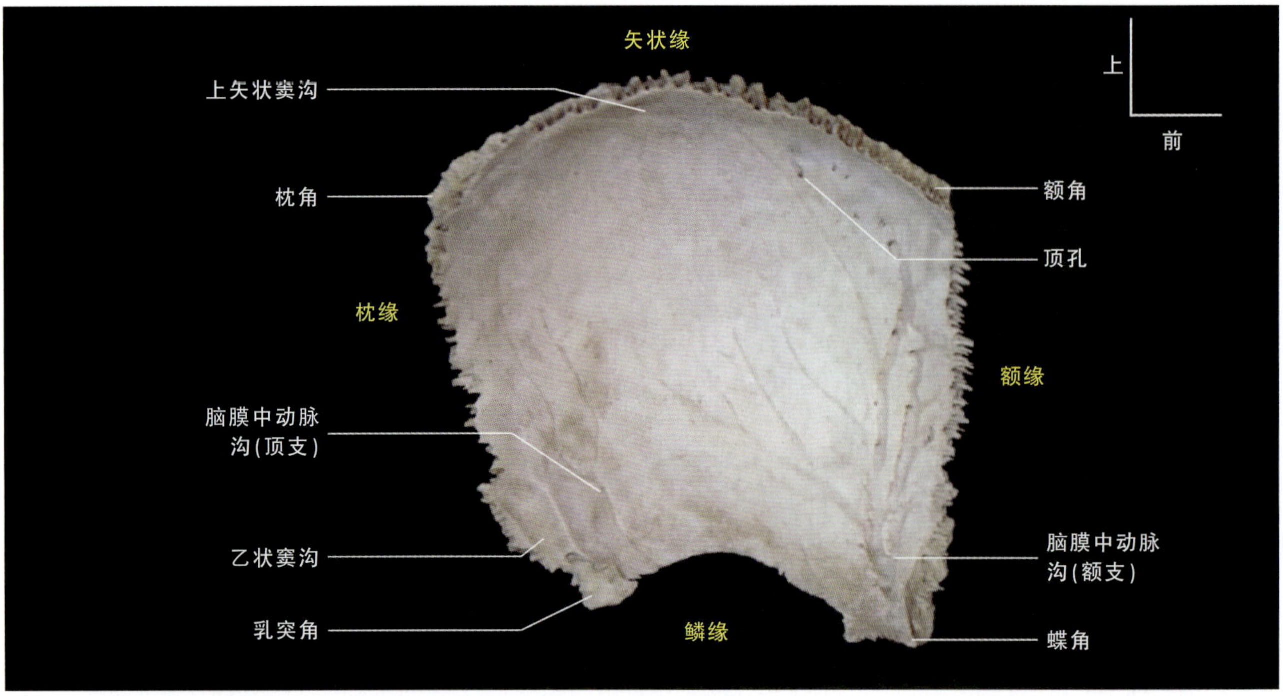

图 2.47 左侧顶骨内面。

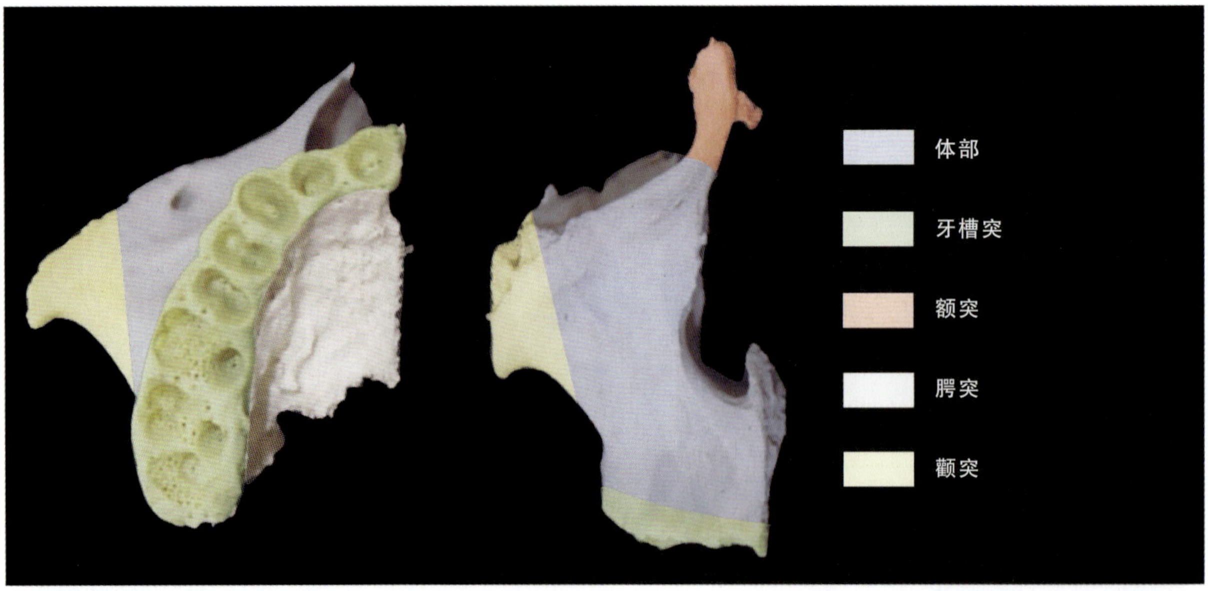

图 2.48 上颌骨由体部、牙槽突、额突、腭突和颧突组成。

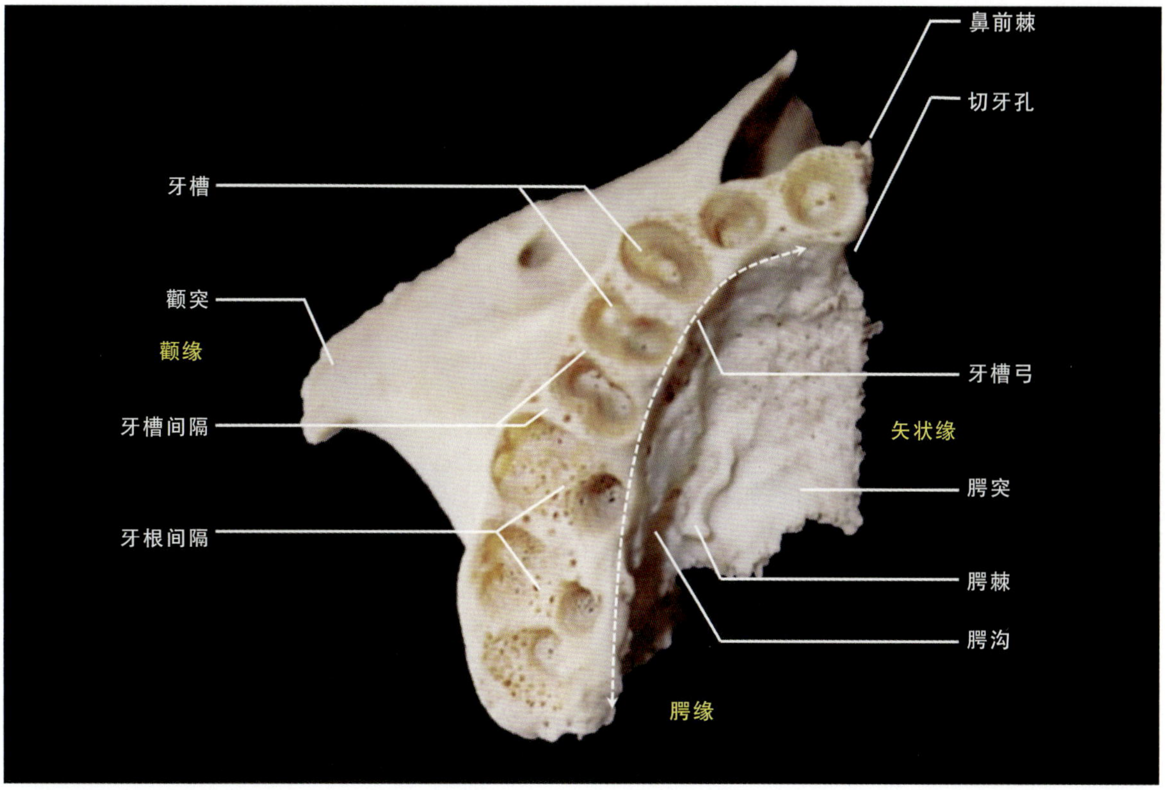

图 2.49　右侧上颌骨下面观。

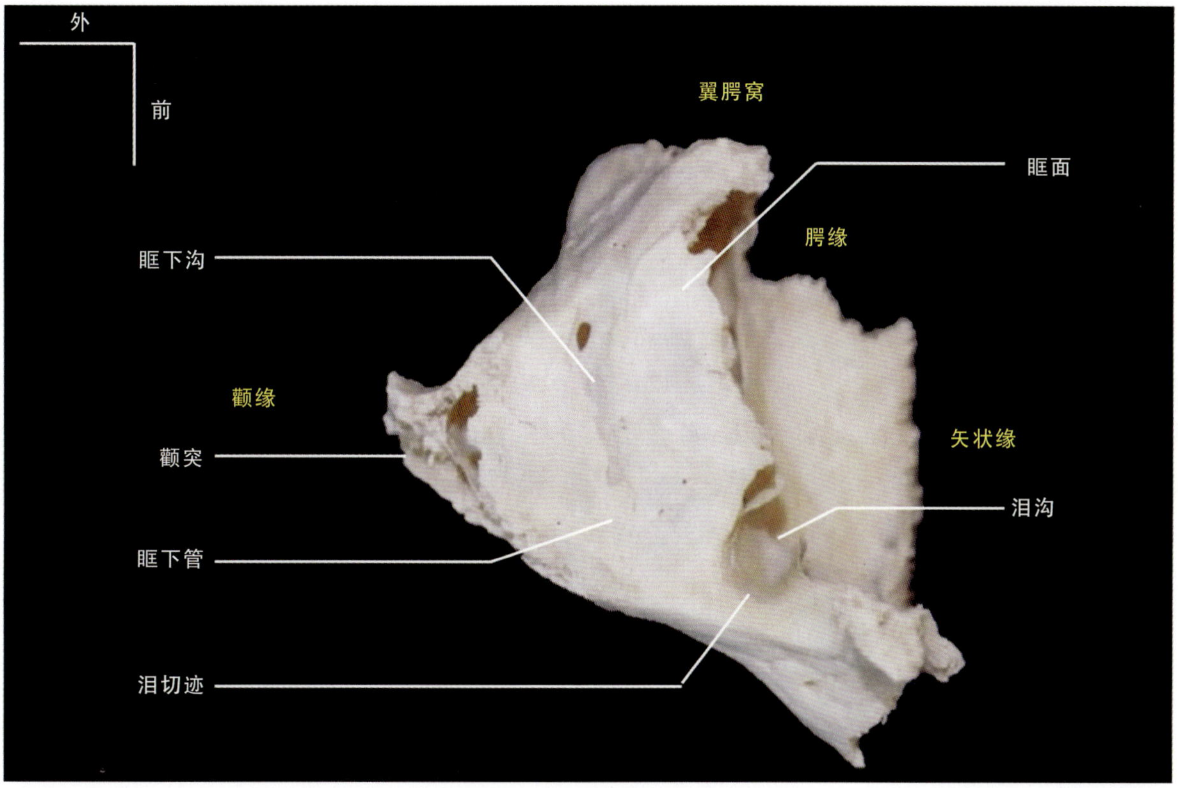

图 2.50　右侧上颌骨上面观。

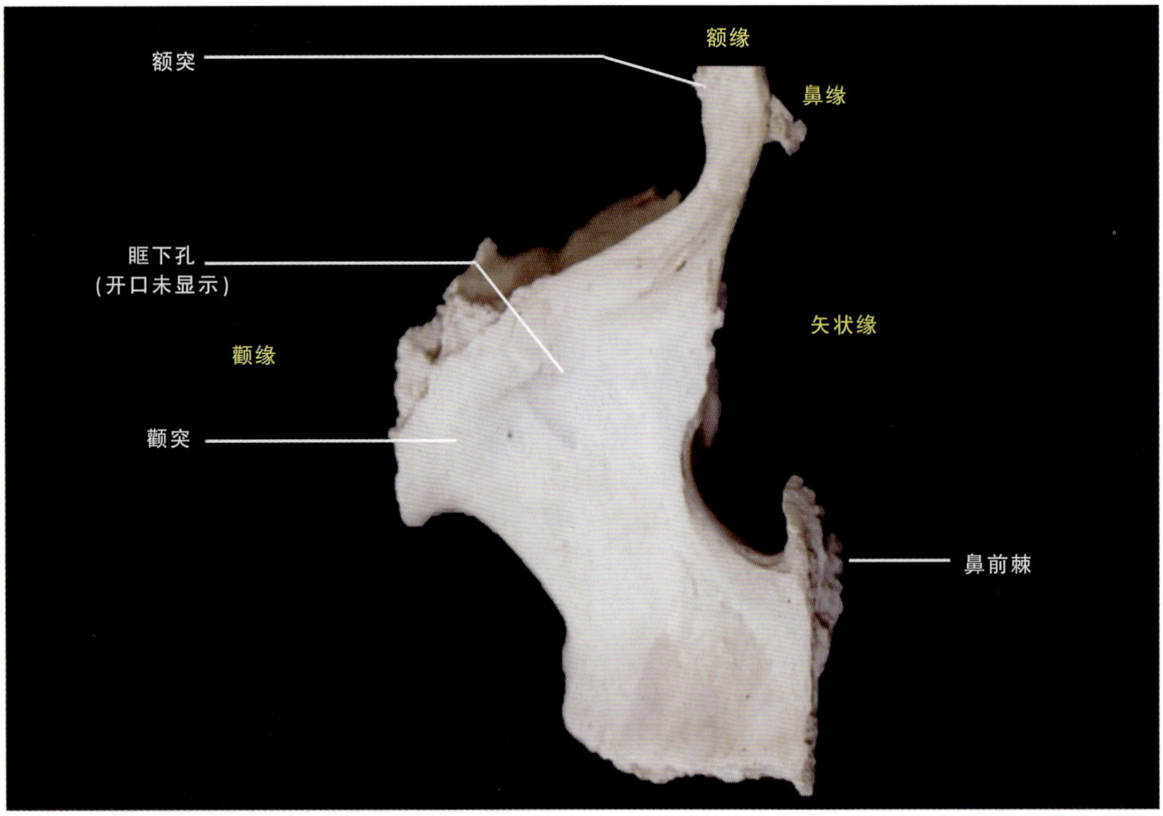

图 2.51　右侧上颌骨正面观。

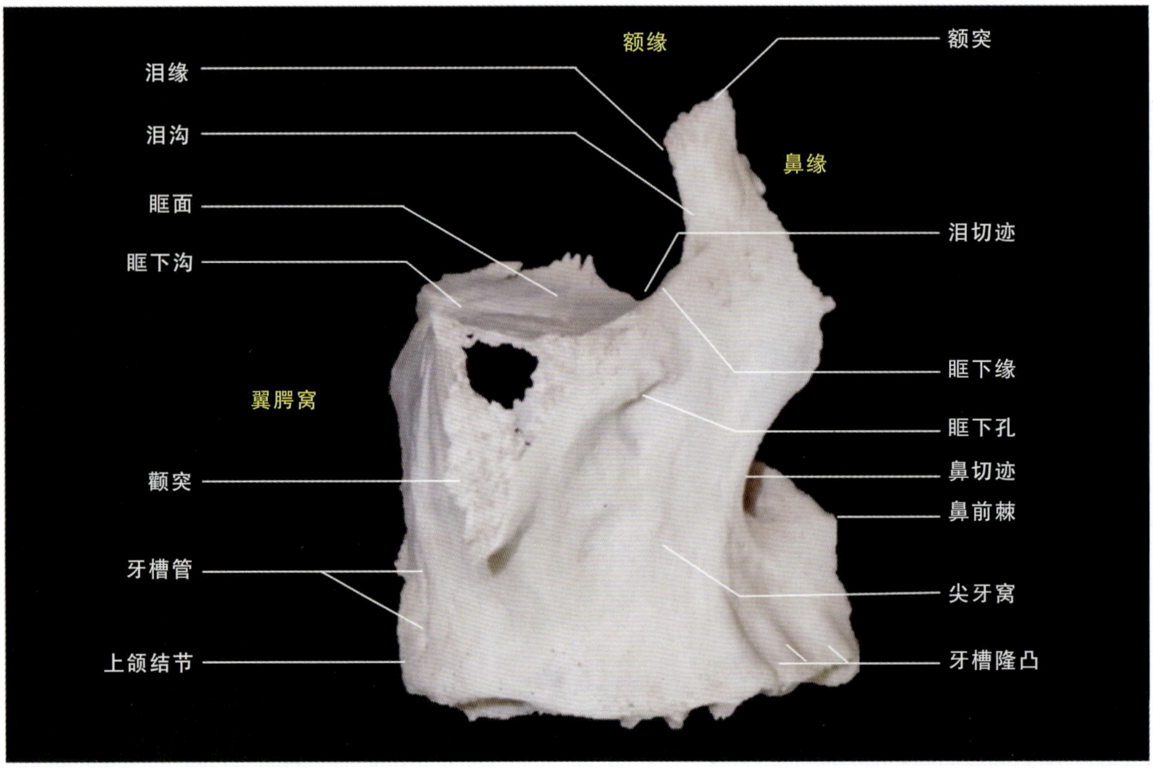

图 2.52　右侧上颌骨侧面观。

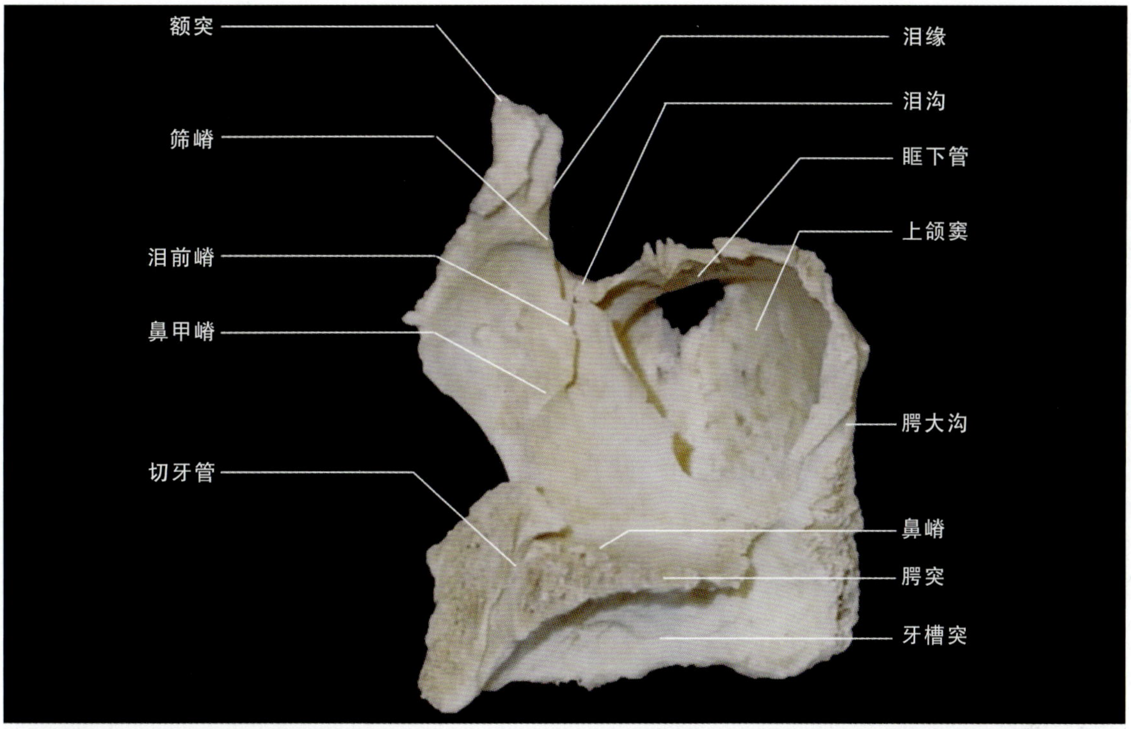

图 2.53　右侧上颌骨内面观。

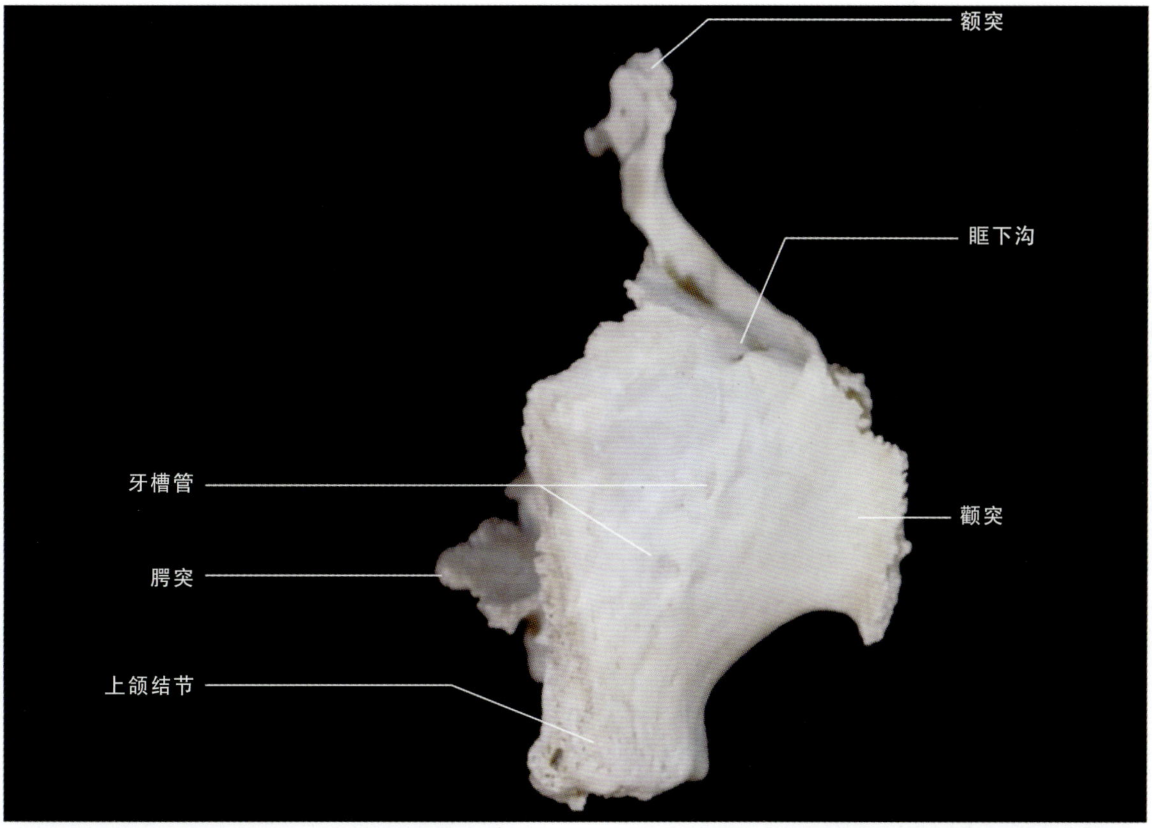

图 2.54　右侧上颌骨后面观。

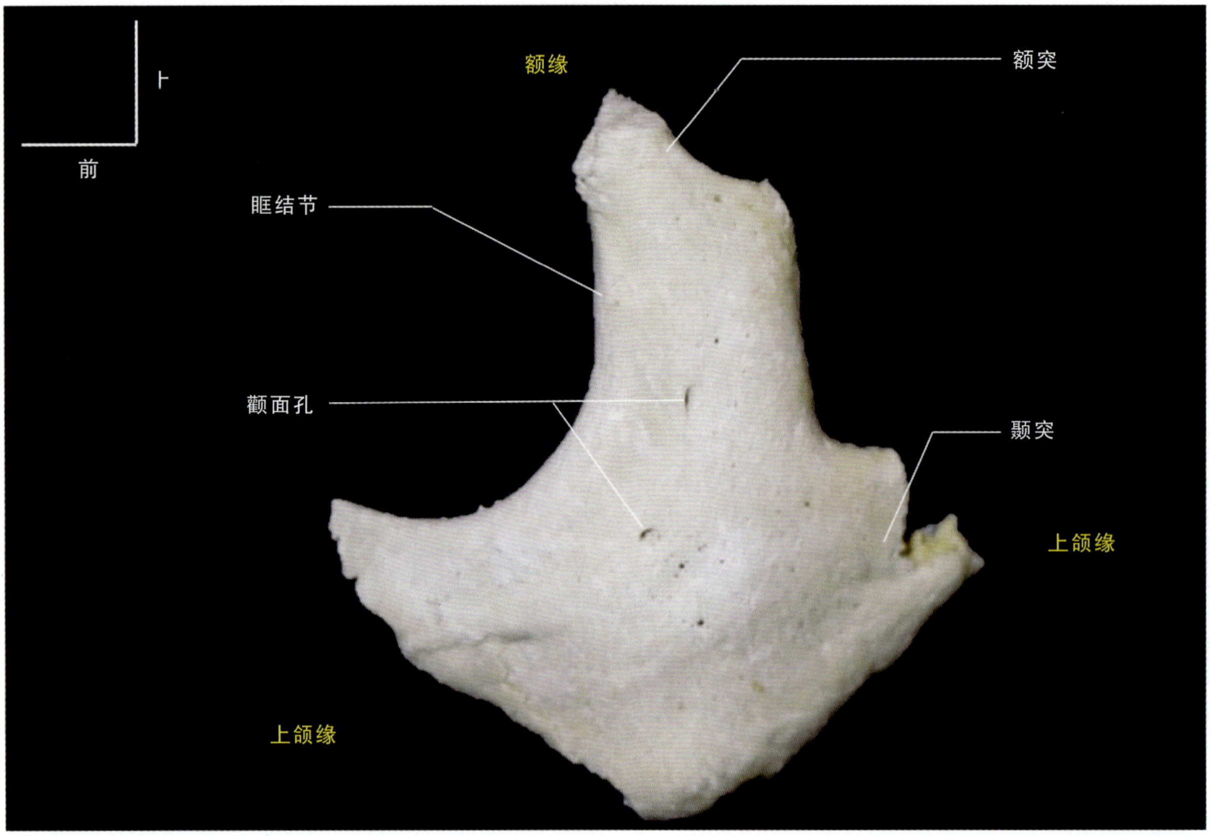

图 2.55 左侧颧骨侧面观。

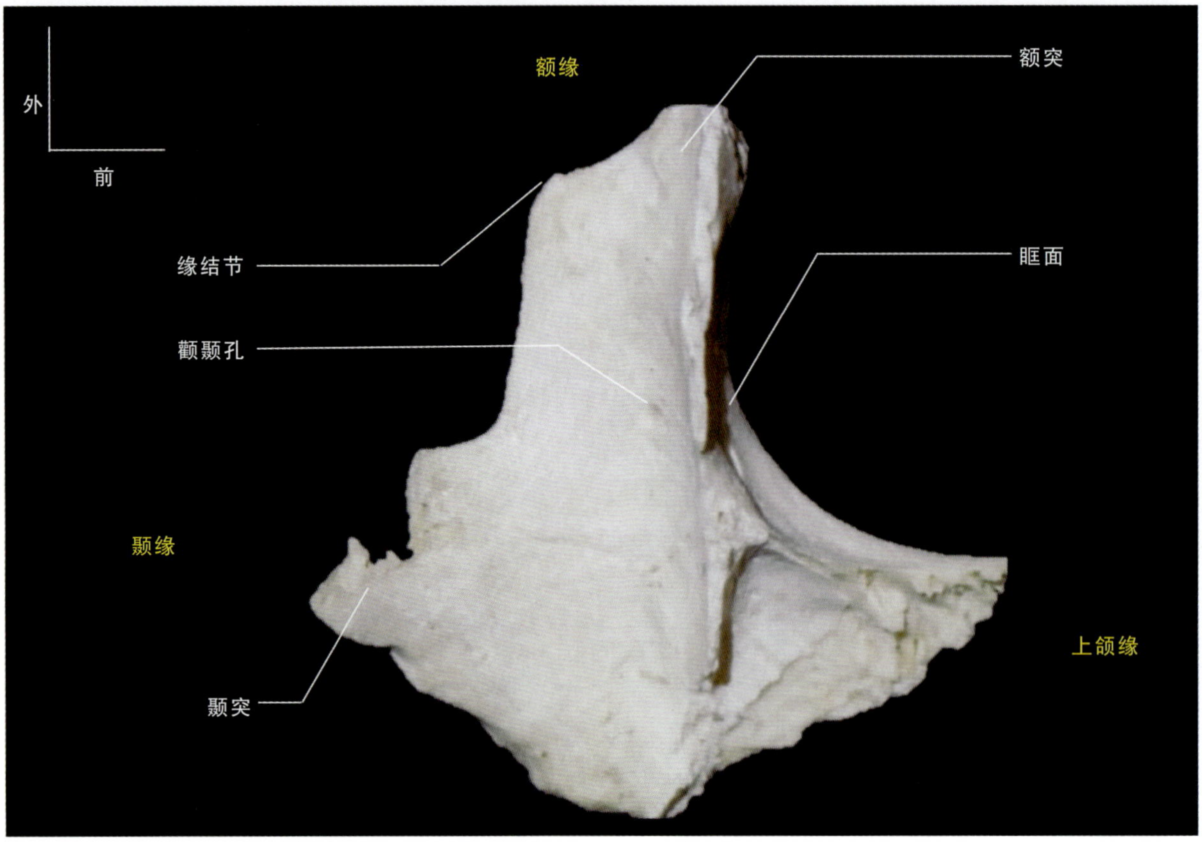

图 2.56 左侧颧骨内面观。

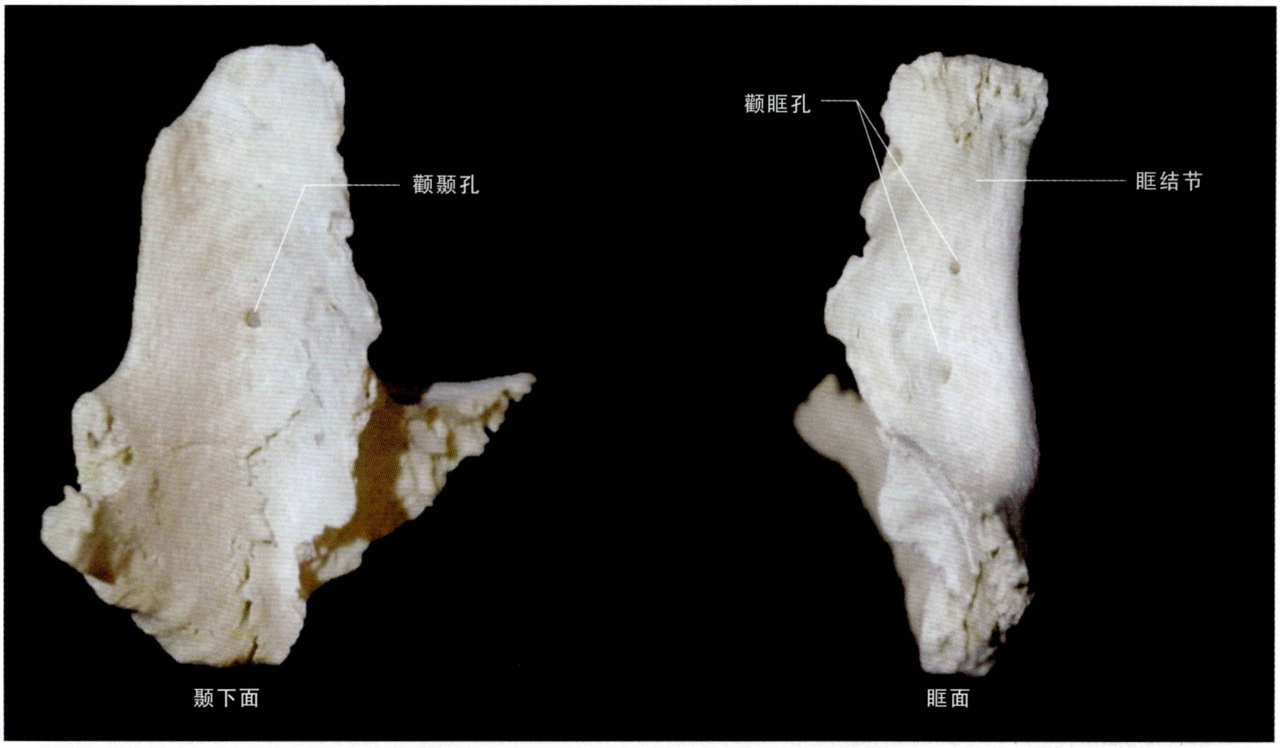

图 2.57　左侧颧骨。眶结节是眶内的一个小隆起,是睑外侧韧带附着点。

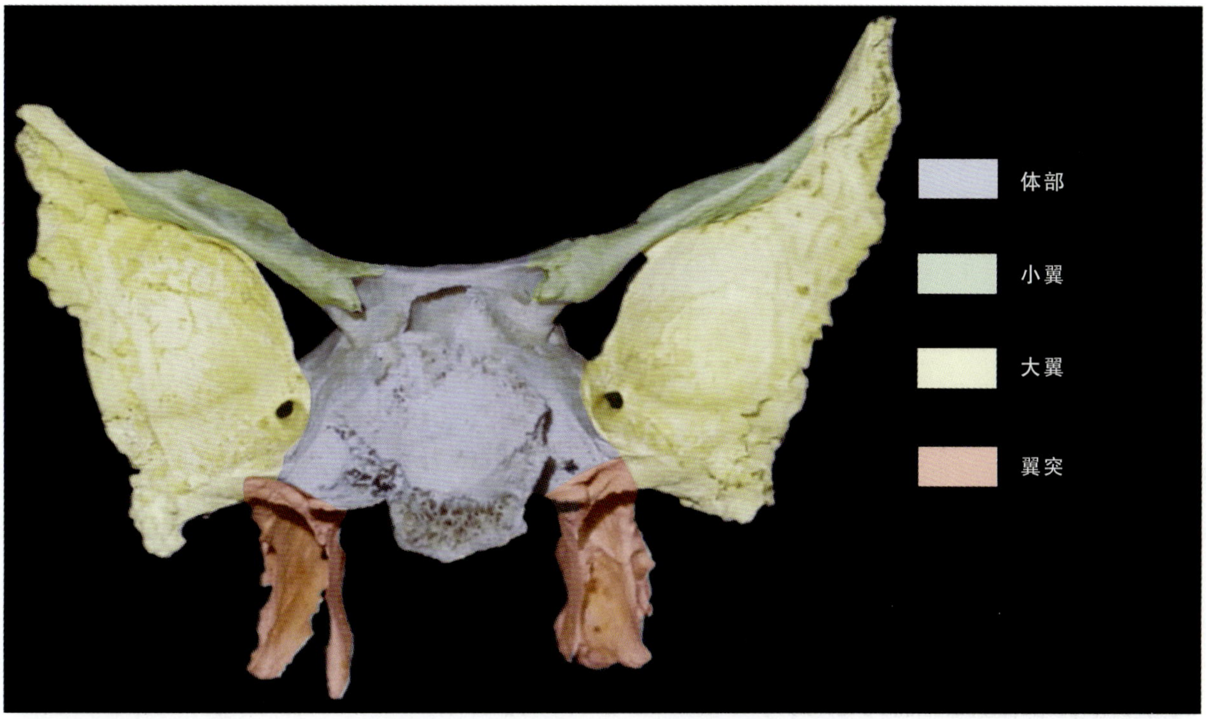

图 2.58　蝶骨由体部、小翼、大翼和翼突构成。

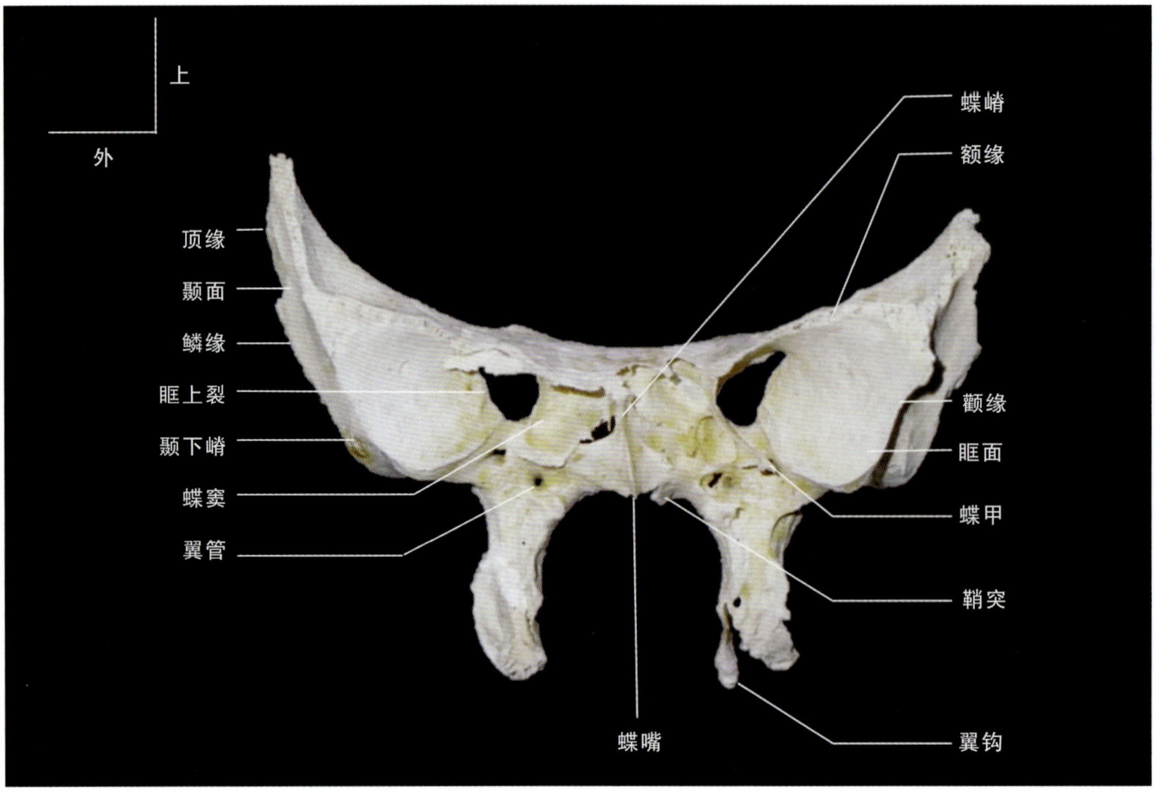

图 2.59　蝶骨正面观。

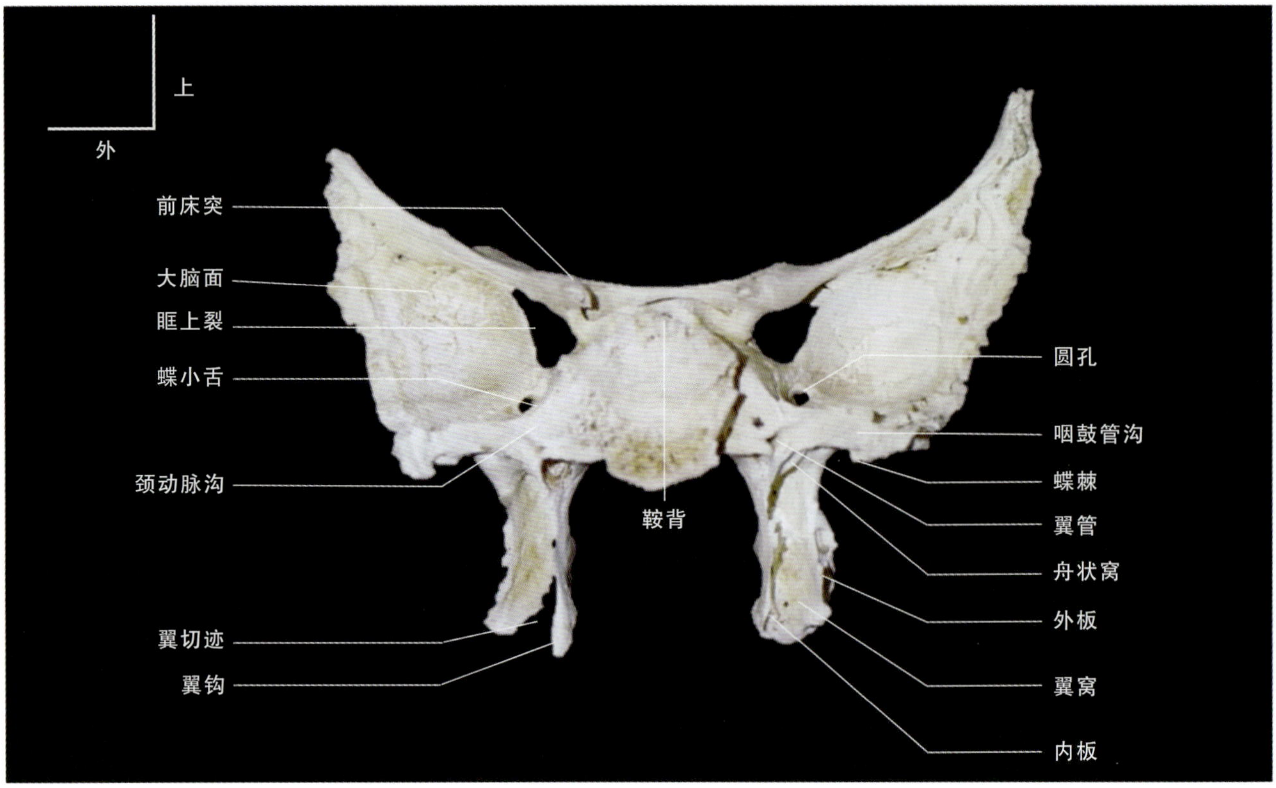

图 2.60　蝶骨后面观。

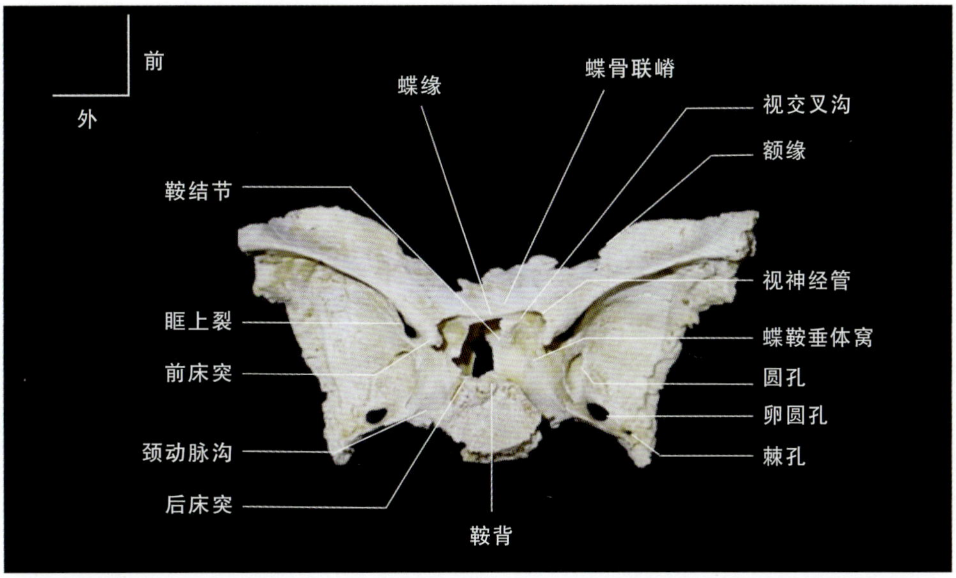

图 2.61 蝶骨上面观。

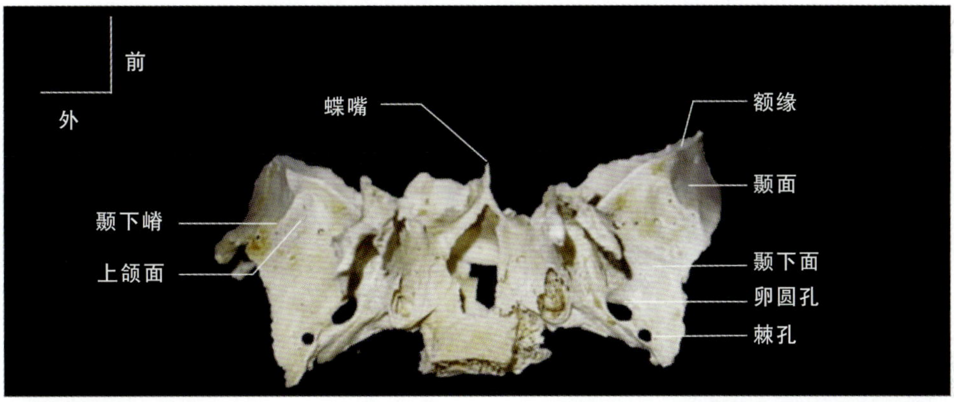

图 2.62 蝶骨下面观。

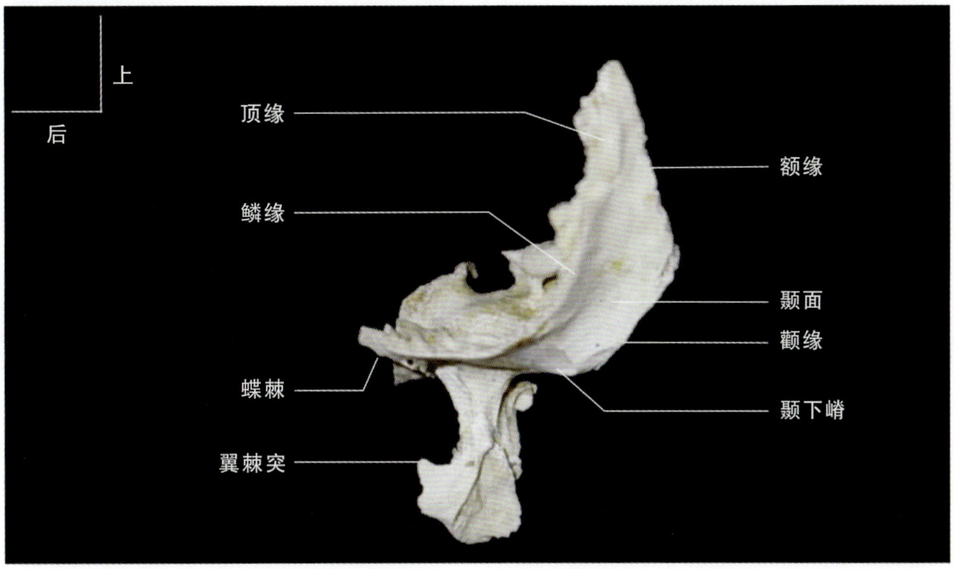

图 2.63 蝶骨侧面观(右侧)。

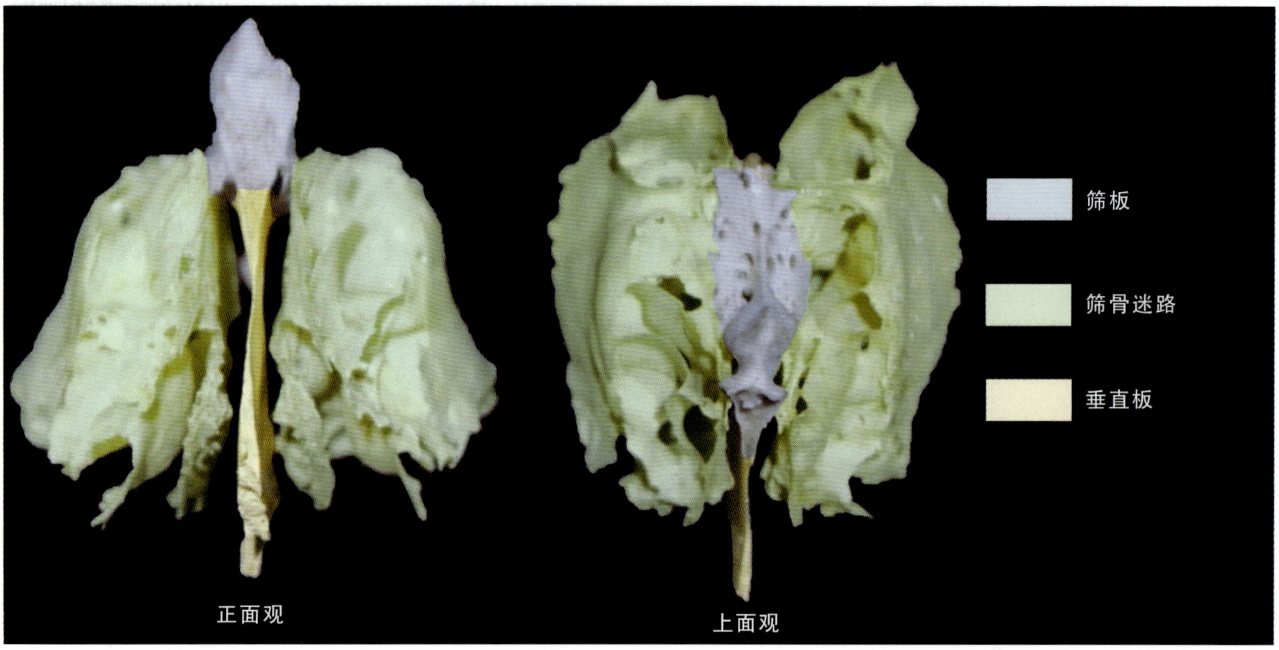

图 2.64 筛骨由筛板、筛骨迷路、垂直板组成。

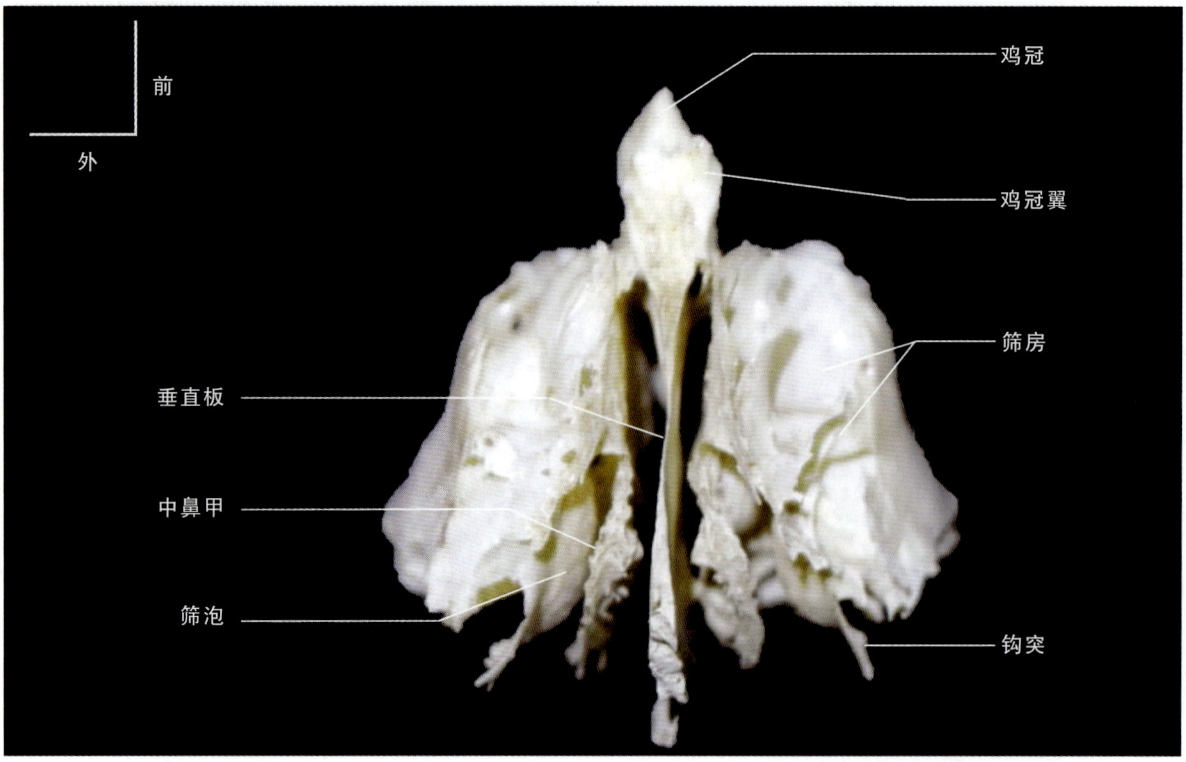

图 2.65 筛骨前面观。

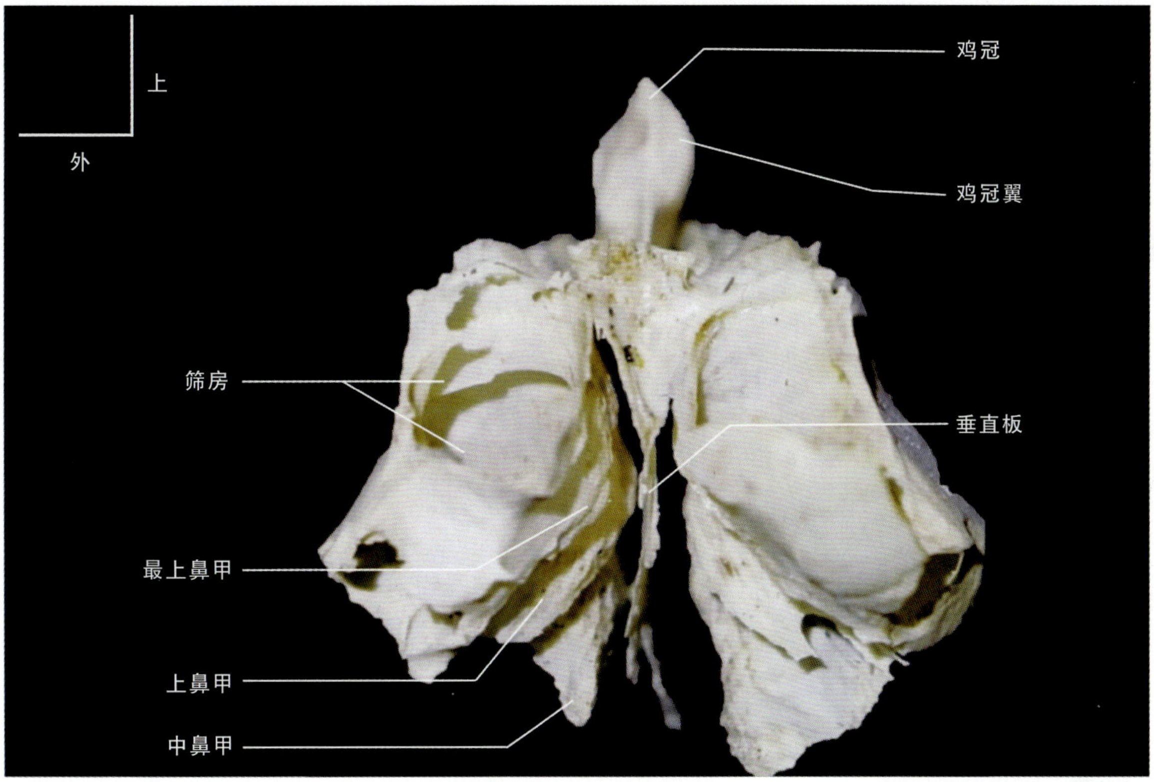

图 2.66　筛骨后面观。

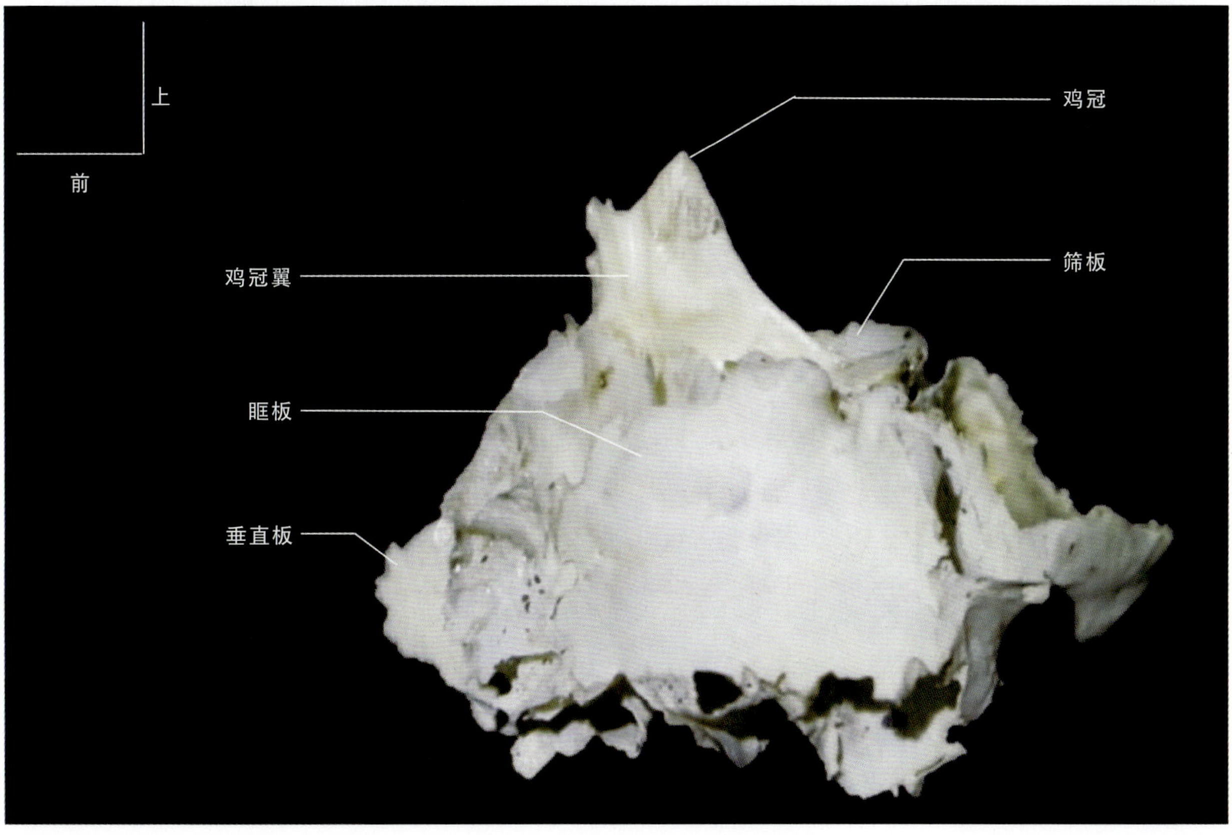

图 2.67　筛骨侧面观(左侧)。

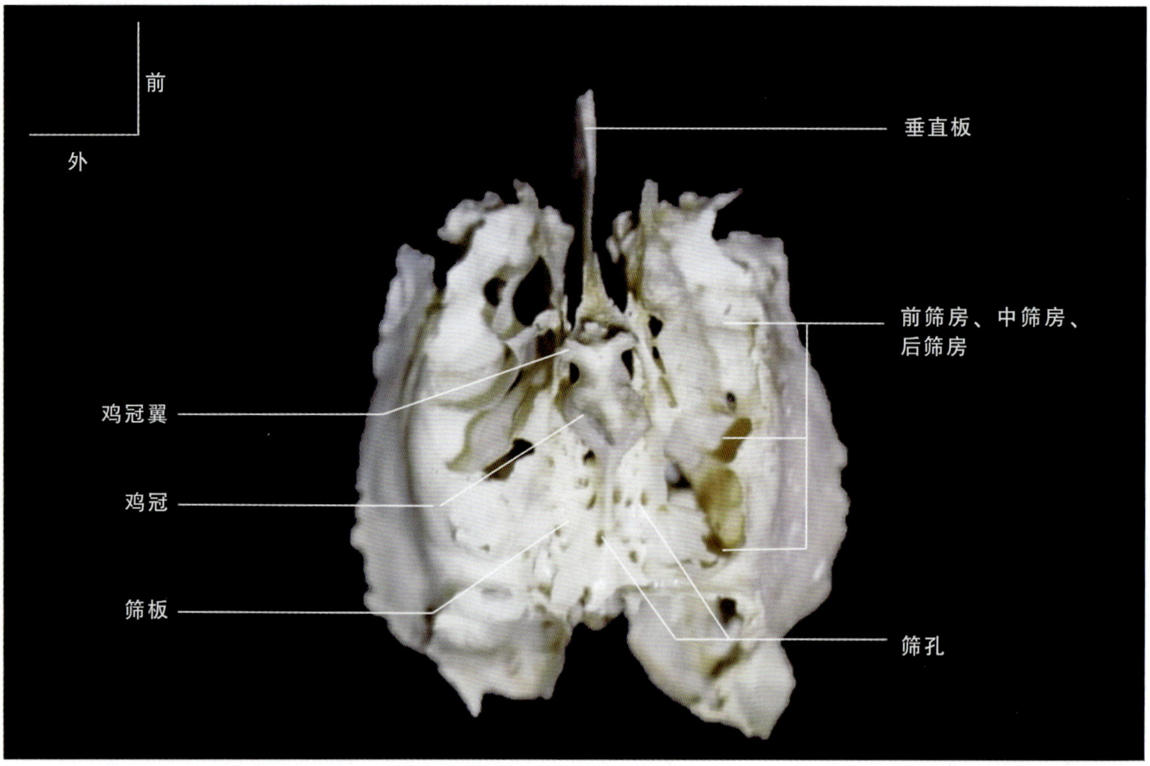

图 2.68 筛骨上面观。

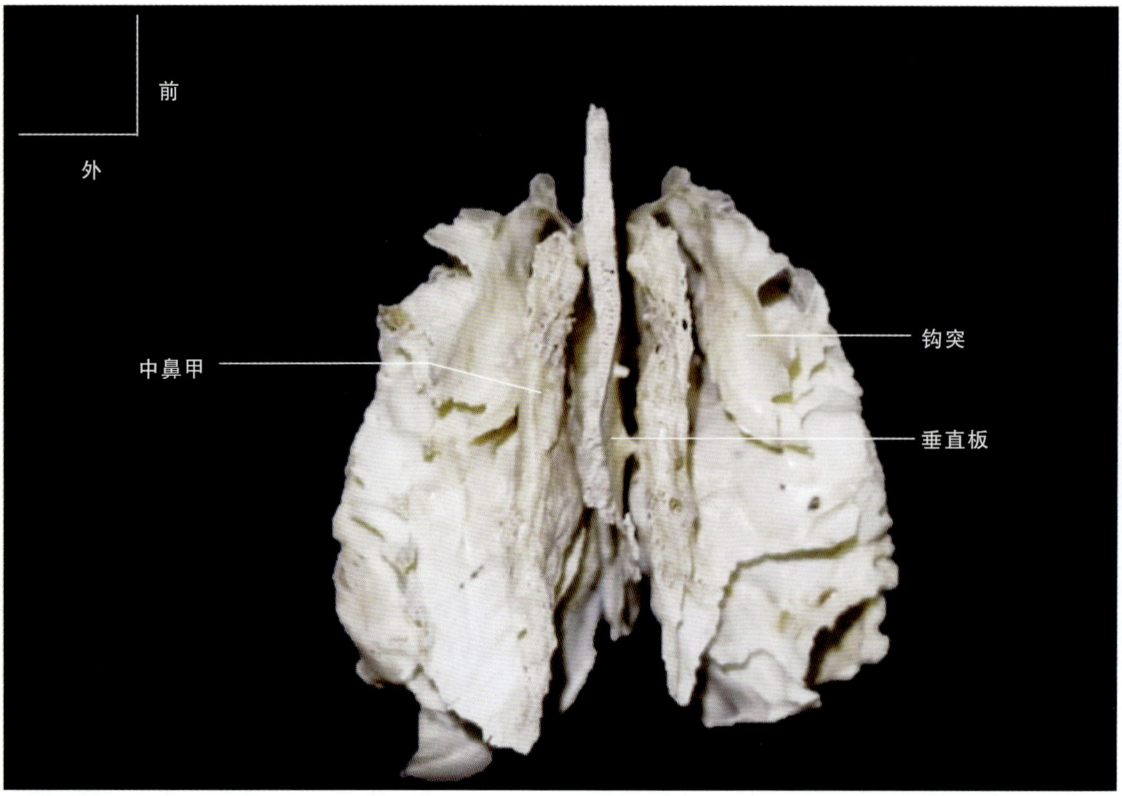

图 2.69 筛骨下面观。

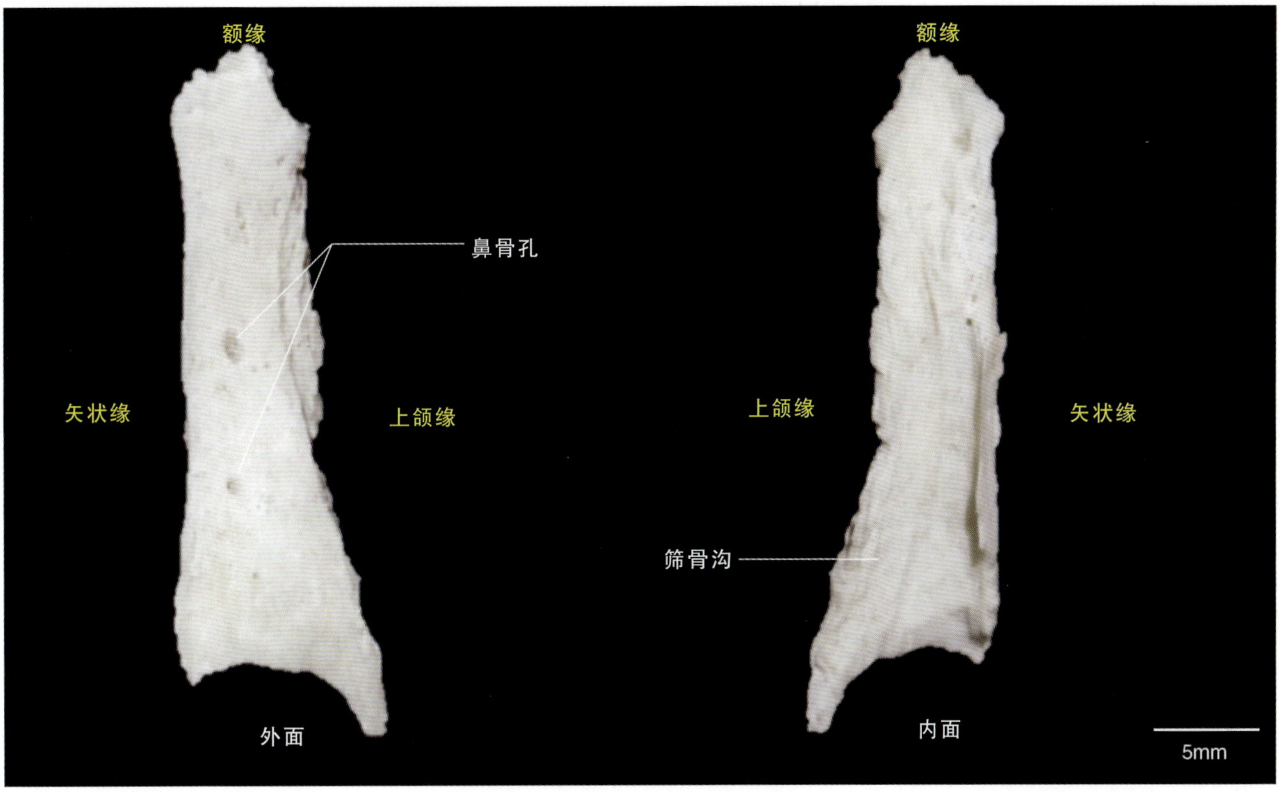

图 2.70　左侧鼻骨内、外面。筛骨沟内容纳筛前神经(起源于鼻睫神经)的鼻外支,鼻骨孔是小静脉的通道。

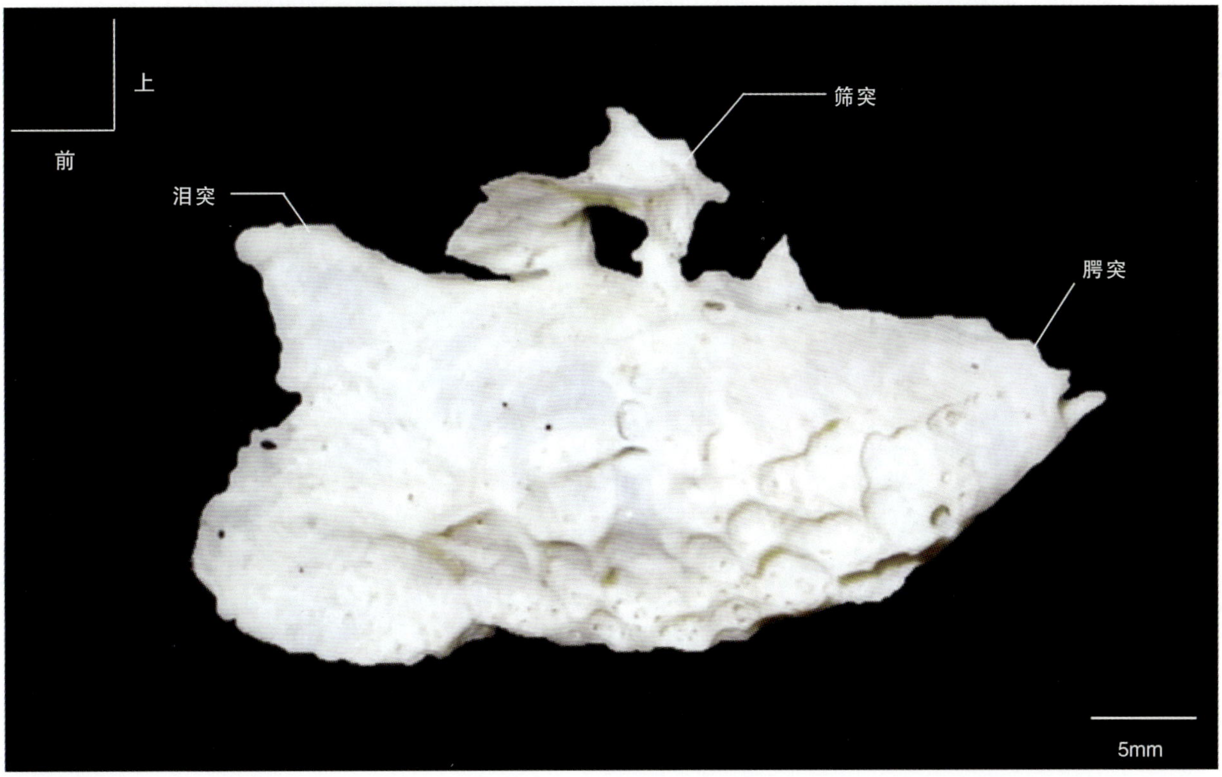

图 2.71　右侧下鼻甲内面观。

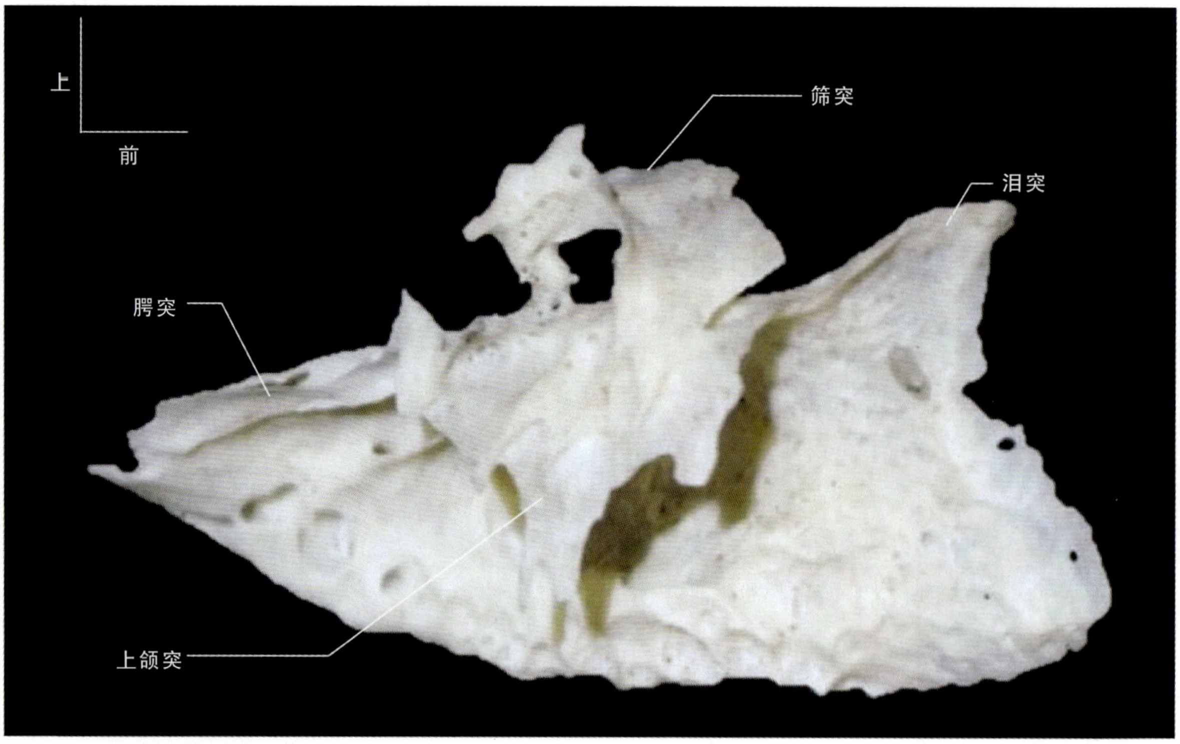

图 2.72 右侧下鼻甲侧面观。

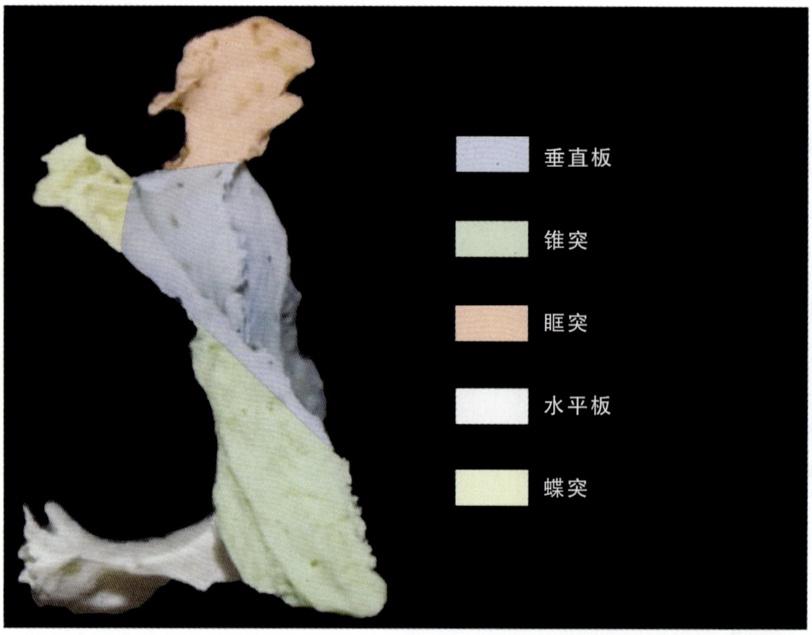

图 2.73 腭骨由垂直板、锥突、眶突、水平板和蝶突组成。

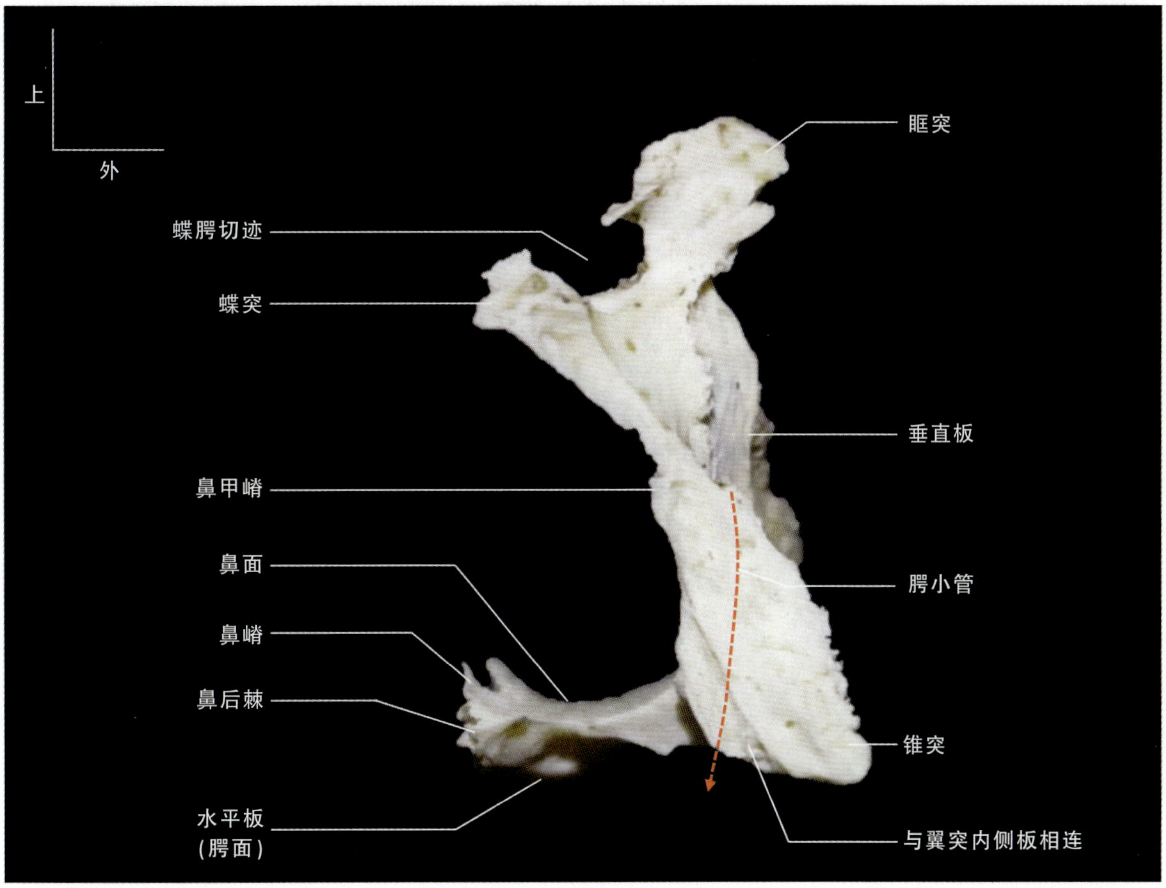

图 2.74　右侧腭骨后面观。

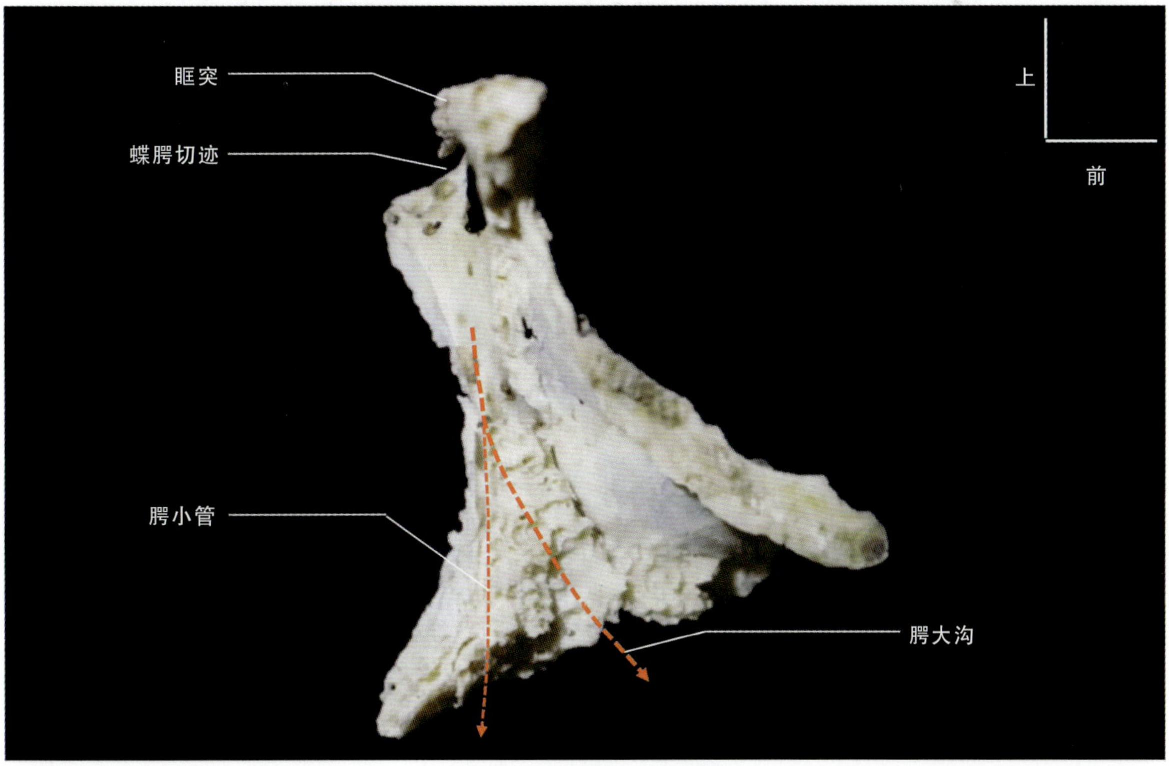

图 2.75　右侧腭骨后面观。

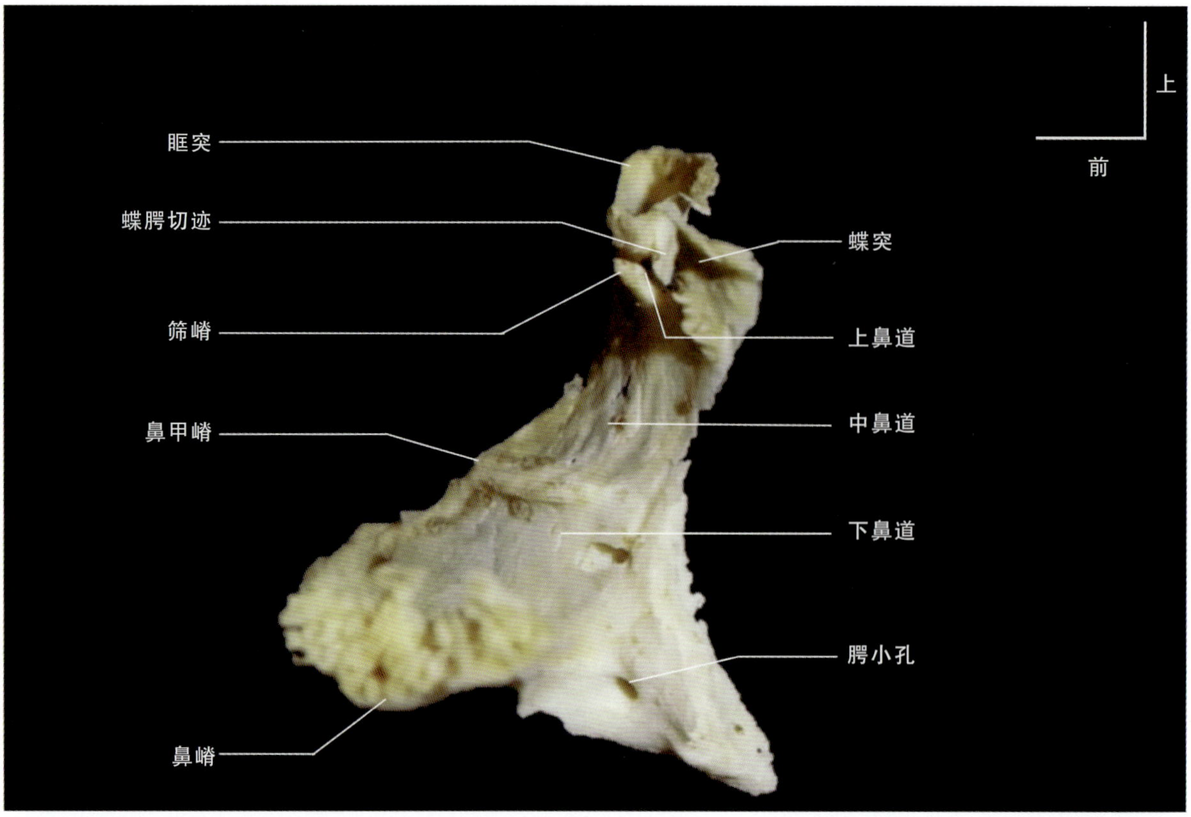

图 2.76　右侧腭骨内面观。

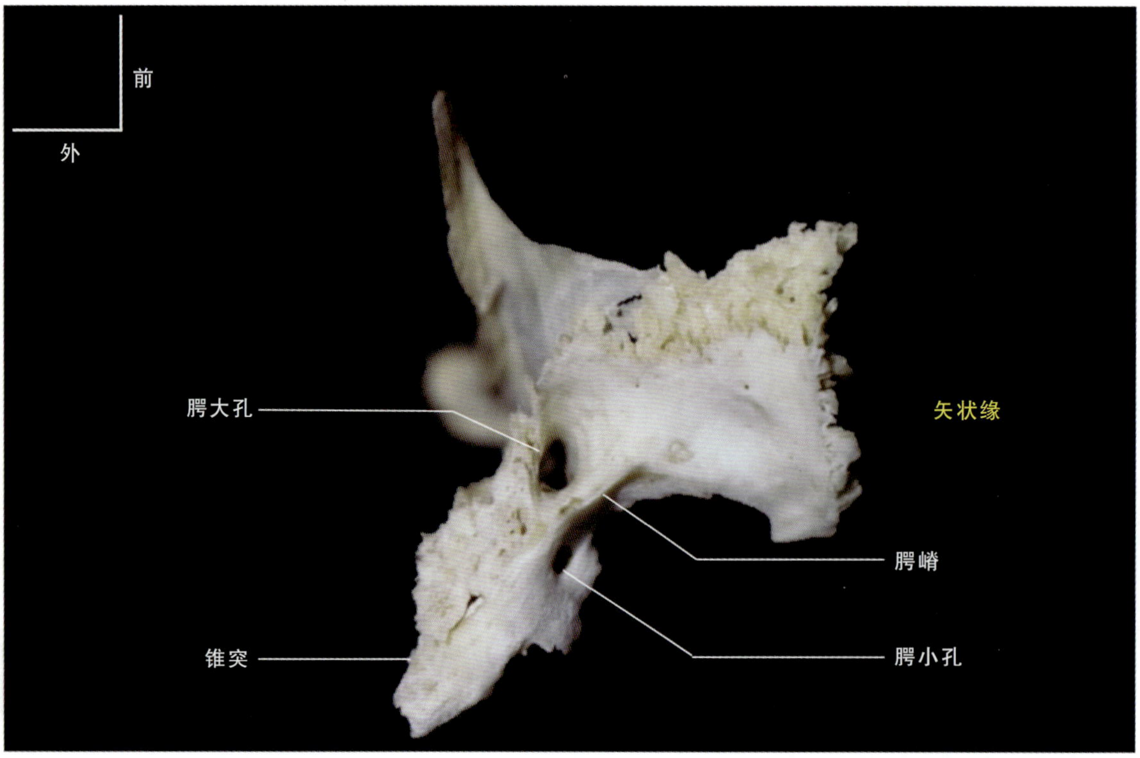

图 2.77　右侧腭骨下面观。

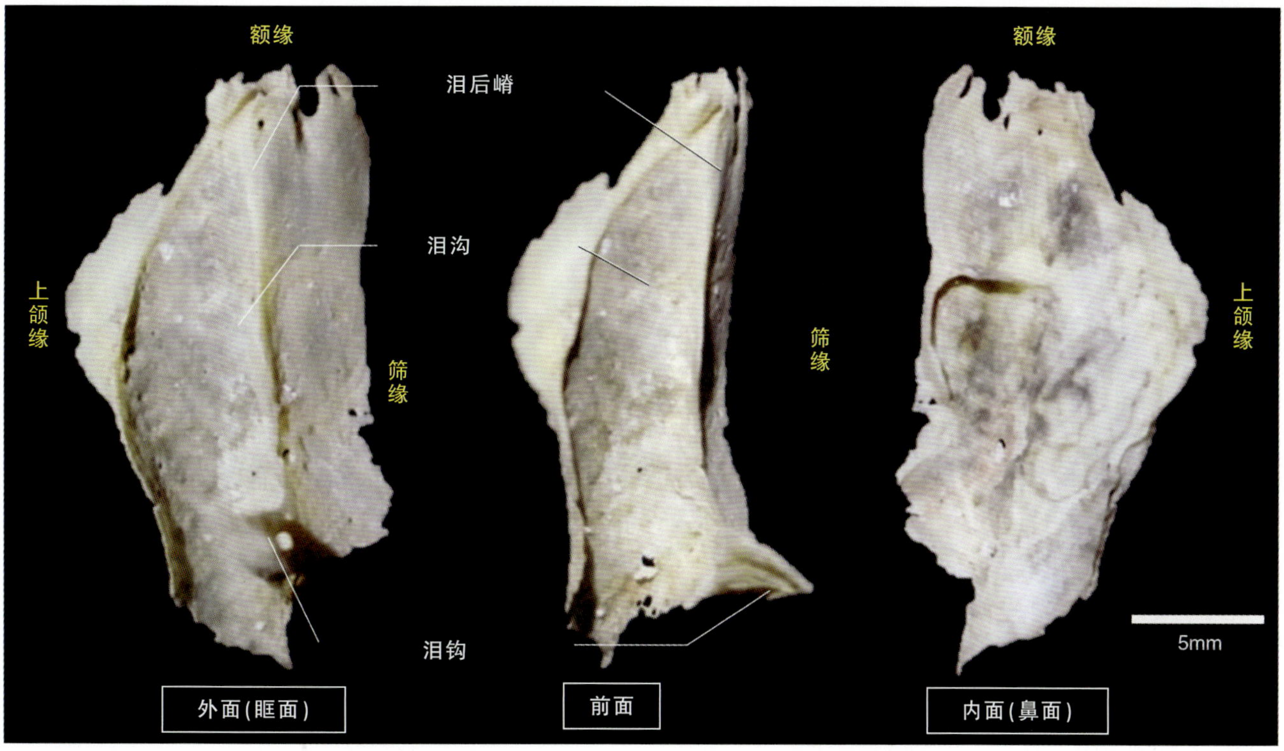

图 2.78　左侧泪骨。泪骨泪沟与上颌骨泪沟共同构成泪囊窝。

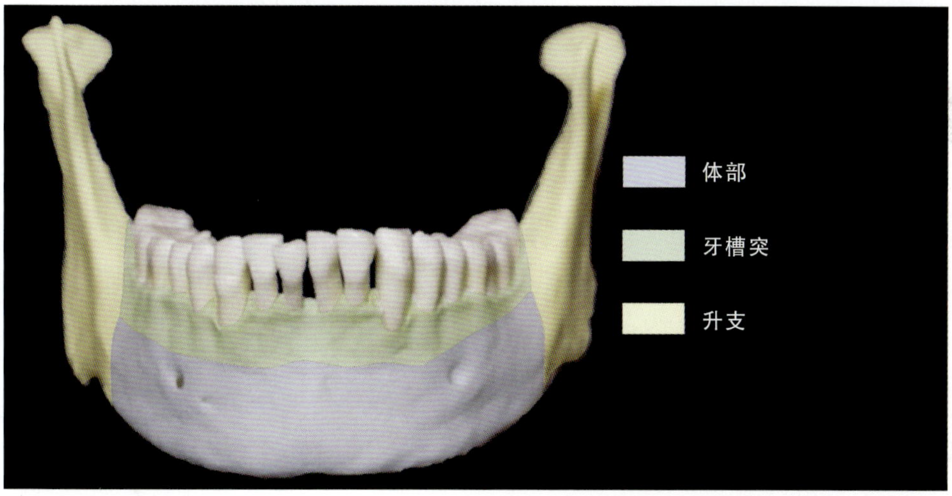

图 2.79　下颌骨由体部、升支和牙槽突组成。

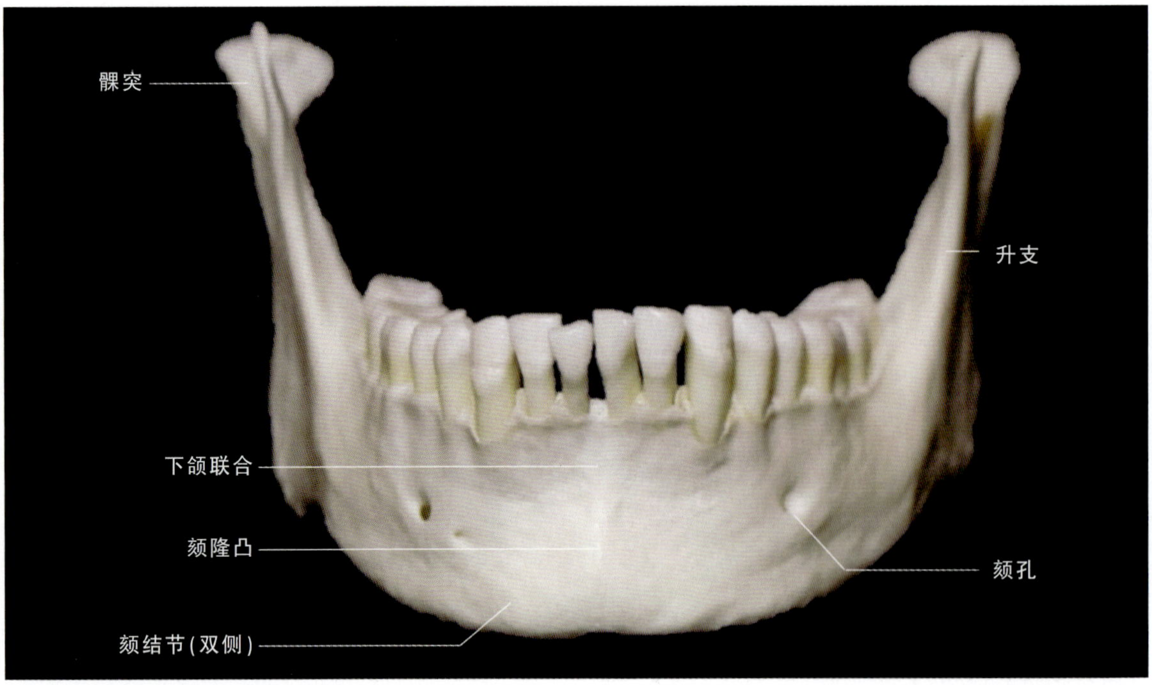

图 2.80　下颌骨正面观。

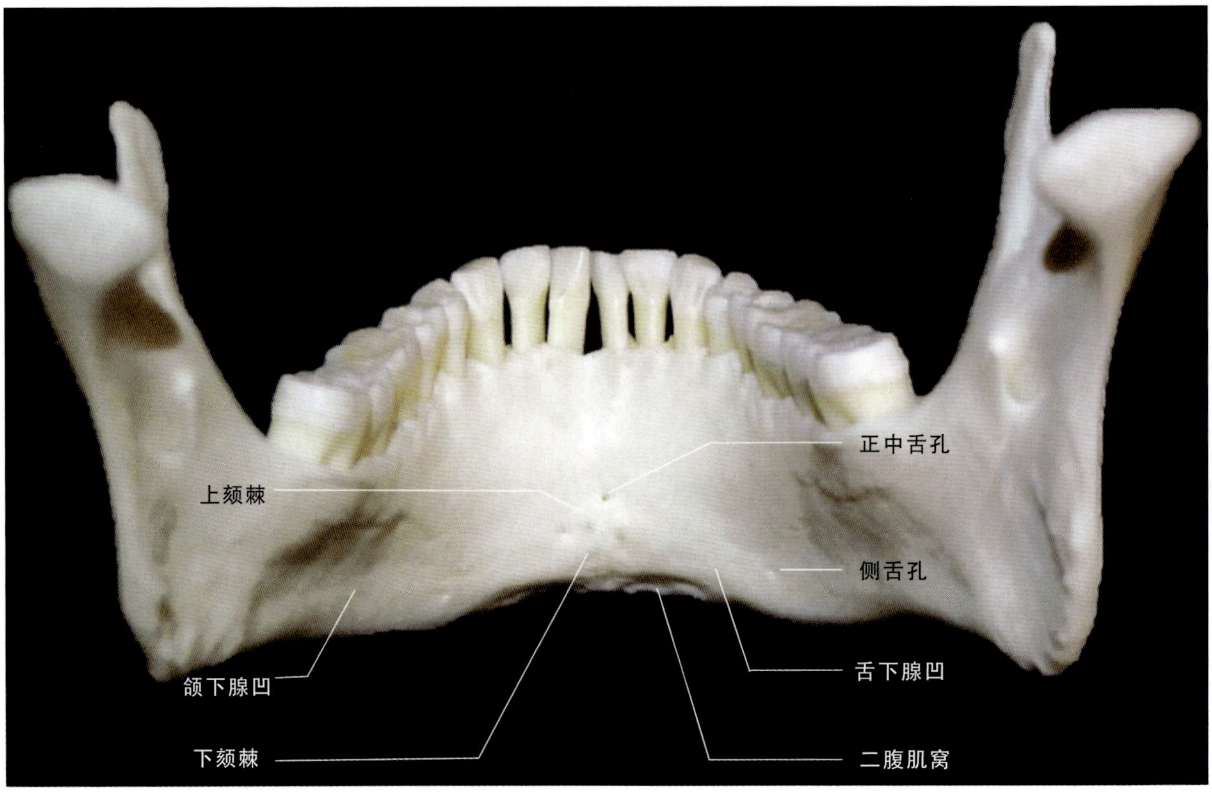

图 2.81　下颌骨后面观。

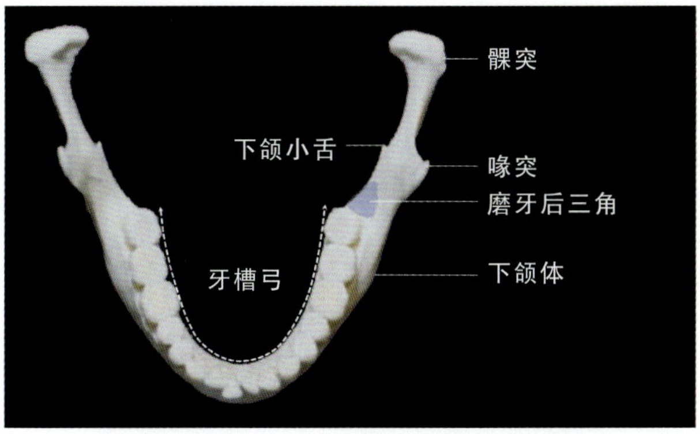

图 2.82　下颌骨上面观。

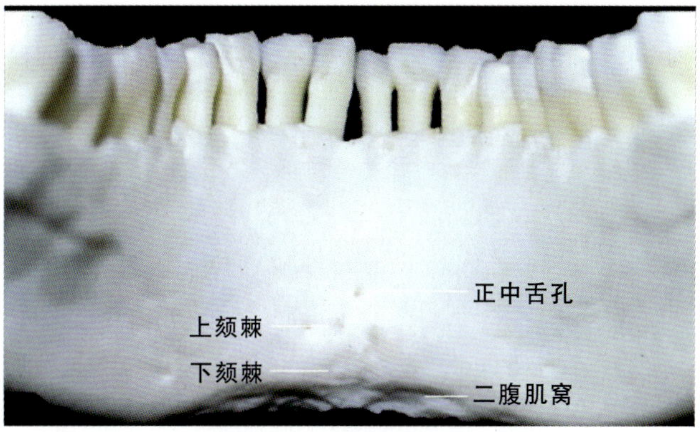

图 2.83　下颌骨后面放大观。

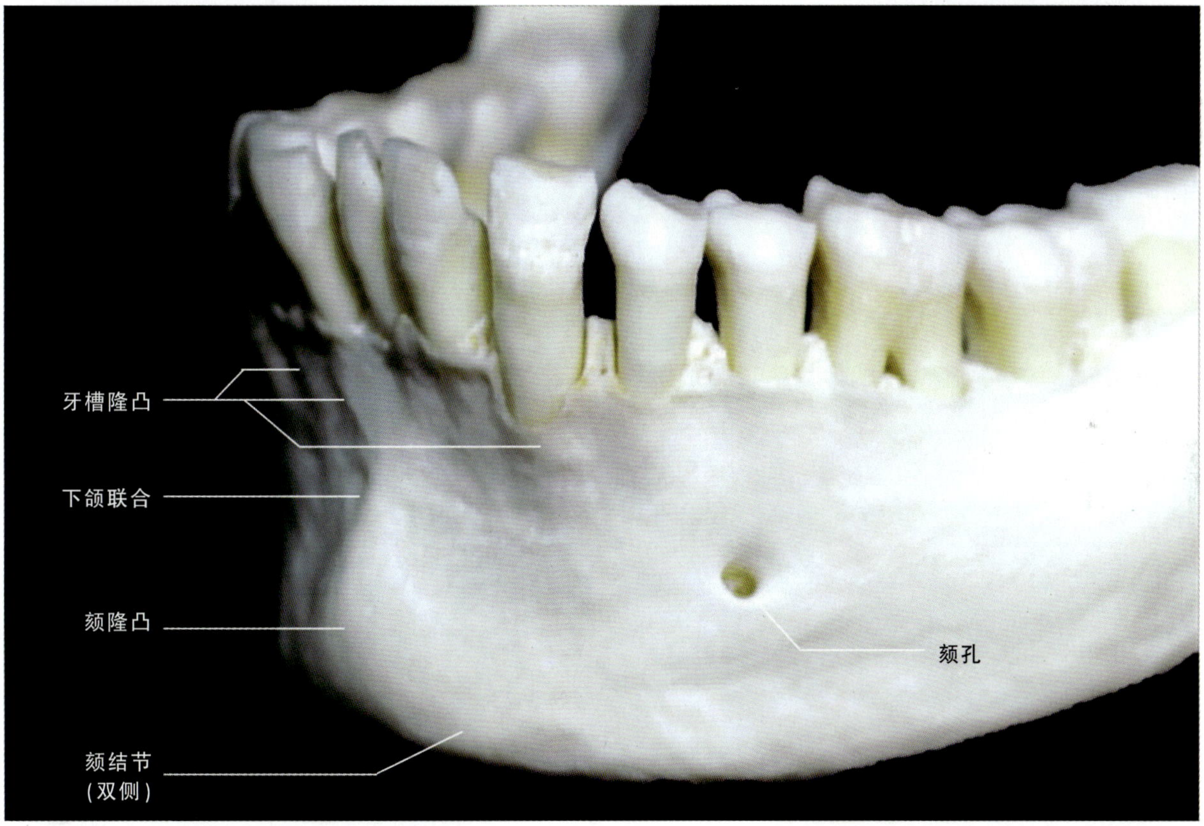

图 2.84　下颌骨前外侧放大观。牙位于牙槽突内，刺激颊侧/唇侧牙槽隆凸形成。

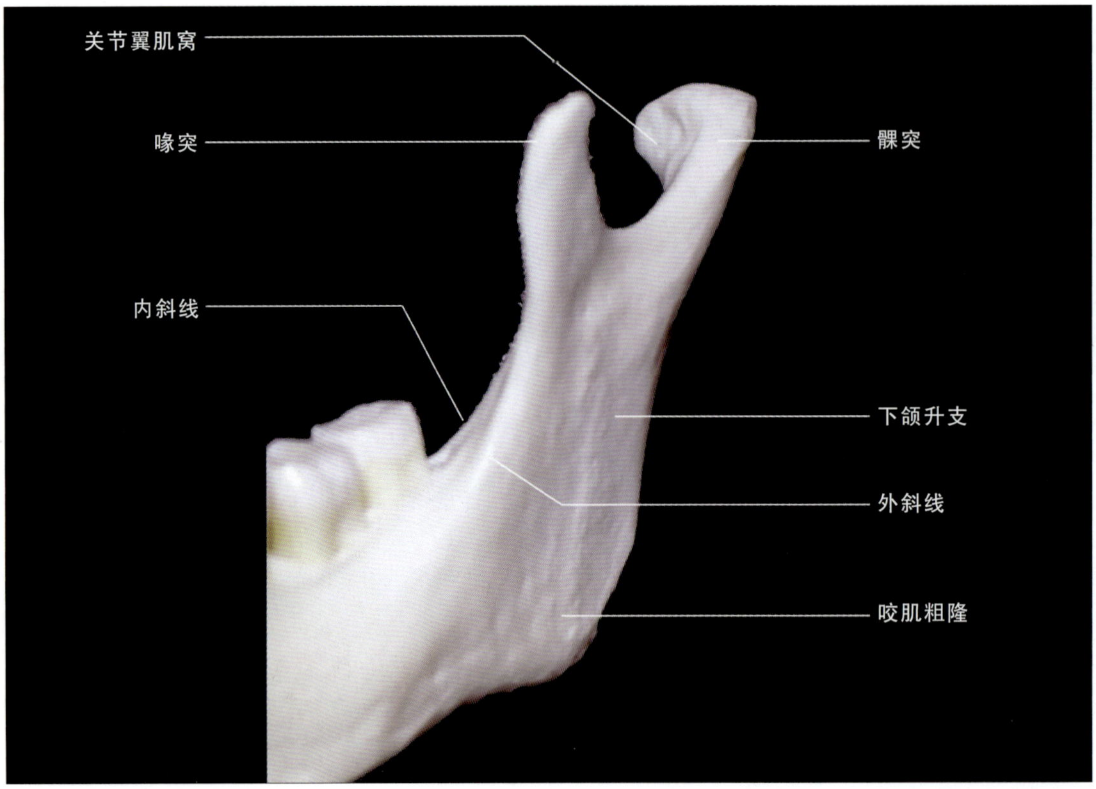

图 2.85 下颌升支前外侧观。

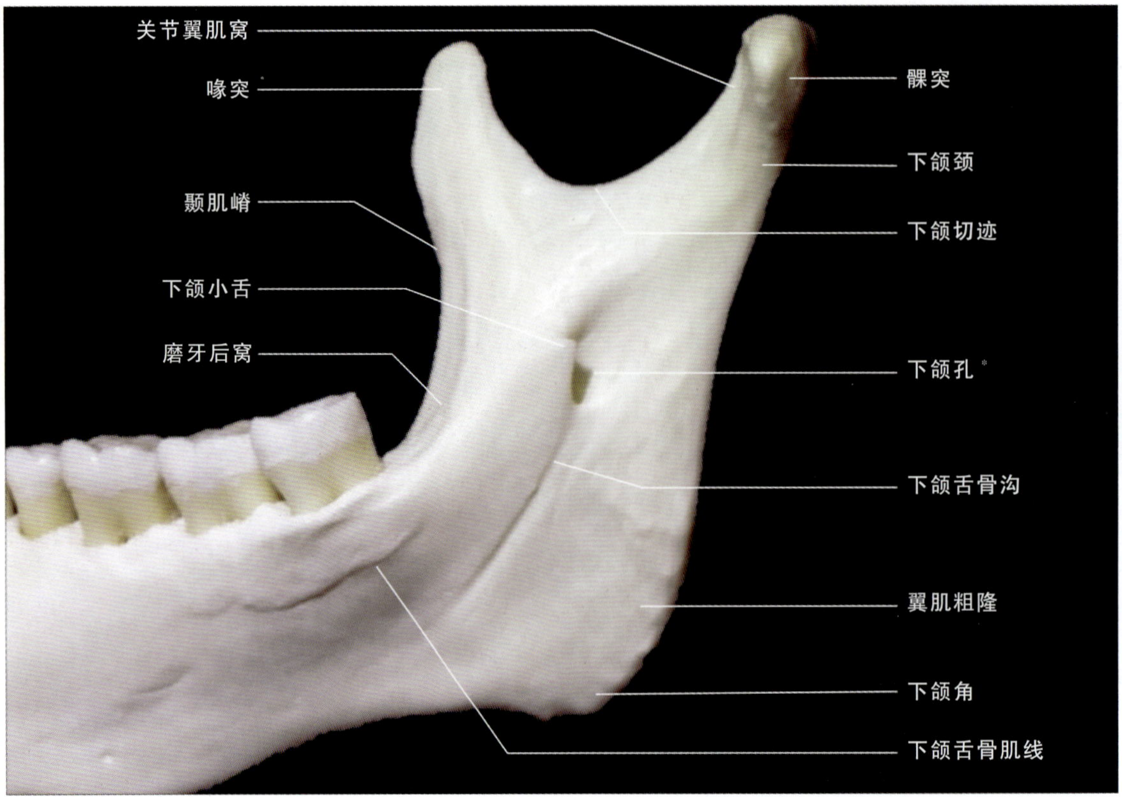

图 2.86 下颌骨内面观。*第 2 版解剖学术语使用下牙槽孔代替下颌孔(与下颌孔为同义词)。[FIPAT.(2019) TerminologiaAnatomica 2nd ed. FIPAT.library.dal.ca.Federative International Programme for Anatomical Terminology.]

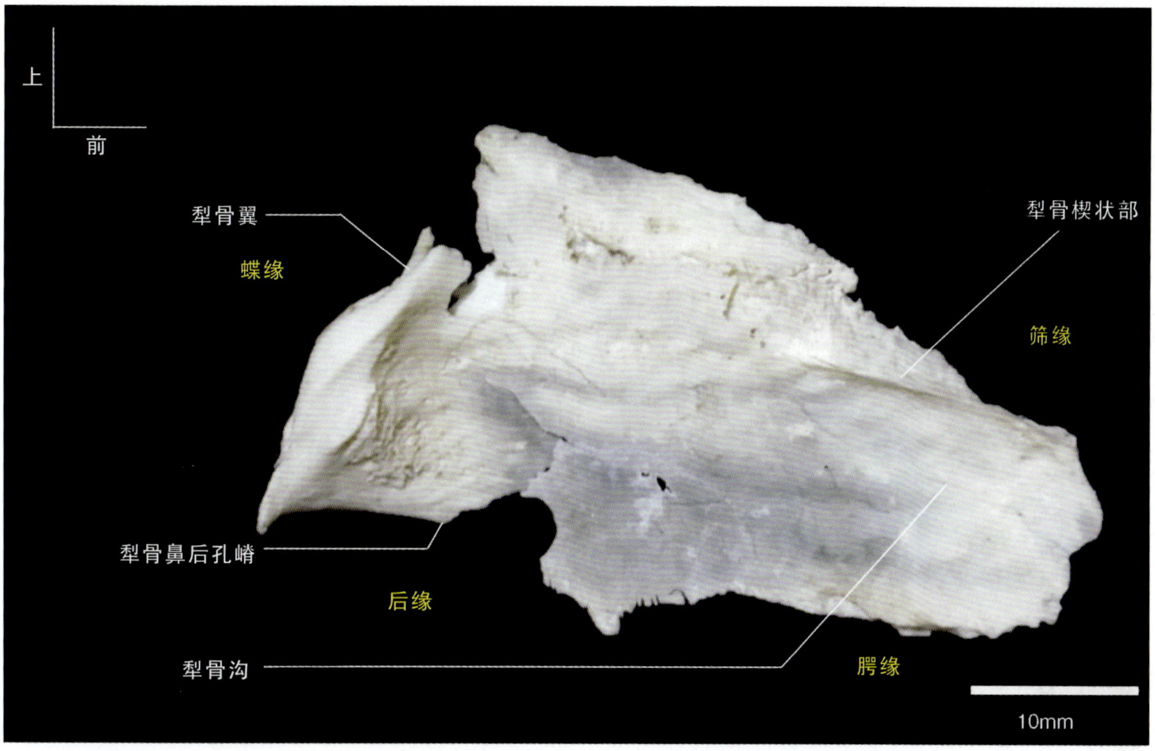

图 2.87　犁骨侧面观(右侧)。鼻腭神经和蝶腭血管在犁骨沟上走行。

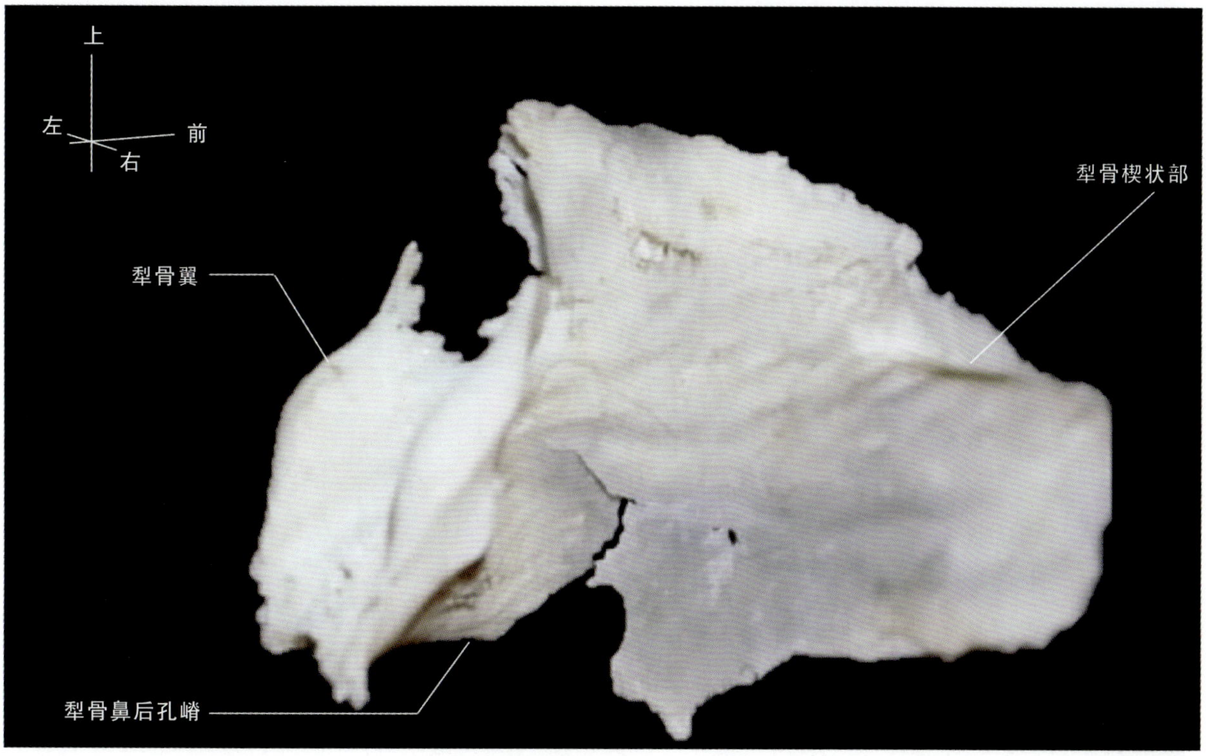

图 2.88　犁骨后外侧观(左侧)。

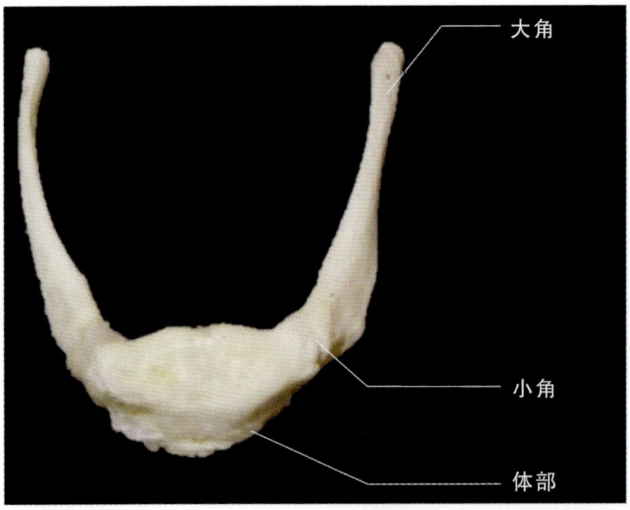

图 2.89 舌骨正面观。

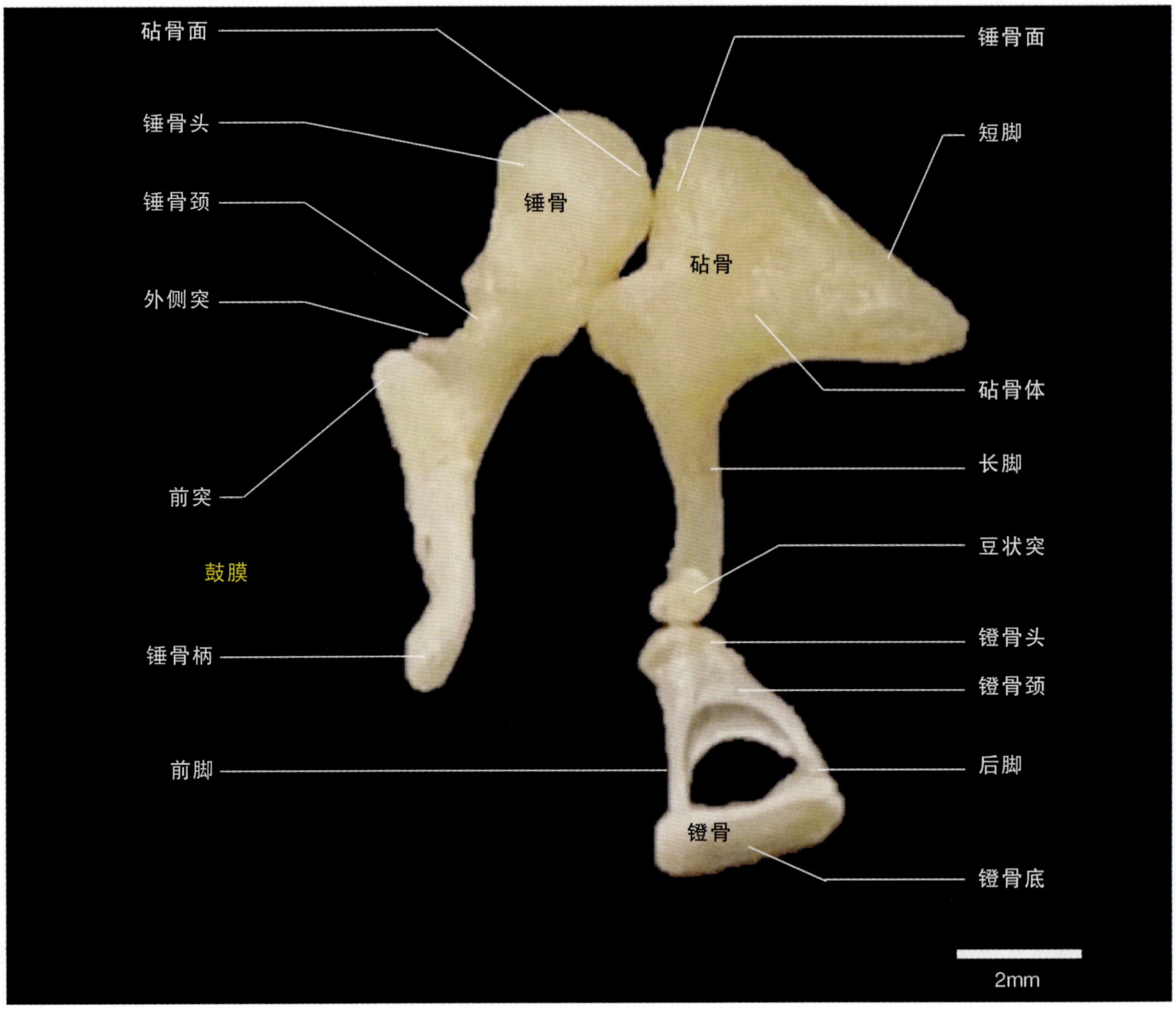

图 2.90 右侧听小骨。

2.4　颈椎

总结

颈椎由 7 块椎骨组成(图 2.91 至图 2.96)。C1、C2 和 C7 因其特殊的解剖特征,分别被称为寰椎、枢椎、隆椎。枕骨与 C1、C2 构成颅颈交界区。了解每块椎骨正常的解剖特征有助于理解颈部局部解剖结构及变异情况。本节将介绍颈部骨组织解剖。

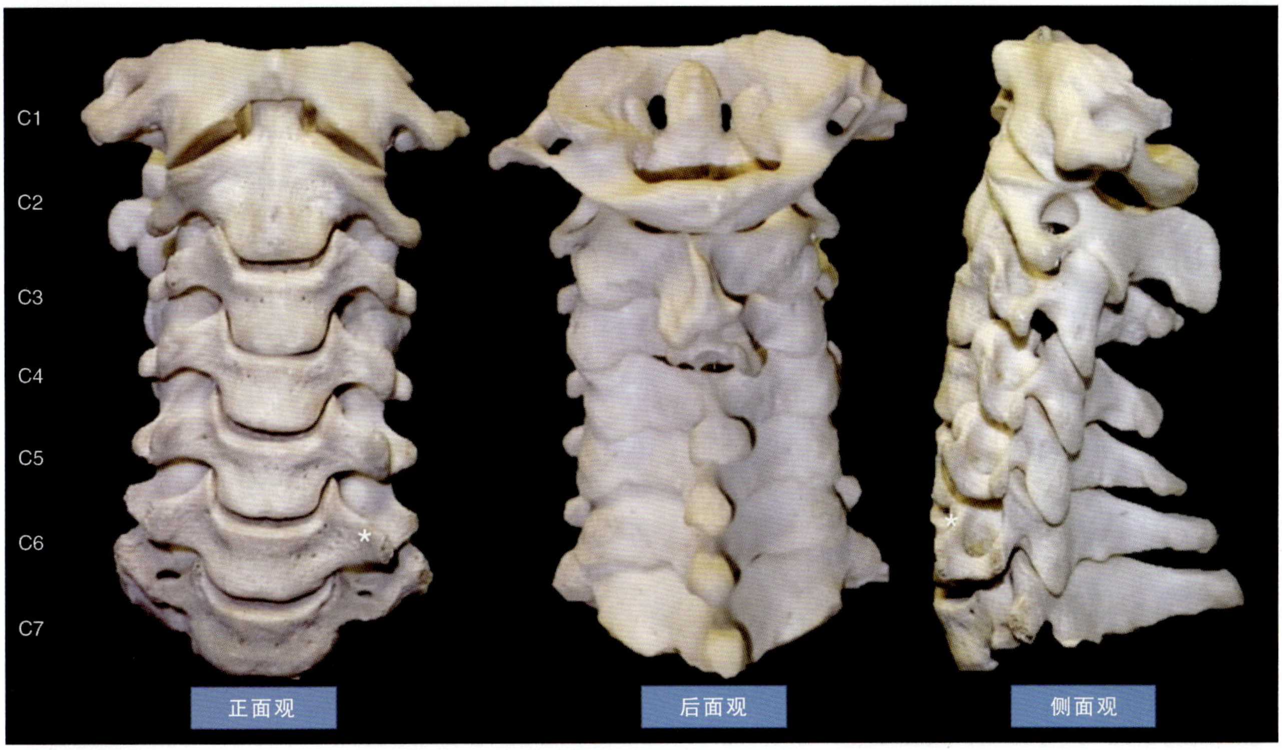

图 2.91　颈椎。C1 的上关节面与枕髁相连,C7 的下关节面与 T1 的上关节面相连。上唇人中可作为齿突位置的标志(Fisahn et al. 2018)。颈动脉结节(Chassaignac 结节)(星号所示),即 C6 前结节是局部麻醉(如臂丛阻滞麻醉)的解剖学标志。

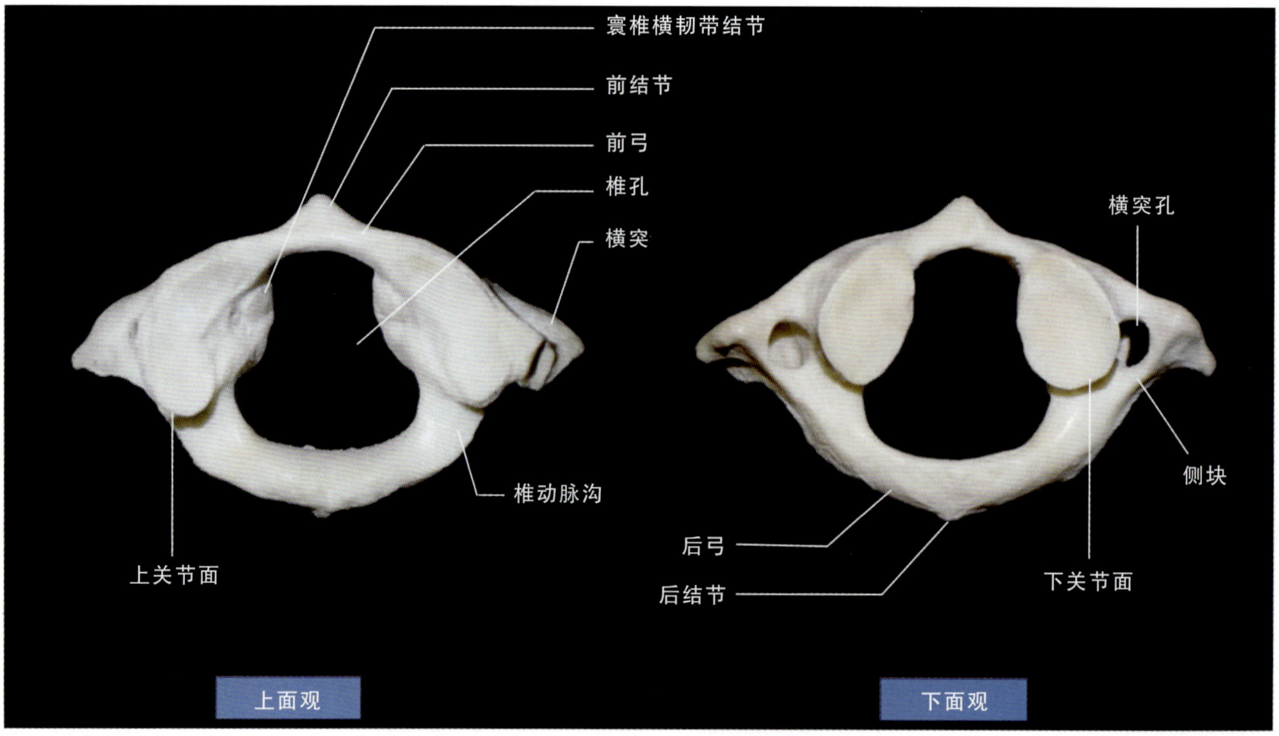

图 2.92 C1(寰椎)上面观和下面观。

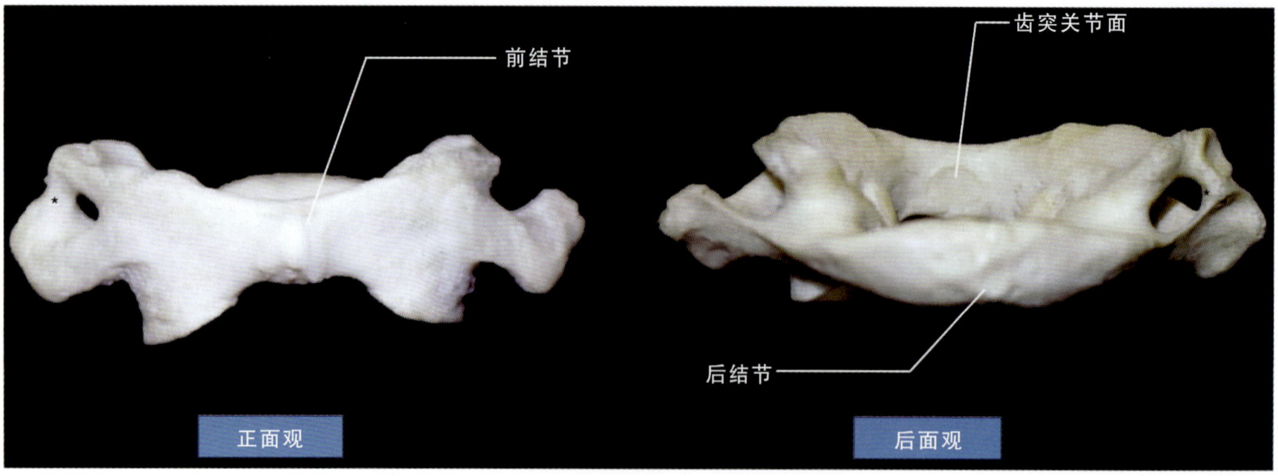

图 2.93 C1(寰椎)正面观和后面观,右侧可见横突的外侧小颗粒(解剖变异)。

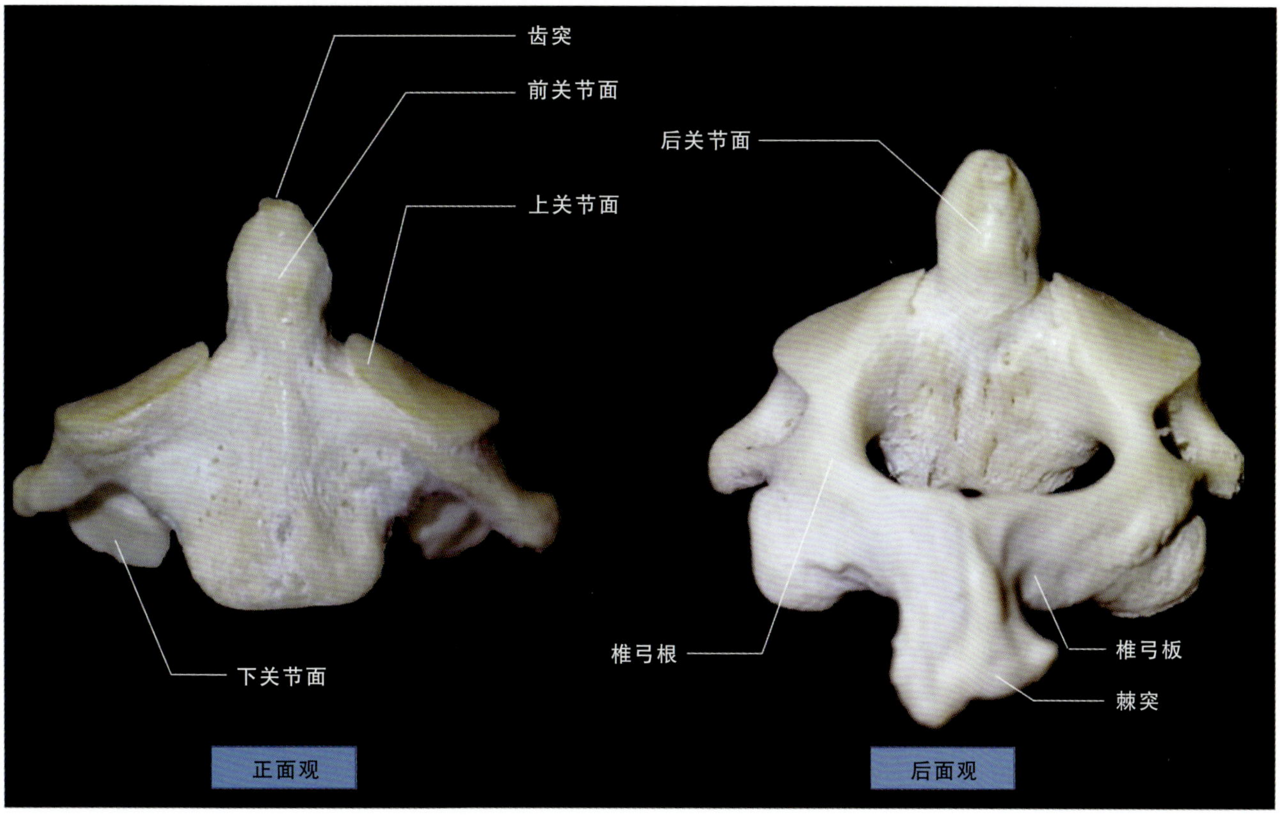

图 2.94　C2(枢椎)正面观和后面观。

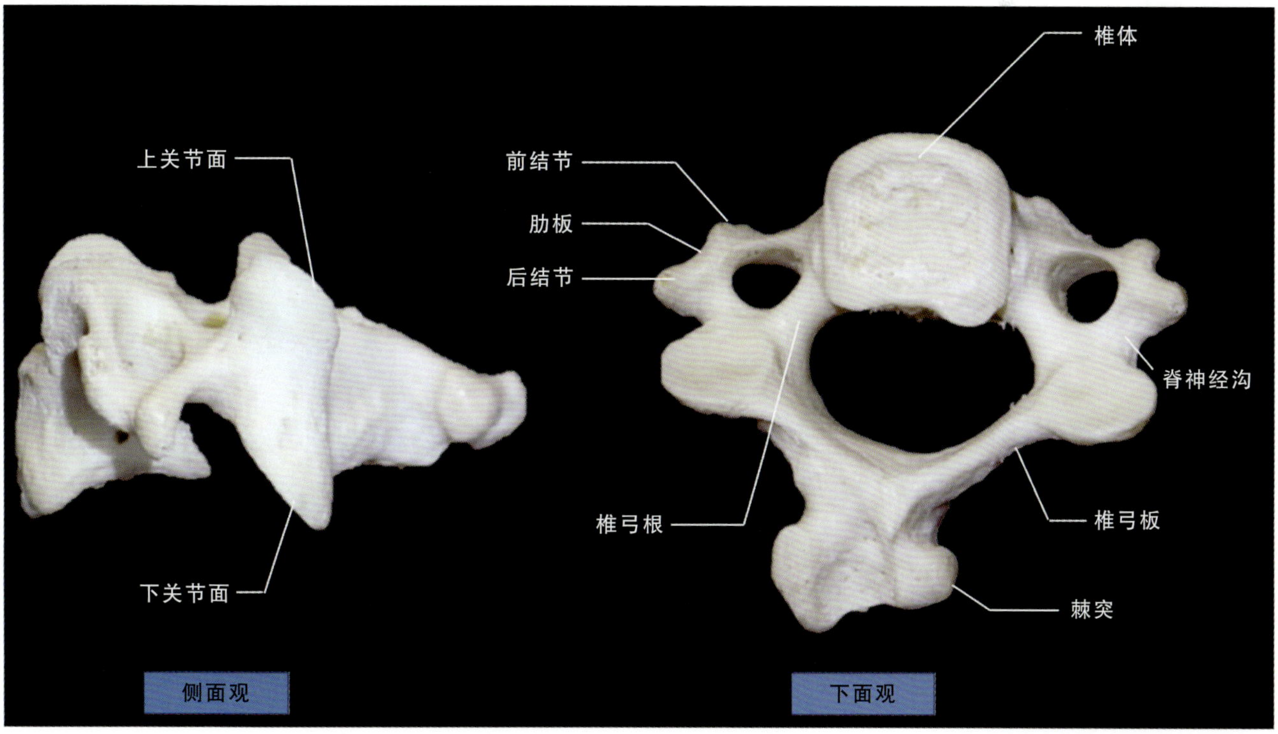

图 2.95　C3~C5 侧面观和下面观。

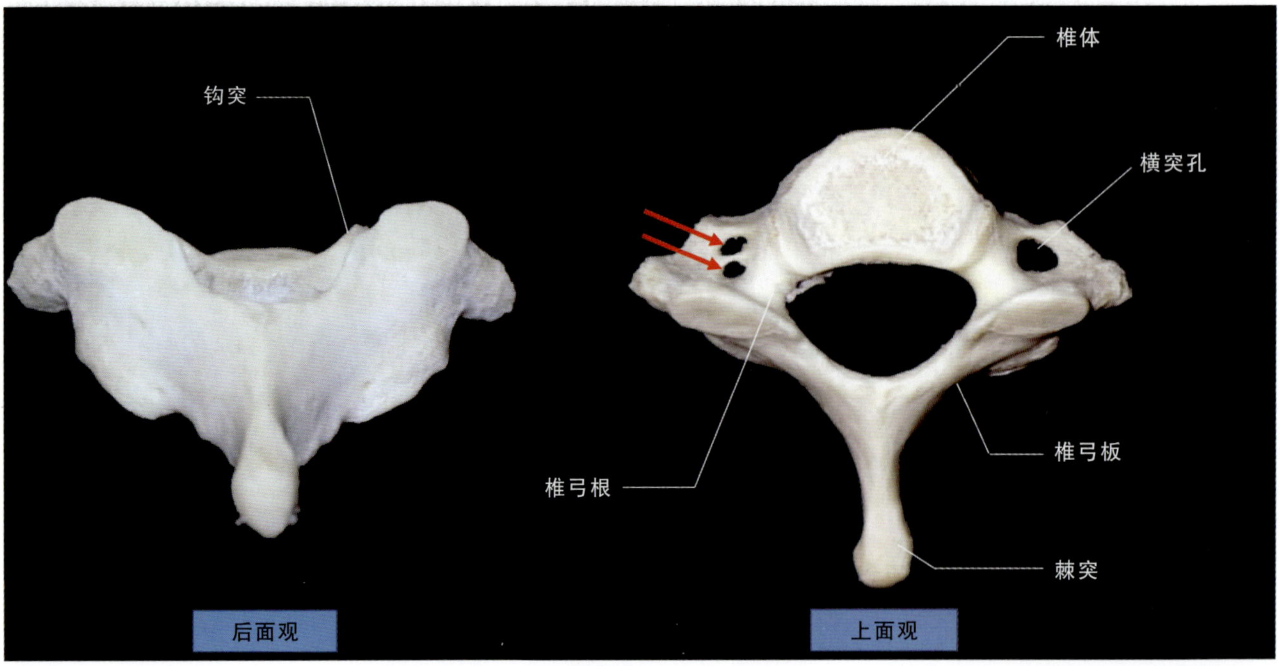

图 2.96 C7(隆椎)后面观和上面观,其具有与 C3~C6 相似的解剖结构,但其棘突更长。红色箭头显示一个具有分隔的横突孔。椎动脉自 C6 的横突孔向上至 C1。椎静脉(而非椎动脉)通常在 C7 的横突孔内走行。

(梁易 译)

参考文献

Fisahn C, Montalbano MJ, Iwanaga J, Moisi M, Loukas M, Chapman JR, Oskouian RJ, Tubbs RS. A new superficial landmark for the odontoid process: a cadaveric study. Anat Sci Int. 2018;93(2):203–6. https://doi.org/10.1007/s12565-017-0390-1.

第 3 章 口腔解剖学

3.1 口腔表面解剖学

总结

在本章中,我们将回顾口腔的浅表结构,这是学习面部表情肌和口底肌肉所必需的(图 3.1 至图 3.4)。

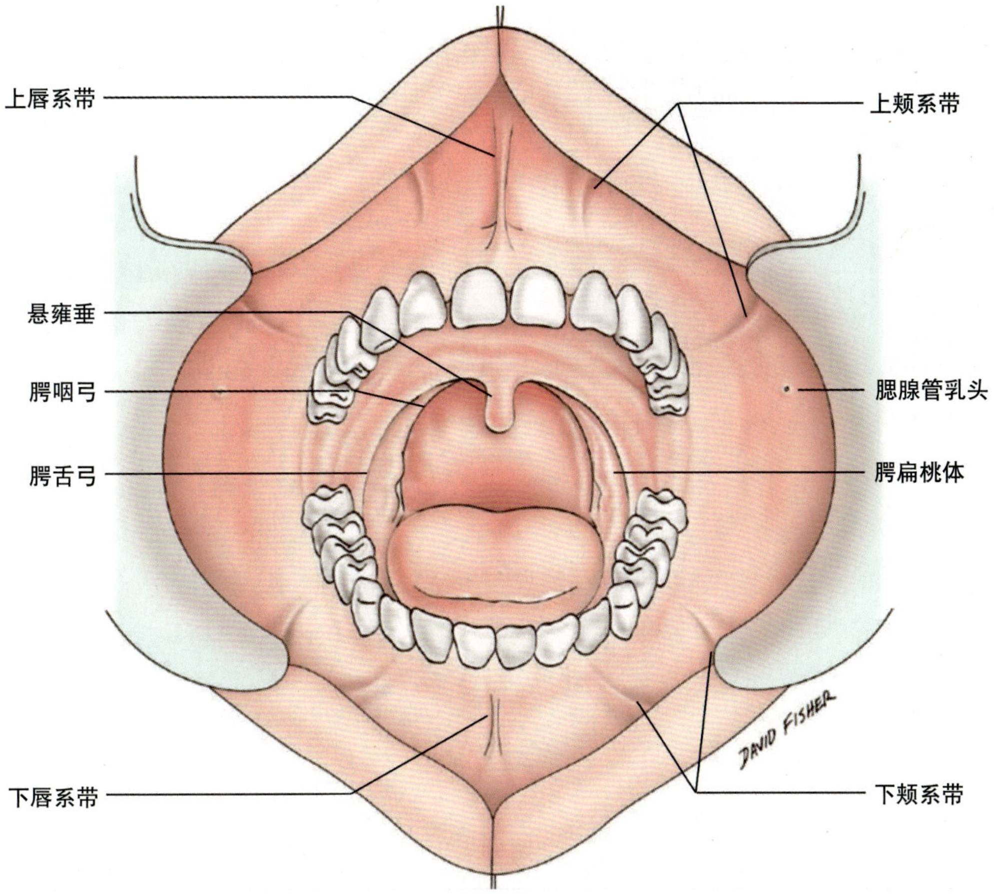

图 3.1　口腔浅表解剖图。(© Fisher/ Tubbs 2020. All Rights Reserved.)

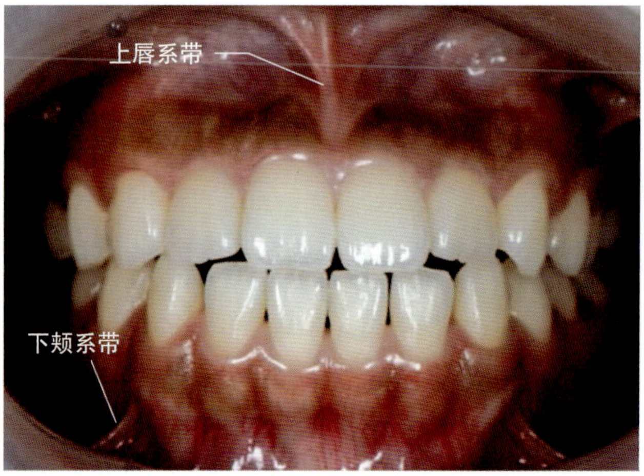

图 3.2 口腔前庭正视图。(Courtesy of Dr. shiromoto.)

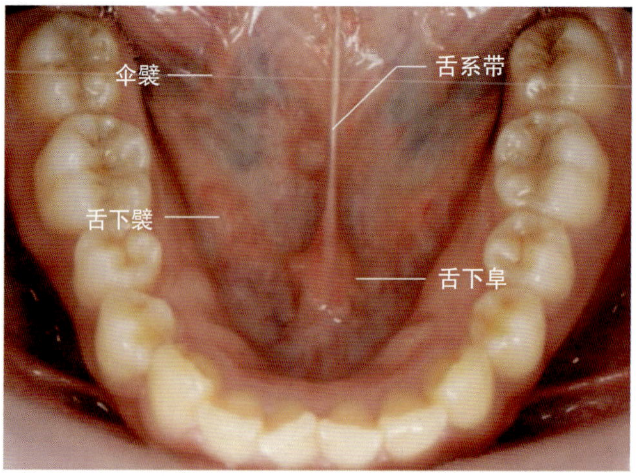

图 3.4 口底浅表解剖图。(Courtesy of Dr. shiromoto.)

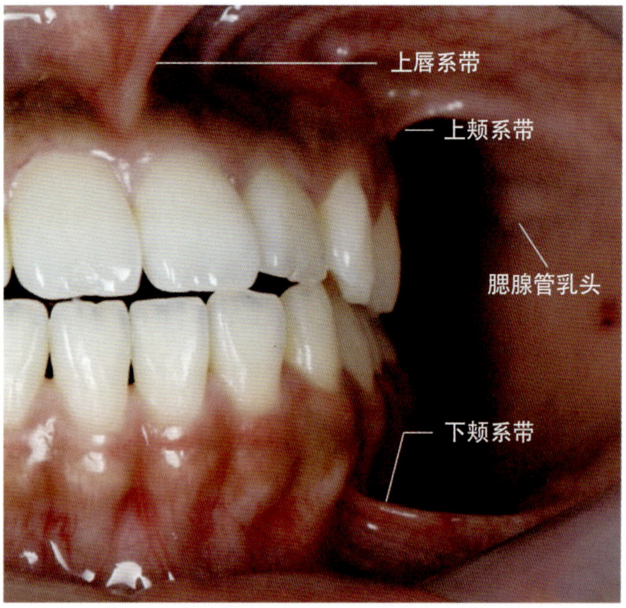

图 3.3 口腔前庭浅表解剖图。(Courtesy of Dr. shiromoto.)

3.2 表情肌

总结

颌面外科医生需要全面掌握解剖学知识,这些知识在口腔解剖学和外科学教科书中得到了很好的描述。然而,通过口腔表面解剖显示表情肌的图示不适用于牙科或口腔外科医生学习,他们需要口腔内的视角。因此,需要通过口腔内解剖更好地理解表情肌。本章通过口腔内解剖显示表情肌,这与牙科和口腔外科医生在日常操作中看到的视角相同(图 3.5 至图 3.7)。关于上、下唇的口内切口解剖表情肌的文献报道并不多见。

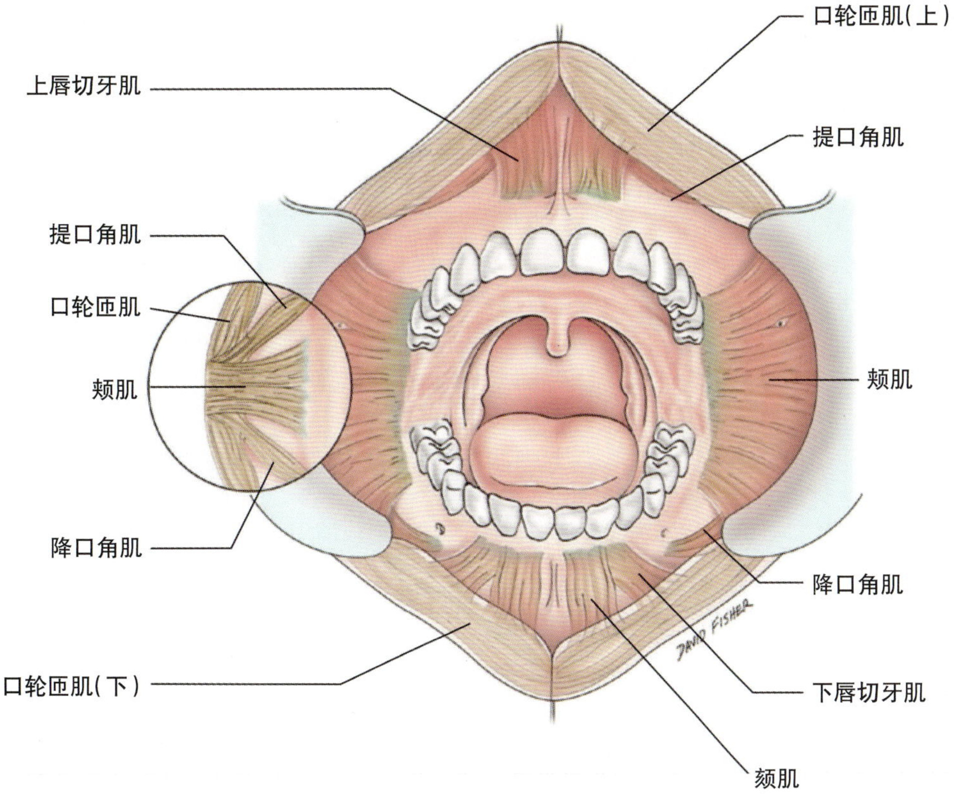

图 3.5　口腔内视角的表情肌示意图。图中显示了上、下唇切牙肌。这些肌肉构成了口腔前庭。(© Fisher/ Tubbs 2020. All Rights Reserved.)

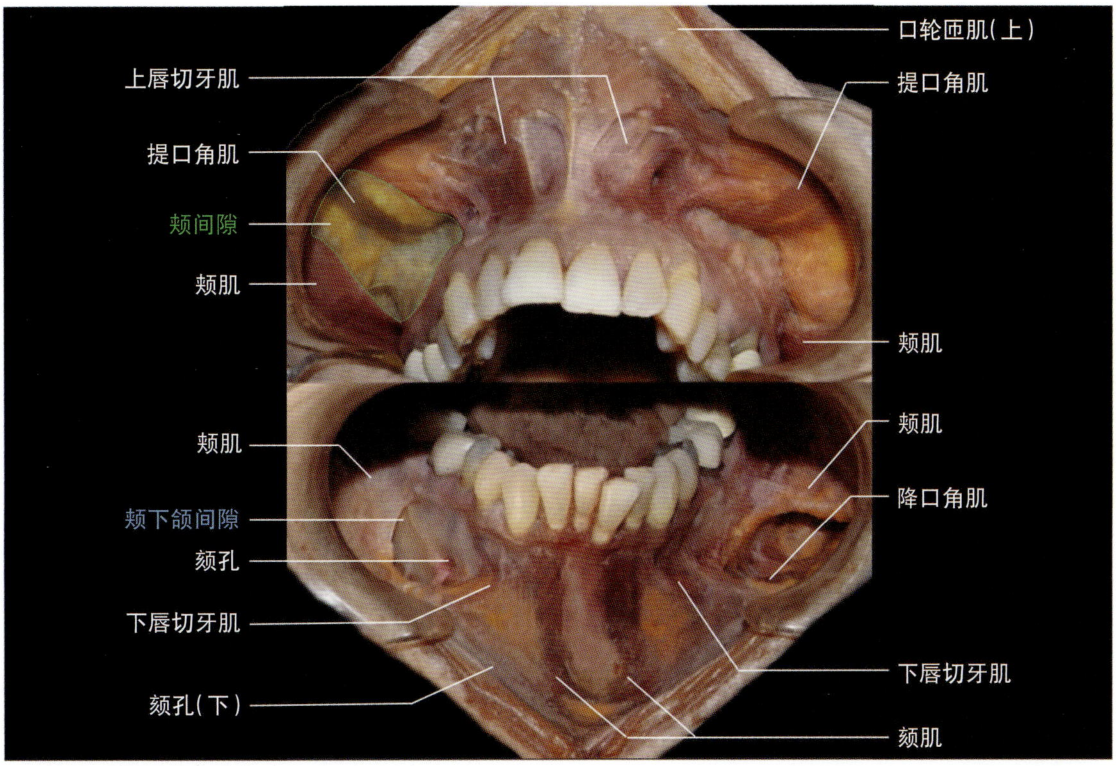

图 3.6　口腔内视角的表情肌解剖图。在颊肌和上唇切牙肌之间有进入颊间隙的入路。在颊肌和下唇切牙肌之间有进入颊下颌间隙的入路。

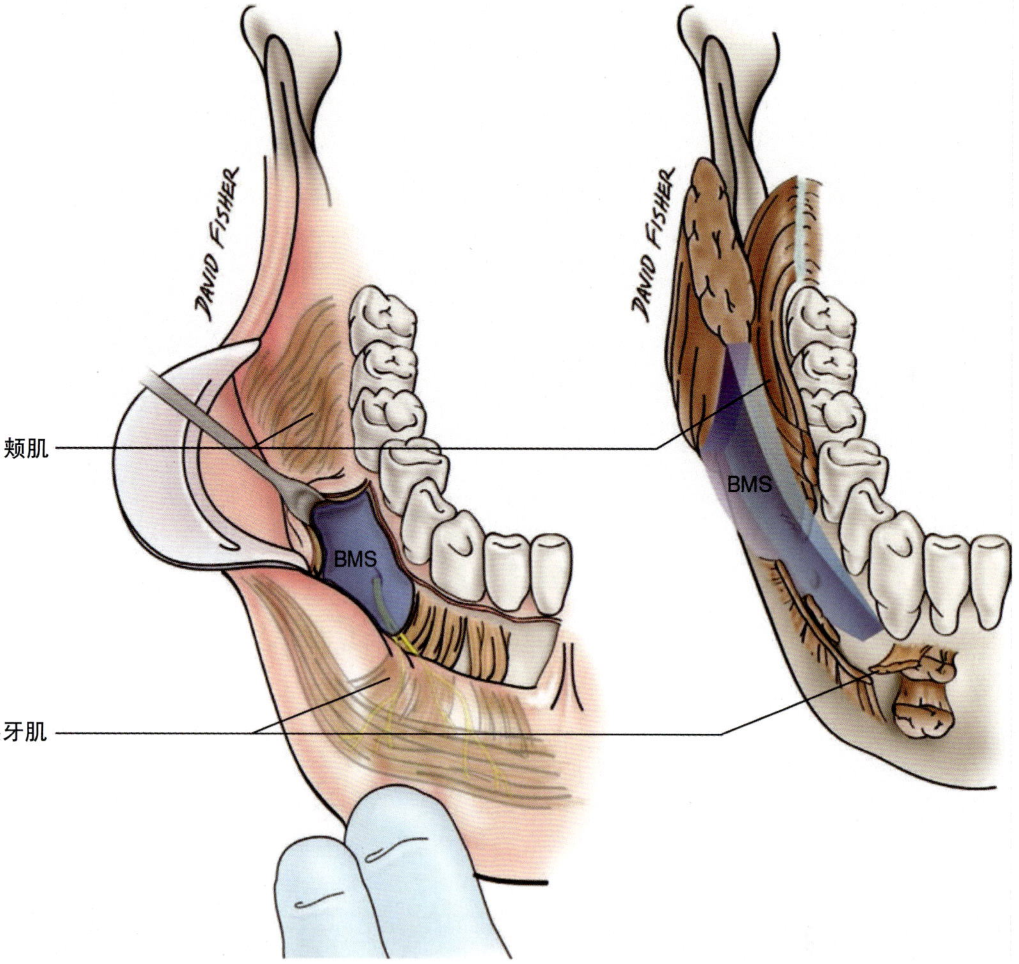

图 3.7 口内与口外视角显示颊下颌间隙(BMS)。在口内视角下,颊下颌间隙的入路位于颊肌和下唇切牙肌之间。在口外视角下,颊下颌间隙位于颊肌外侧,不与颊间隙相连。(Iwanaga et al. 2017)(© Fisher/Tubbs 2020. All Rights Reserved.)

3.3 上颌骨、上颌窦

总结

上颌窦是与牙科和鼻科学相关的 4 个鼻窦之一,其与鼻腔和口腔毗邻(图 3.8 至图 3.23)。上颌窦为锥形体,是鼻旁窦中最大的一对。上颌窦中央由上颌腭和牙槽突形成,位于鼻腔下外侧,其通常位于鼻中部、上前磨牙到上第三磨牙的远端,窦底最低部位于前磨牙和第二磨牙。在种植牙中,上颌窦底与鼻窦前部增强手术有关(上颌窦提升),因此全面了解周围解剖结构,如上牙槽后动脉,对于避免并发症至关重要。

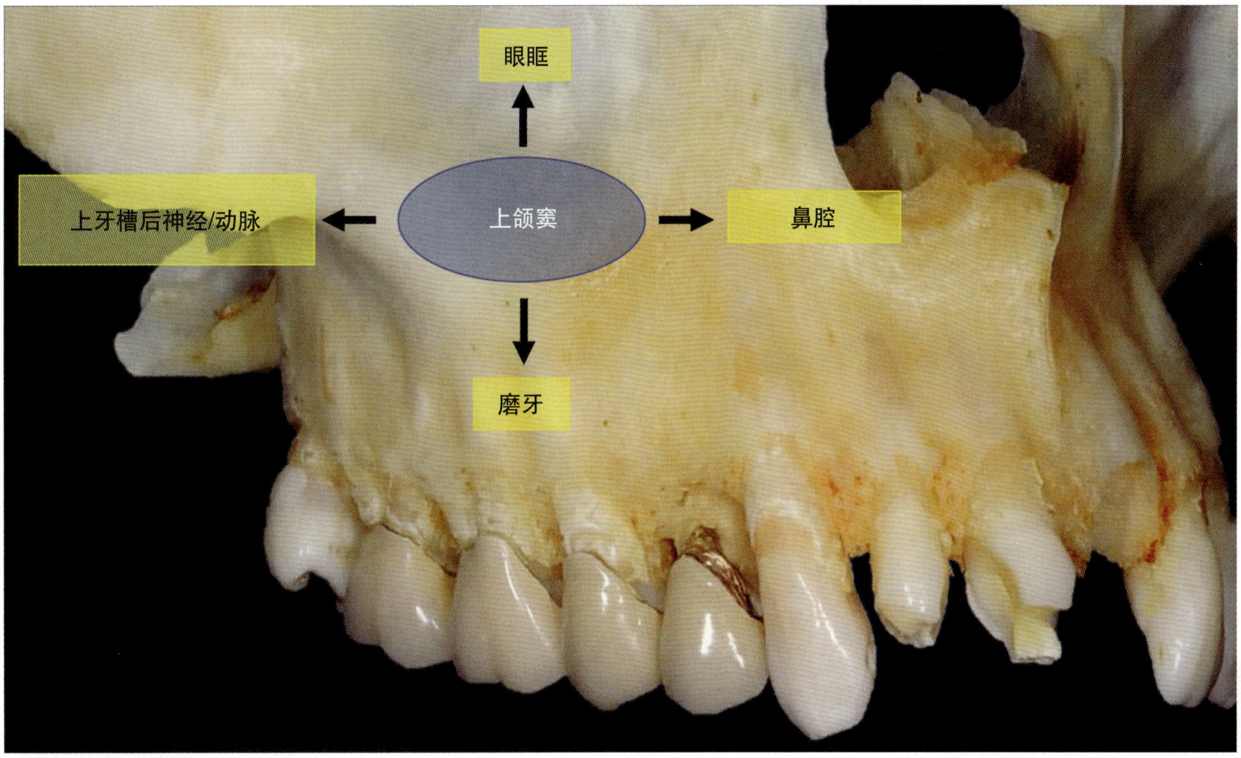

图 3.8　上颌窦是四大鼻旁窦之一，被各种结构包绕，如内侧毗邻鼻腔、后部毗邻上牙槽后神经/动脉、下方毗邻磨牙的根尖，上方毗邻眼眶。

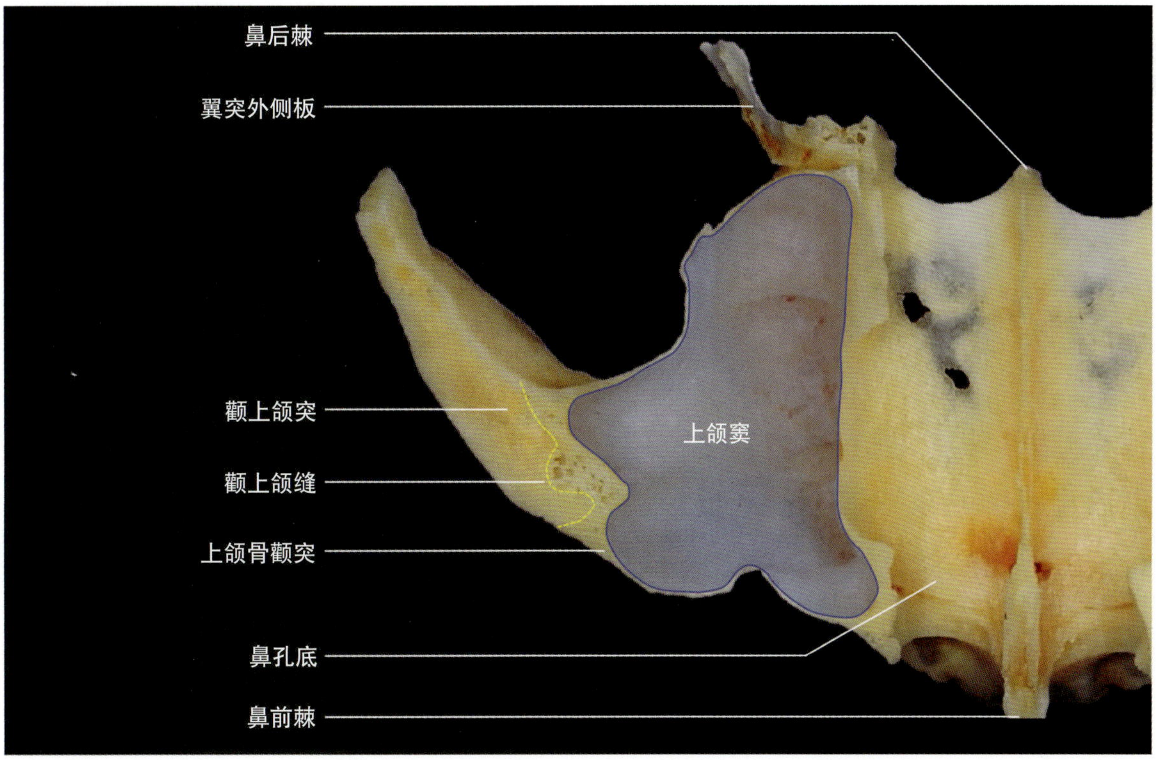

图 3.9　上颌窦上面观。上颌窦位于上颌骨内，外侧为颧骨。颧骨的上颌突与上颌骨的颧骨突相连。成人上颌窦的平均体积为 12.5mL（范围为 5.0~22mL），平均长度、宽度、高度分别为 27.96mm、19.57mm 和 25.33mm。（Gosau et al. 2009; Lovasova et al. 2018）

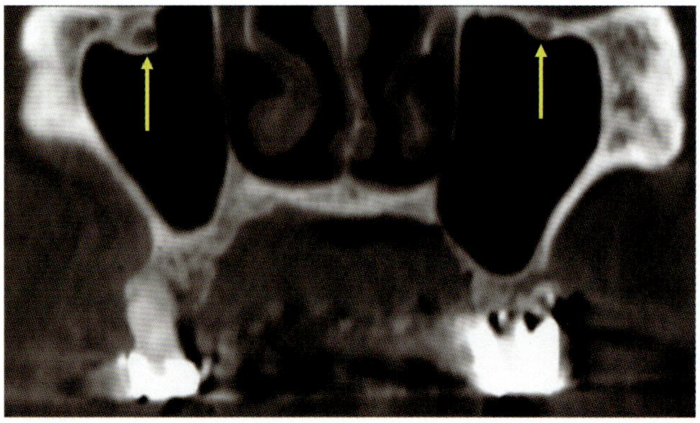

图 3.10 上颌窦冠状位 CT 图像。眶下神经管(箭头所示)位于上颌窦上壁的正上方。在神经管内,有眶下神经和血管从眶下孔出来。图示患者鼻中隔轻微偏离左侧。

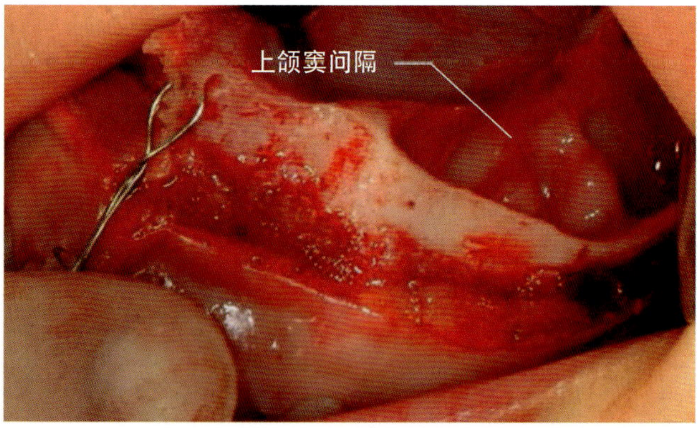

图 3.12 LeFort Ⅰ型截骨术中见上颌骨与上颌窦之间的上颌窦间隔。

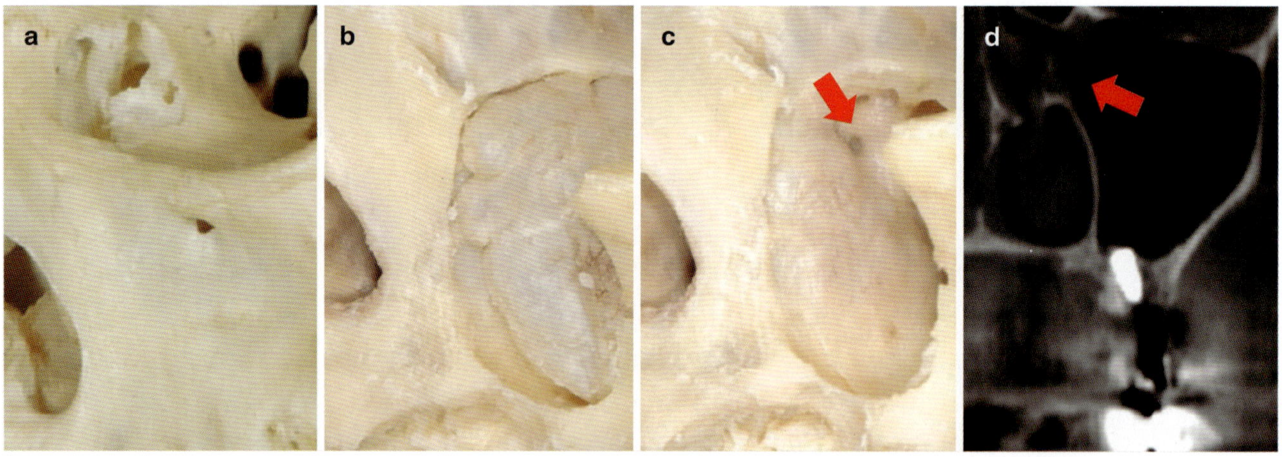

图 3.11 左上颌窦的解剖正面观(a~c)和冠状位 CBCT 图像(d)。(a)上颌窦壁仍然完整,但开口不清;(b)上颌窦的前、后壁已被切除,显示出窦膜,但开口不可见;(c)切除窦膜,开口可见(箭头所示);(d)上颌窦及其开口的冠状位图像(箭头所示)。

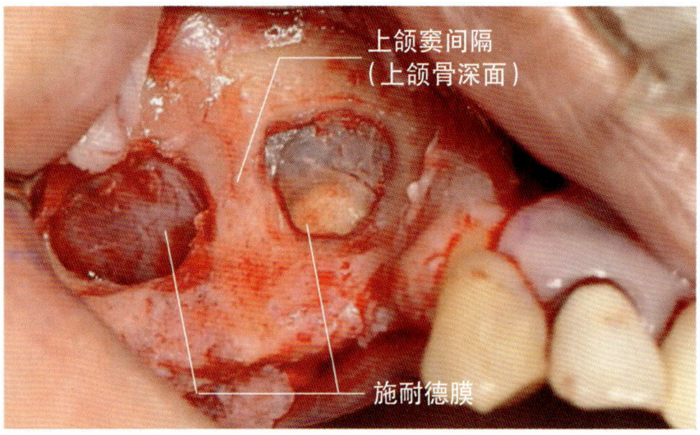

图 3.13 牵开上颌窦时可见上颌窦间隔。

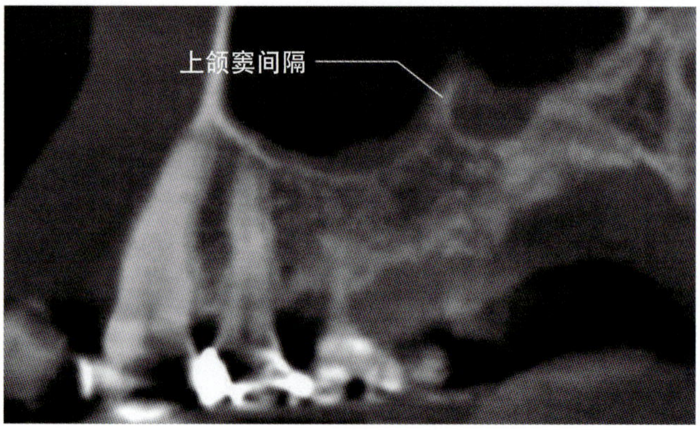

图 3.14 上颌窦间隔的矢状位 CBCT 图像。

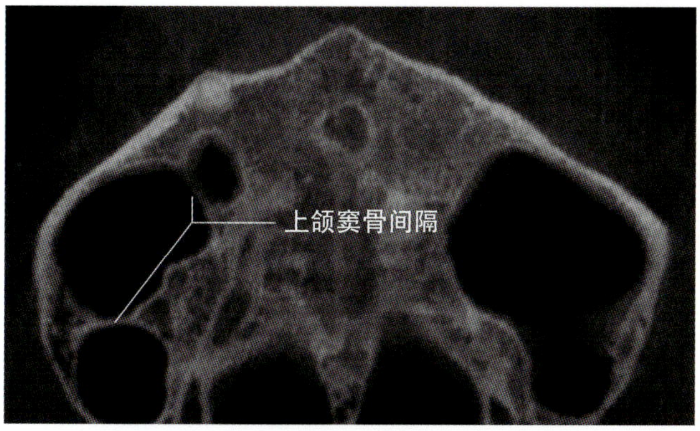

图 3.15　上颌窦间隔的轴位 CBCT 图像。

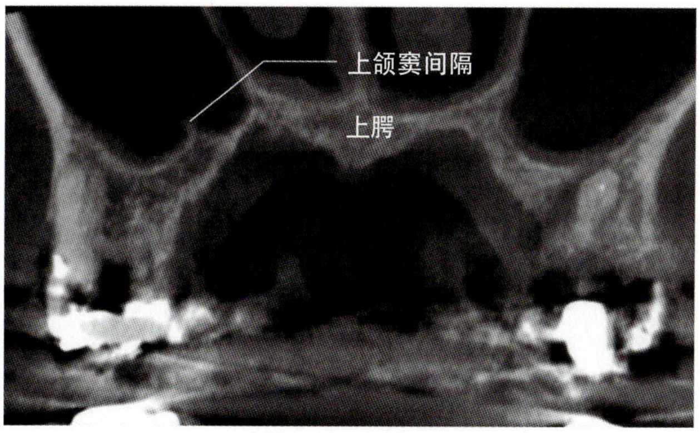

图 3.16　上颌窦间隔的冠状位 CBCT 图像。

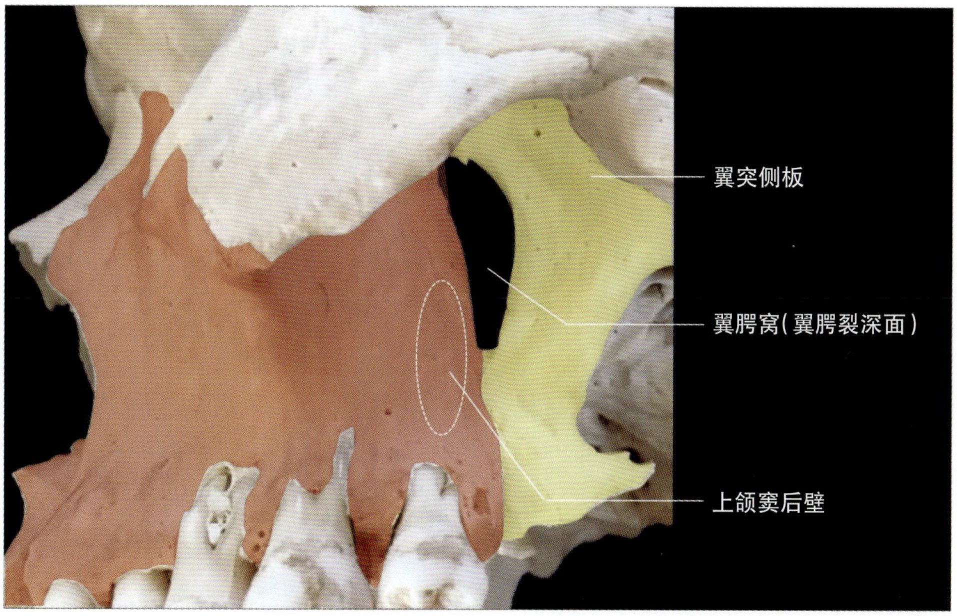

图 3.17　颅骨侧面观。上牙槽后神经/动脉进入上颌窦后壁(圆形)。值得注意的是,在翼腭窝深面,上颌窦后壁与蝶骨翼突侧板之间形成翼上颌裂。

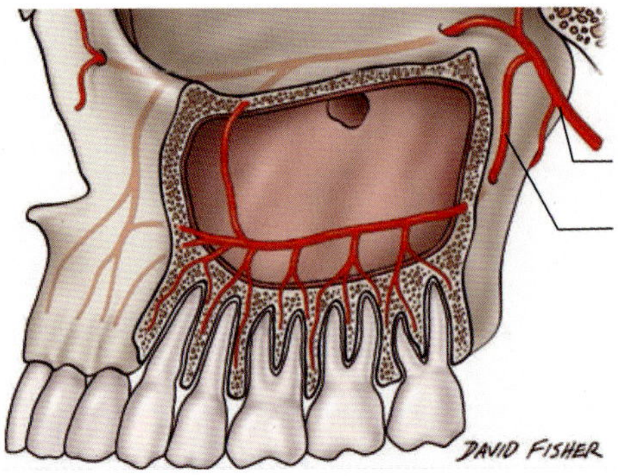

图 3.18 上颌骨动脉血供示意图。上牙槽后动脉起源于翼腭窝内和周围的上颌动脉。其分支为上牙槽前动脉和中动脉，供应上颌窦和上颌牙。

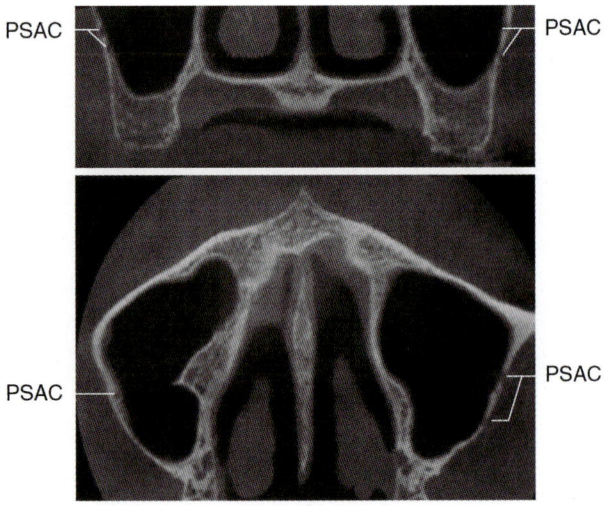

图 3.20 种植科的文献报道将这些小管称为上牙槽后动脉，并经过“直径”和“动脉长度”的形态学分析并验证，但在 CT/CBCT 图像中唯一能看到的结构是骨管或沟槽，而不是血管或神经。在 CBCT 图像中，我们称之为上牙槽后神经管（PSAC）。

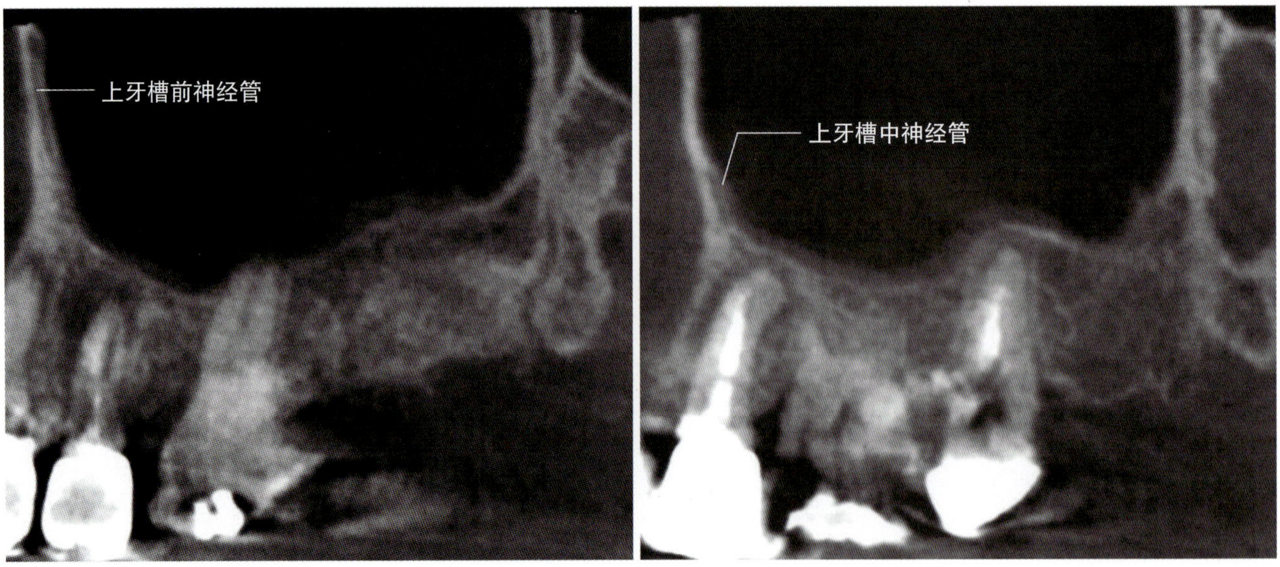

图 3.19 上牙槽前、中神经管位于上颌窦前壁和外侧壁。

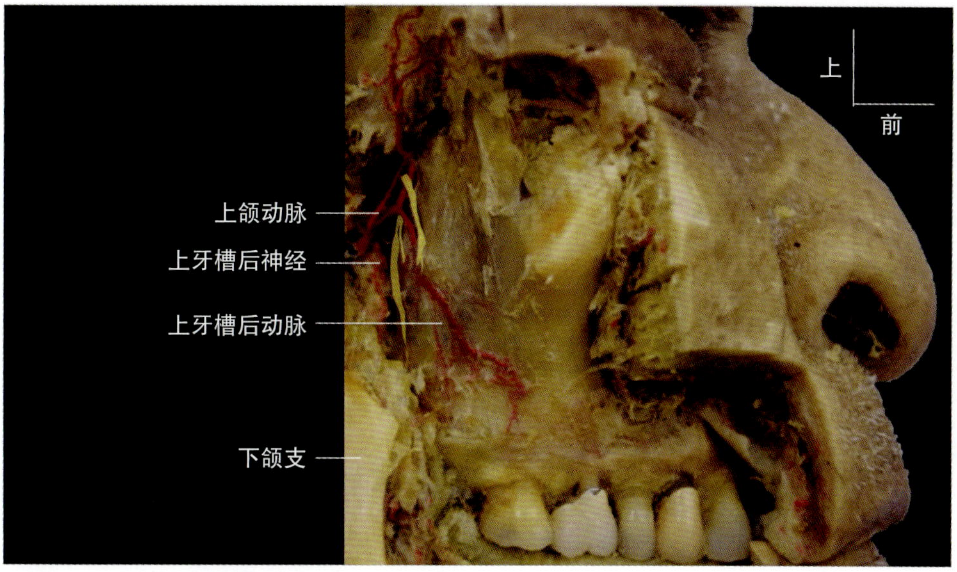

图3.21　面部解剖侧面观。所有软组织均被切除，以充分暴露上牙槽后神经和动脉，并观察上牙槽后动脉/神经和上颌骨之间的关系。上牙槽后动脉起源于上颌动脉，并产生多个分支。上牙槽后神经在翼腭窝内离开上颌神经（图中未显示）。

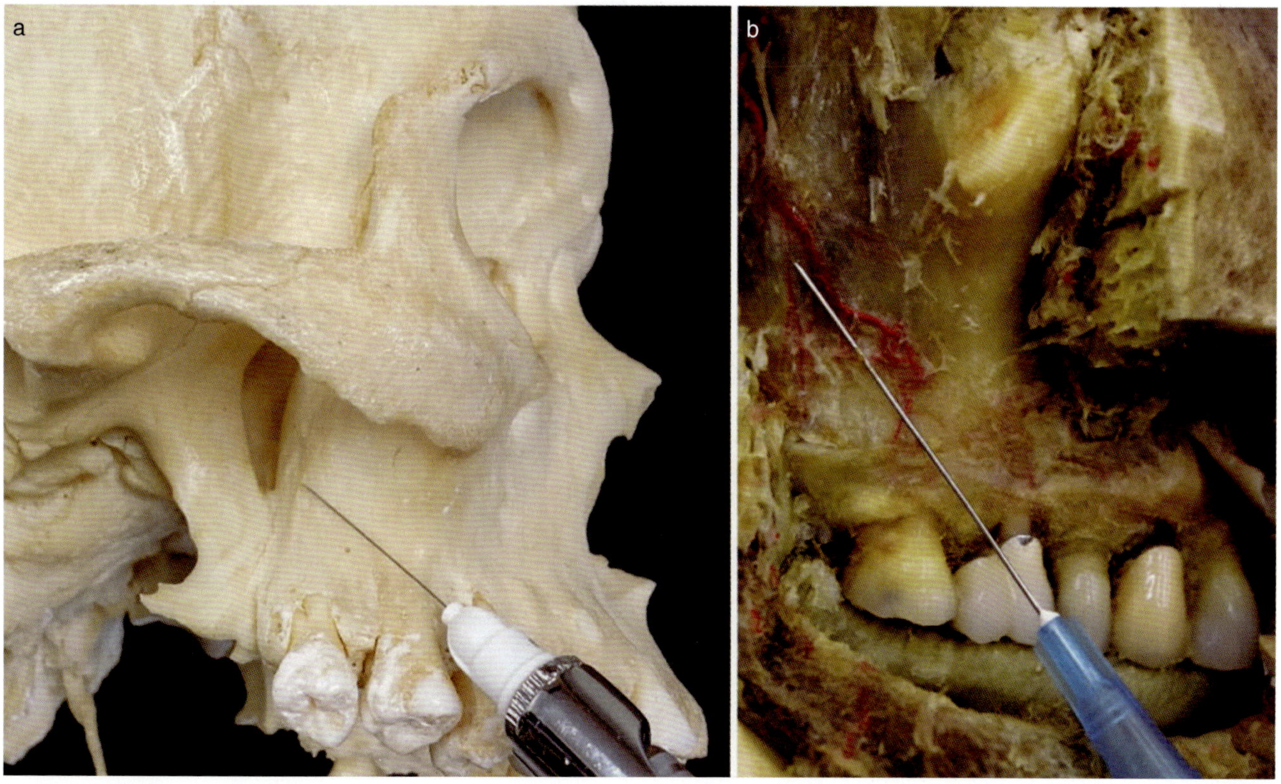

图3.22　尸体解剖显示上牙槽后神经阻滞(a)。上牙槽后神经阻滞可能损伤上牙槽后动脉(b)。

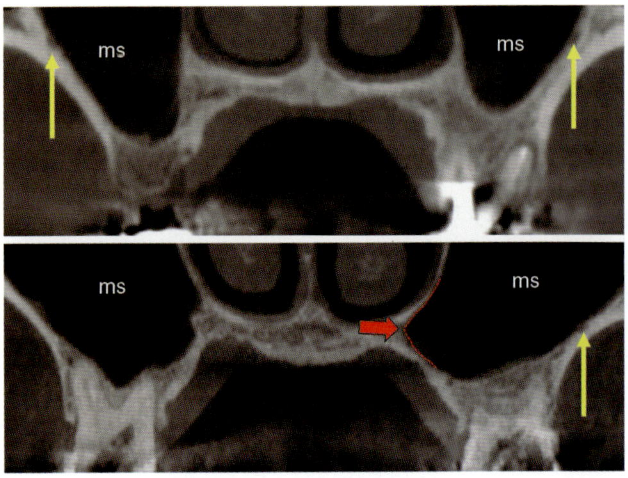

图 3.23　上颌窦(ms)的冠状位 CT 图像。上牙槽后动脉的骨内走行（黄色箭头所示)。不同研究报道了上牙槽后动脉的骨内(上颌内窦)和浅表(外皮层)走行,可见于 47%~71%、13%~47%和 5%~6%的病例。(Tehranchi et　al. 2017; Chitsazi et al. 2017; Pandhar- bale et al. 2016; Danesh-sani et al. 2017)在抬高上颌窦的过程中,由于骨膜的深度和角度而具有挑战(红色箭头所示)。

3.4　颏孔区(图 3.24 至图 3.37)

在口腔手术中,临床医生经常切开颏孔区。颏神经和颏血管穿过颏孔。一些牙科医生认为“触及颏孔”会导致感觉异常,尽管这可能是一种夸大的表述。然而,作为下颌神经的一个终末支,颏神经支配下唇和颏部区域的皮肤,这些区域非常敏感。因此,即使是对颏神经的最小损伤,也有可能引起不适并影响患者的日常生活,因此,除切除恶性肿瘤或下颌骨较大病变(如成釉细胞瘤)外,在种植牙手术、拔牙术、根尖切除术、下颌骨骨折手术时均应保留颏神经。因此,临床医生应该了解该区域的解剖学知识，不仅包括颏孔,还包括副颏孔,如果临床医生不熟悉这种变异,很容易忽略 CT 图像上的相关结构。

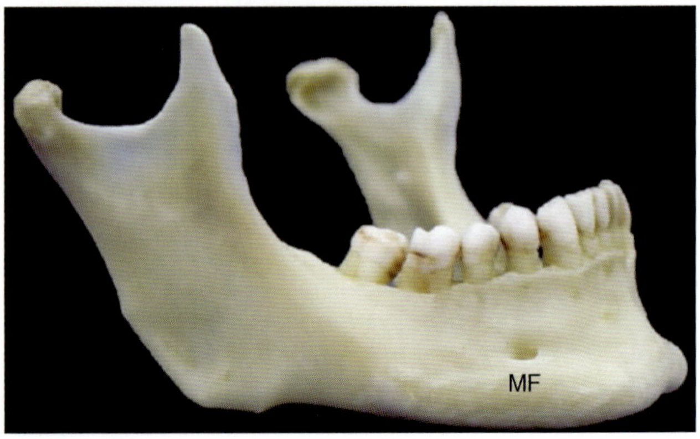

图 3.24　在有牙列的下颌骨中,颏孔(MF)通常位于下颌体的中部（位于牙槽嵴之间和下颌骨边界的下方)。在大多数情况下，MF 位于第二前磨牙下方或前磨牙和第二前磨牙之间,向后上方开口,这就是所谓的下颌管“前环”。

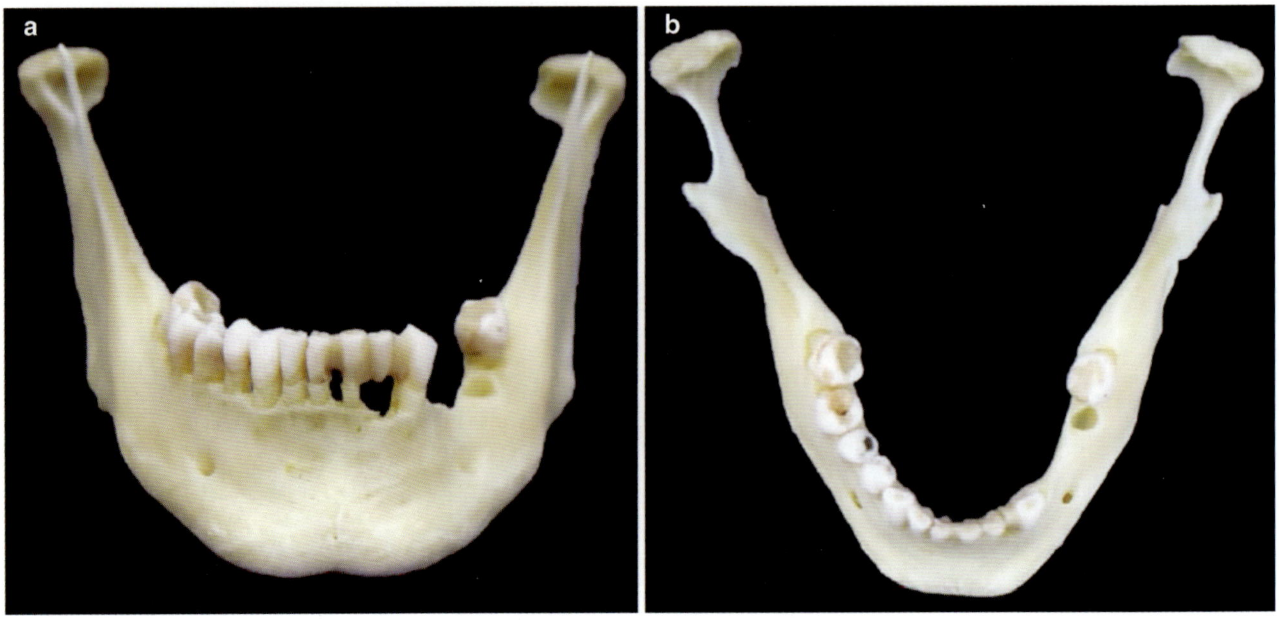

图 3.25　有牙列的下颌骨。(a)正面观。(b)上面观。

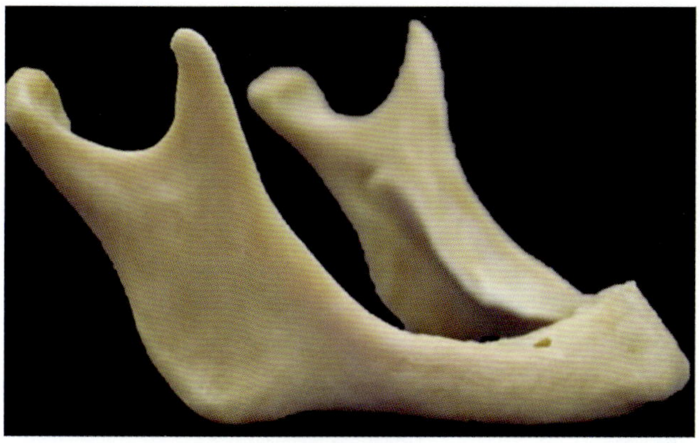

图 3.26　无牙列的下颌骨侧面观。在无牙列的下颌骨中，尤其是严重萎缩的下颌骨中，颏孔邻近下颌体的上缘。

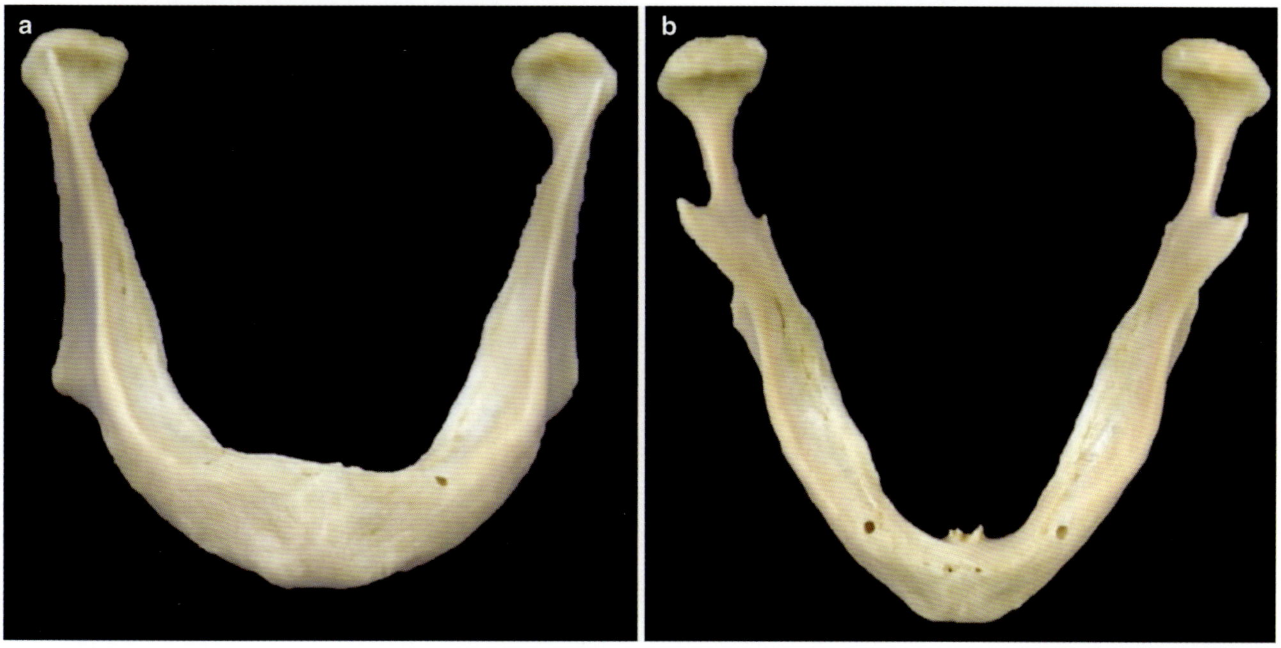

图 3.27　无牙列的下颌骨。(a)正面观。(b)上面观。

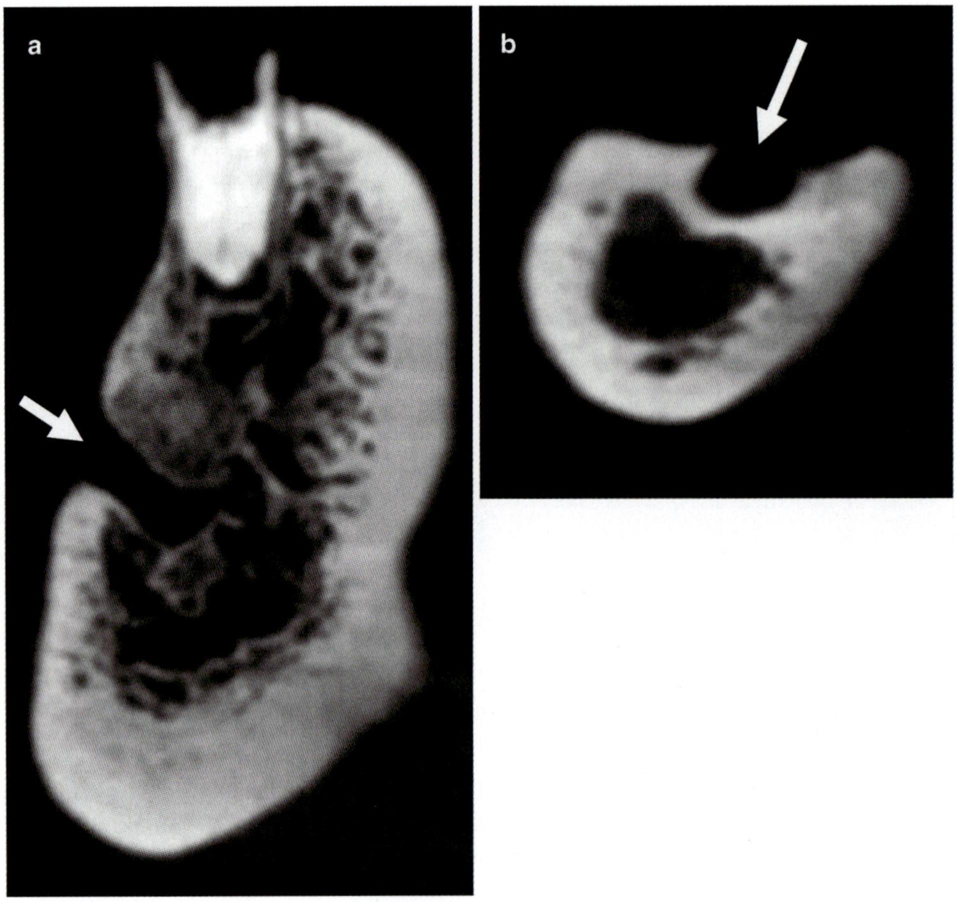

图 3.28 冠状位 CBCT 图像显示颏孔(箭头所示)。(a)有牙列。(b)无牙列。

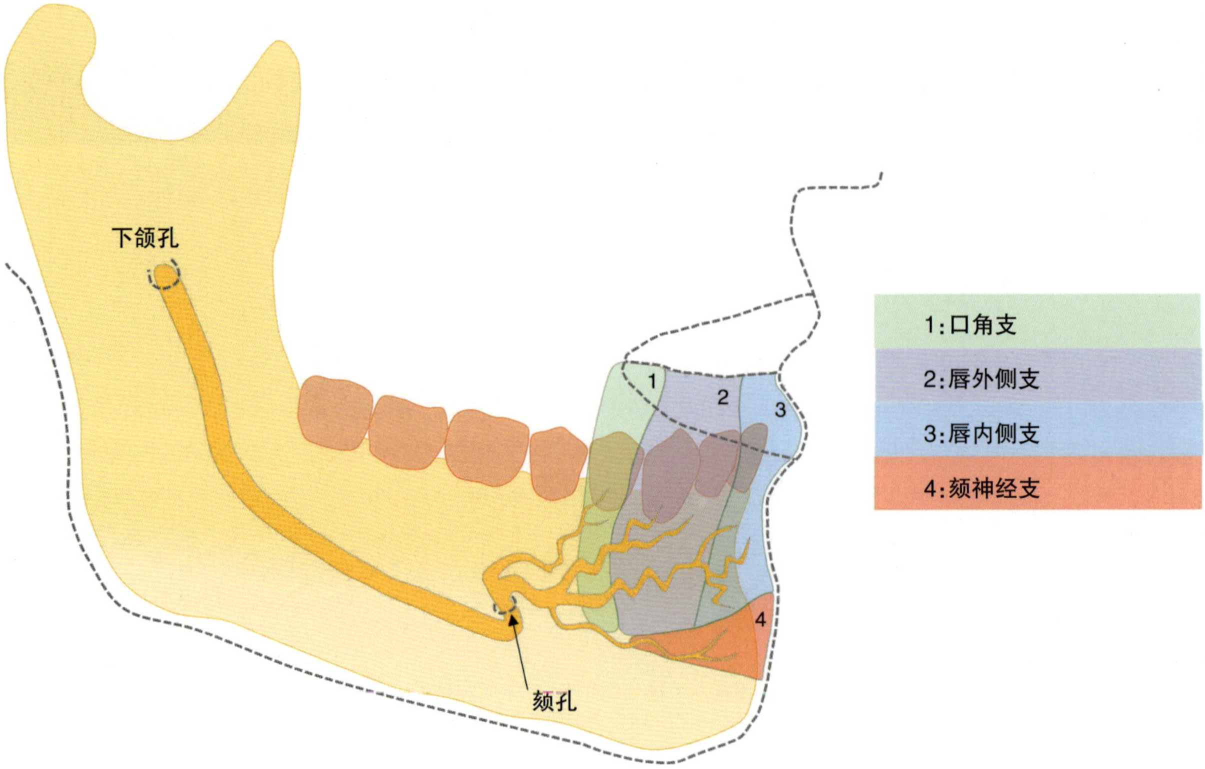

图 3.29 颏神经的分布情况。颏神经起源于颏孔,可分为 3~4 个分支。其主要支配口角、下唇、颏部皮肤和切牙至前磨牙的颊(唇)牙龈和黏膜。

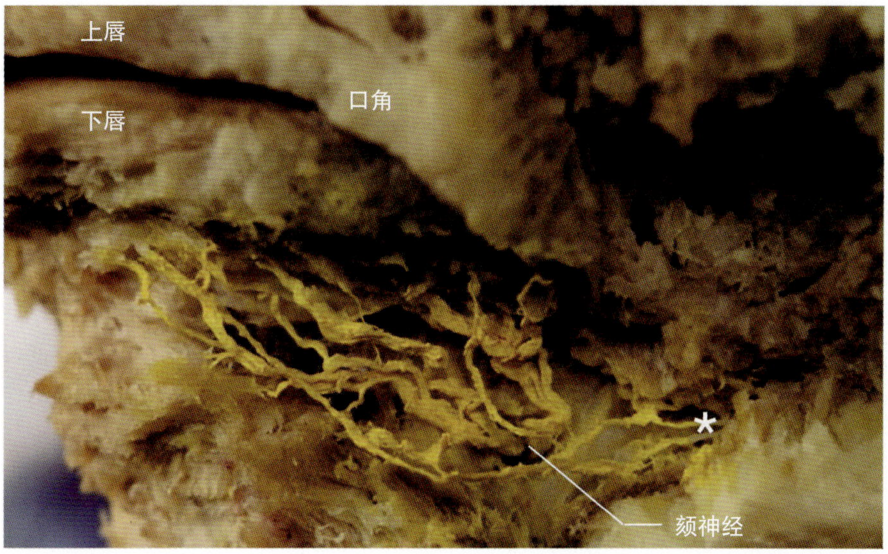

图 3.30 由颏孔(左侧)发出颏神经。其支配下唇、口角和颏部皮肤。注意:颏神经的后支(星号所示)与面神经的下颌缘支相连。

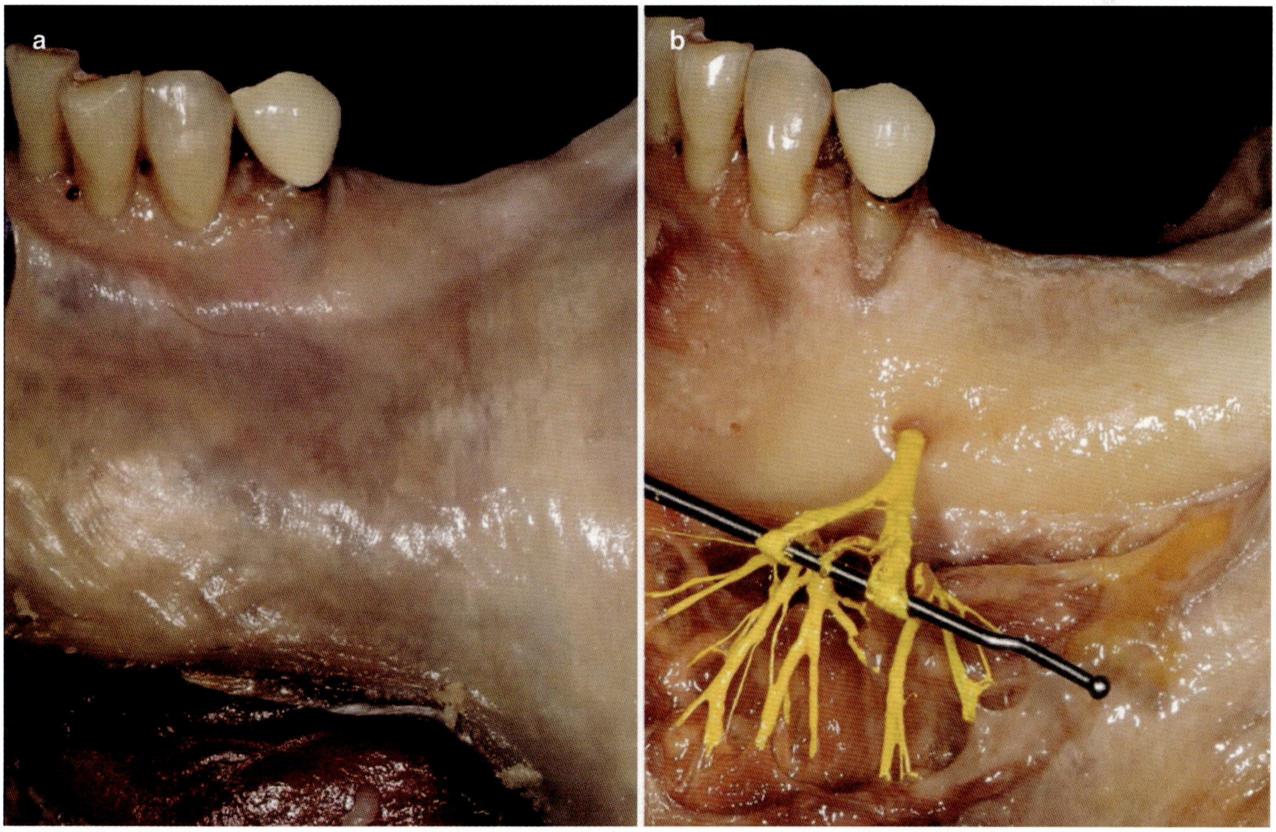

图 3.31 前磨牙区颊黏膜及颏神经(左侧下颌骨)。(a)解剖前。(b)解剖后。

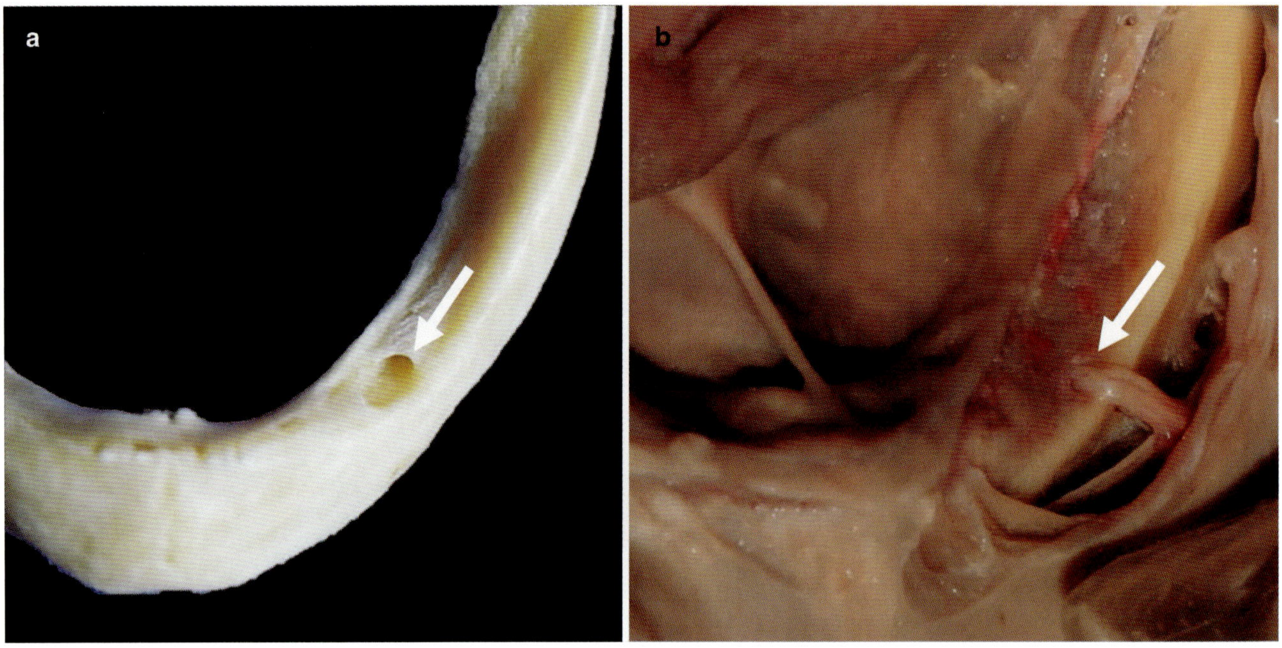

图 3.32 无牙列的下颌骨（左侧下颌骨）和颏孔。(a)下颌骨。(b)尸体解剖。

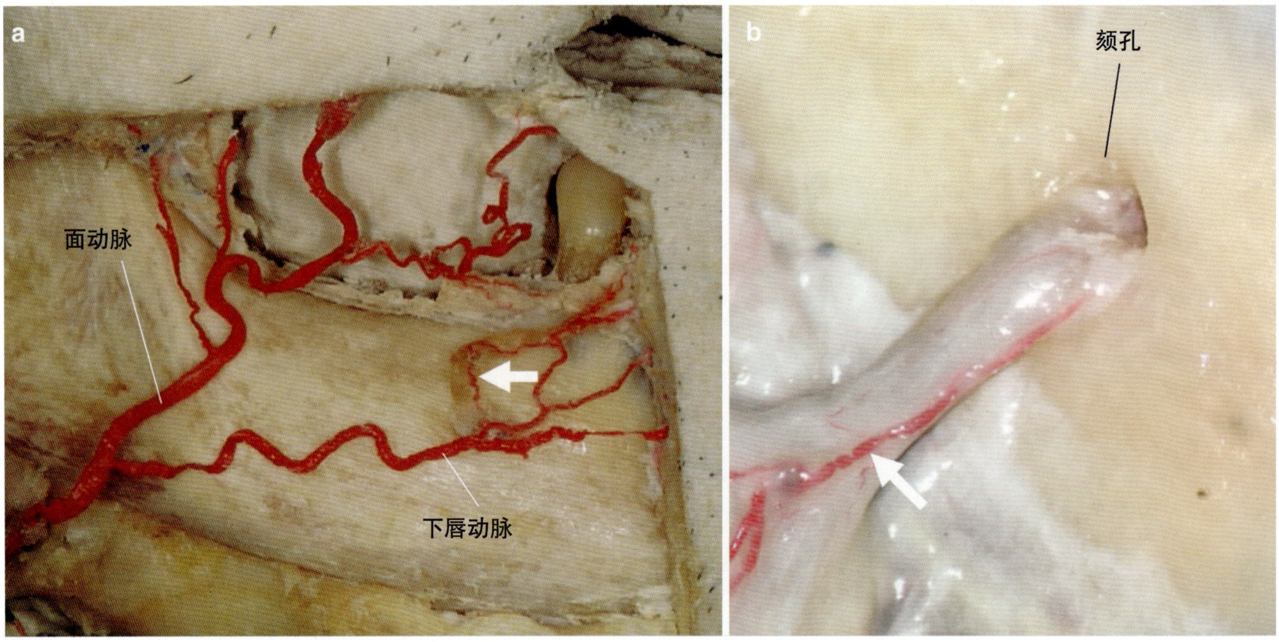

图 3.33 颏动脉（箭头所示）与颏神经伴行。其直径较颏神经小。颏动脉通常与颏下动脉和（或）下唇动脉分支相吻合。(Kikuta et al. 2020)(a)右侧下颌骨。(b)放大的图片。

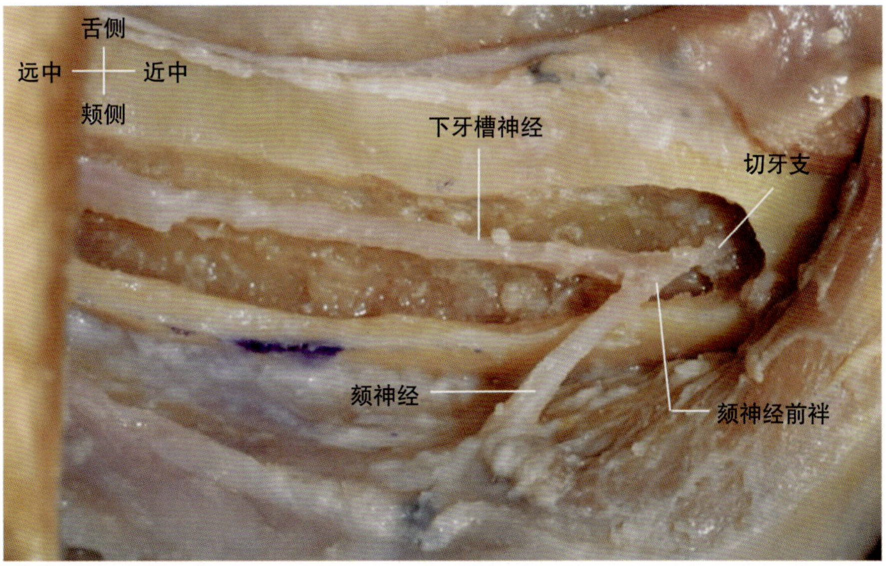

图 3.34　下牙槽神经主干向后转折，形成“前袢”，从颏孔发出（右侧下颌骨上面观）。据报道，“前袢”可见于 28%~94%的病例。Neiva 等人（2004）报道的最长“前袢”为 11mm。

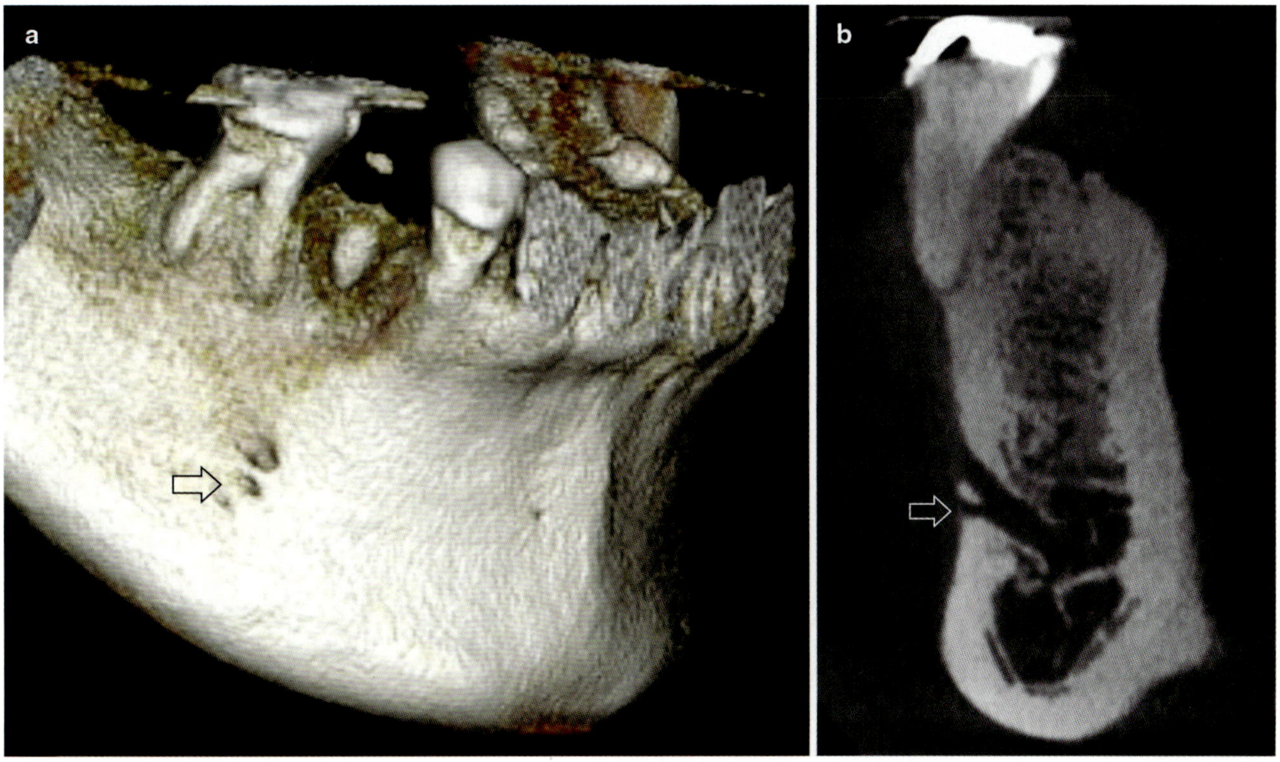

图 3.35　副颏孔（箭头所示）。副颏孔是位于颏孔周围的小孔，CT 图像显示了其与下颌管的连续性。（Naitoh et al. 2009a; Iwanaga et al. 2016）副颏神经和（或）动脉通过副颏孔。（Iwanaga et al. 2015）（a）3D 重建 CT 图像。（b）冠状位 CT 图像。

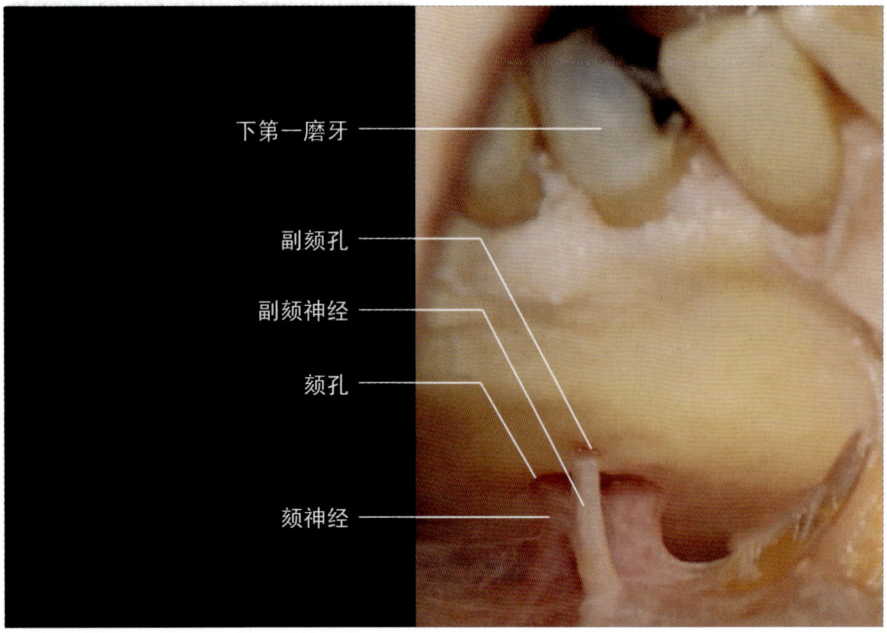

图 3.36　副颏神经起源于副颏孔(右侧)。较大的副颏孔多在颏孔附近开口。副颏孔/副颏神经损伤可导致下唇/颏区的感觉障碍。麻木的区域取决于颏孔的大小和损伤的程度。(Iwanaga et al. 2016)

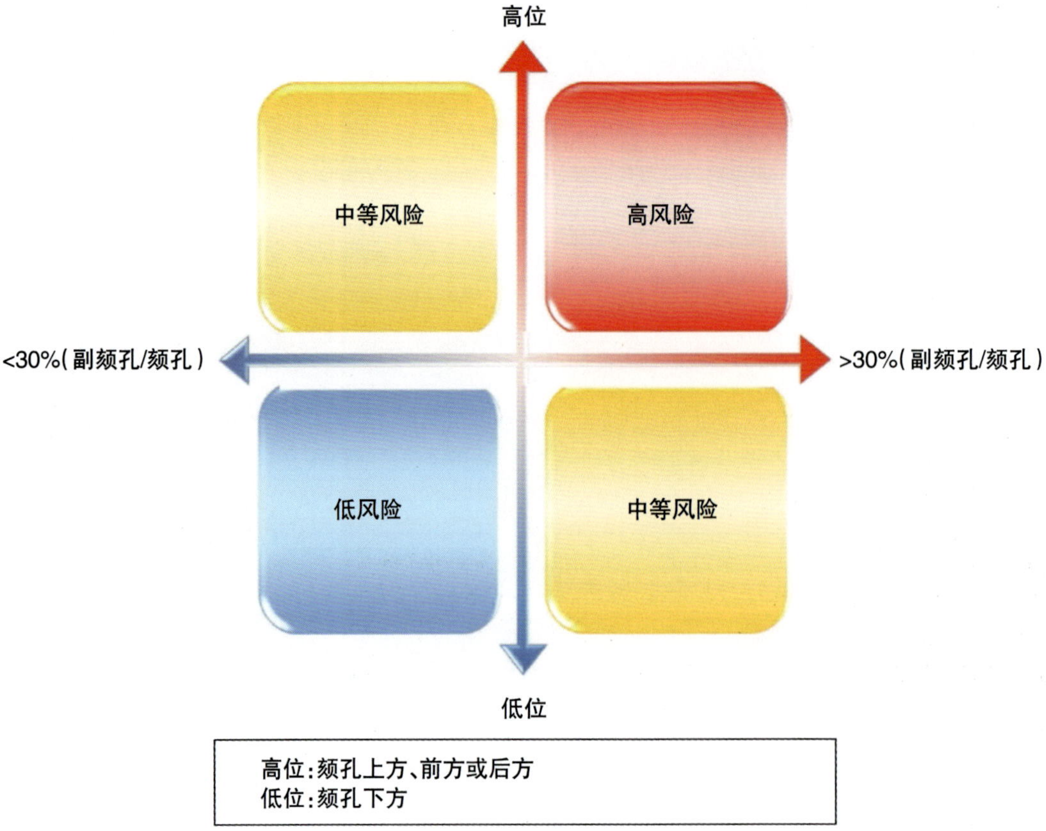

图 3.37　高位的副颏孔更容易受损,较大的副颏孔受损时更容易引起神经感觉障碍。(Iwanaga et al. 2019a,2019b)

3.5 下颌管

总结

下颌管是下颌骨内的管道，其内有下牙槽神经和血管通过（图 3.38 至图 3.55）。下颌孔是下颌管的入口，位于下颌支内侧，下颌小舌位于前方。下牙槽管内主要有下牙槽神经走行，其直径是血管的两倍。下颌管上壁的再生能力会随着牙齿的丢失而改变。当牙齿存在时，大部分的上壁显示出骨小梁结构，然而牙齿缺失时则呈光滑状。进入下颌孔后，下颌管向前、向下走行并邻近舌侧。其在第一磨牙区最邻近舌侧，然后其角度突然改变，向颊侧颏孔区走行。下颌管的解剖变异已被证明。

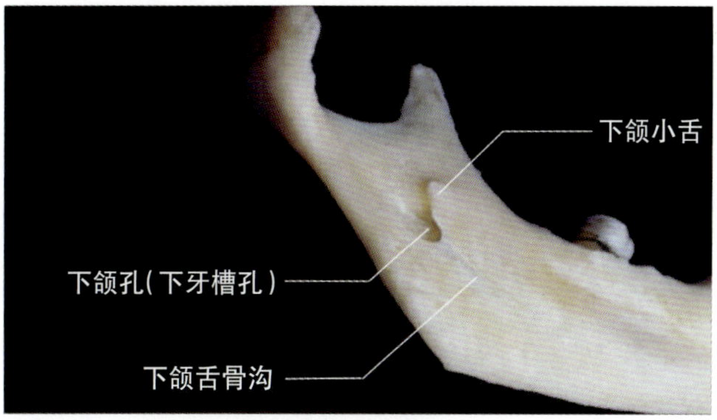

图 3.38 下颌孔是下颌管的入口，位于下颌支内侧的中心。下颌小舌是一个小结节/骨突，是蝶下颌韧带附着区。

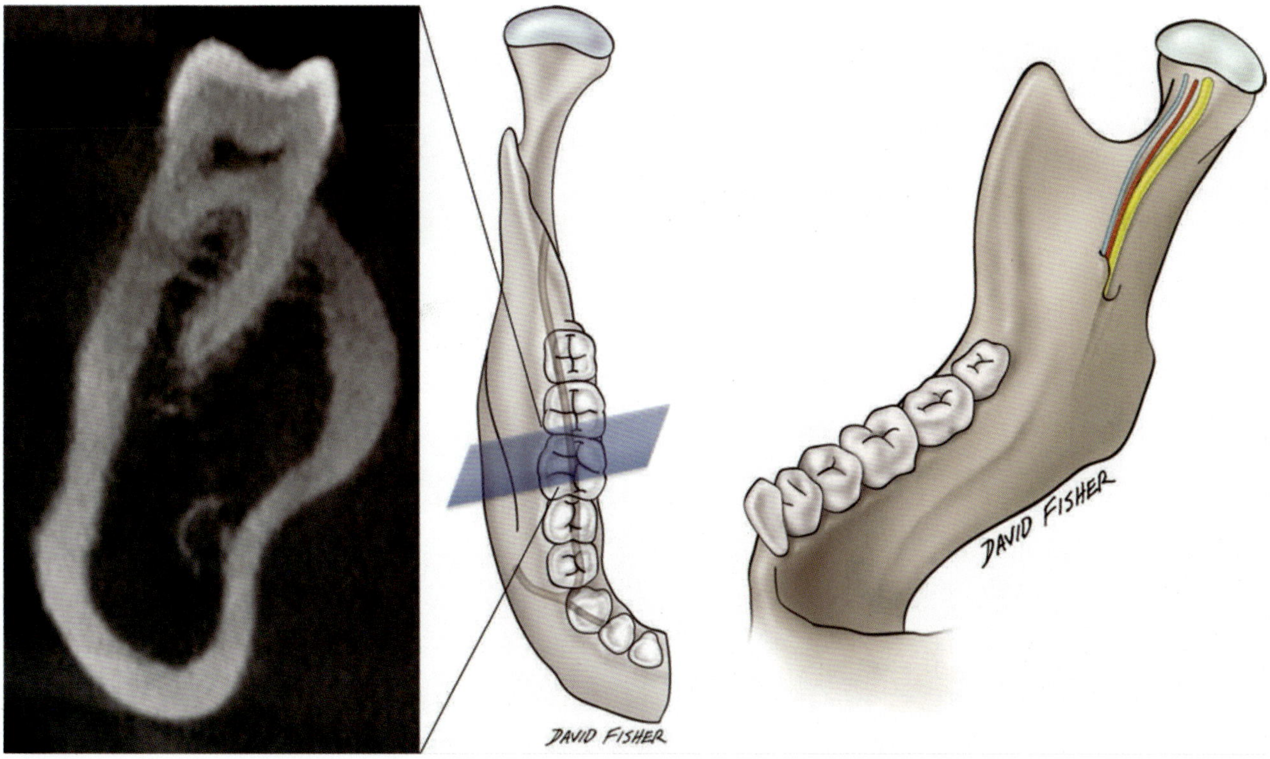

图 3.39 下颌管内有下牙槽神经/血管走行。进入下颌孔，下颌管向前、向下走行，在中间区邻近舌侧骨板。其在第一磨牙下方，最邻近舌侧骨板，然后其角度突然改变，向颊侧颏孔方向走行。(Yu et al. 2016)(Ⓒ Fisher/ Tubbs 2020.All Rights Reserved.)

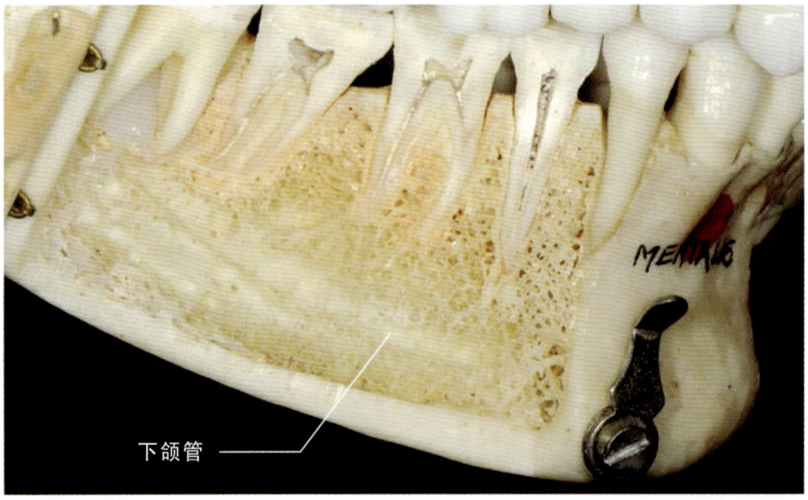

图 3.40 下颌管侧面观(右侧)。下颌管在下颌骨内延伸。下牙槽神经/血管在磨牙区形成分支,支配磨牙和前磨牙的牙髓。前牙区(切牙和侧切牙)由离开神经主干的切牙支支配。

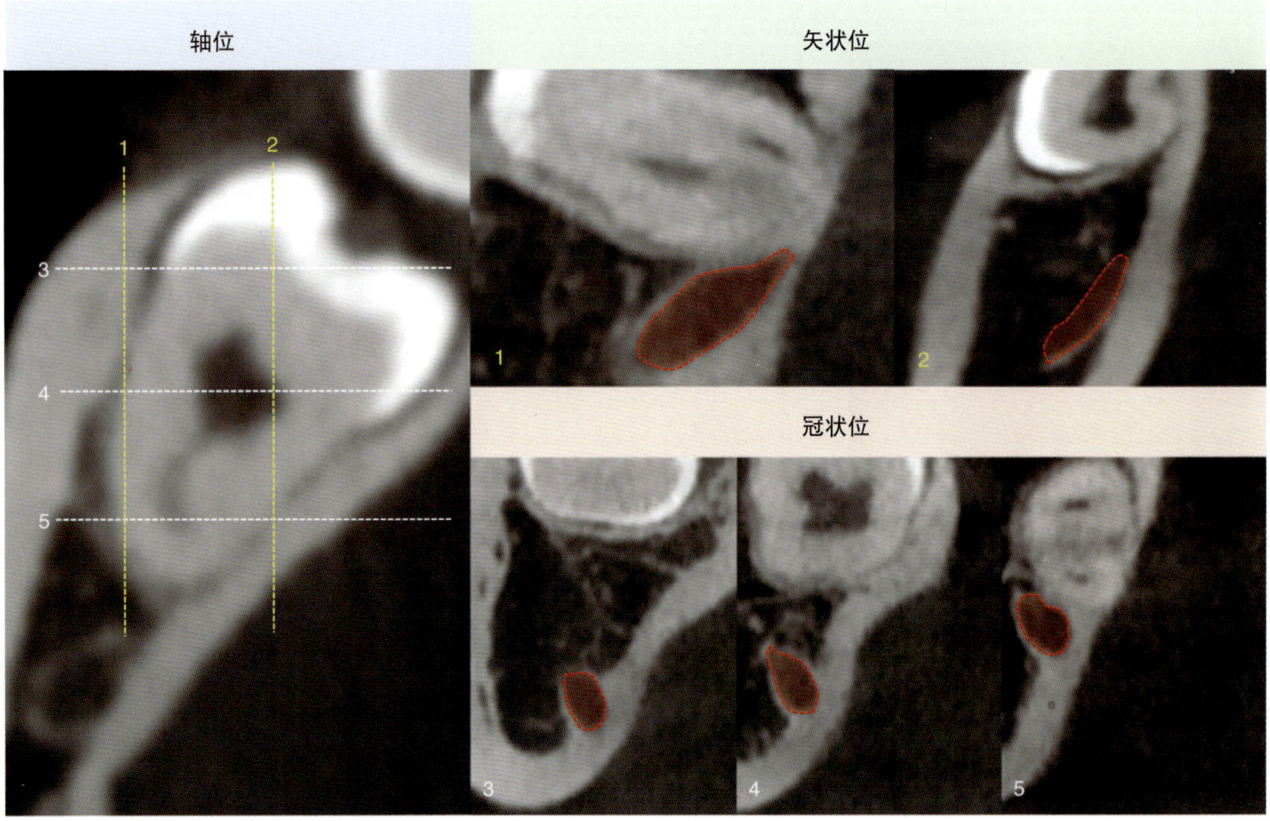

图 3.41 CBCT 显示下第三磨牙根与下颌管(红色虚线圈所示)的关系。

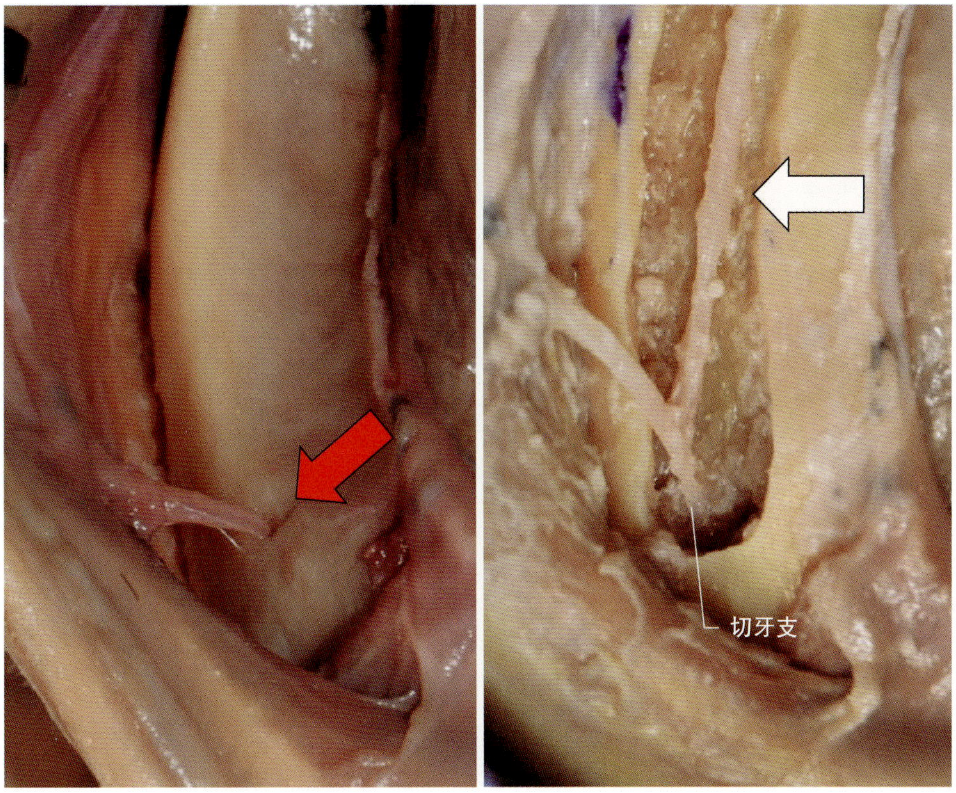

图 3.42　右侧下颌管及下颌骨前袢上面观。(a)颏神经血管束从颏孔发出(红色箭头所示)。(b)去除颊侧骨板,显示下牙槽神经血管束(白色箭头所示)。

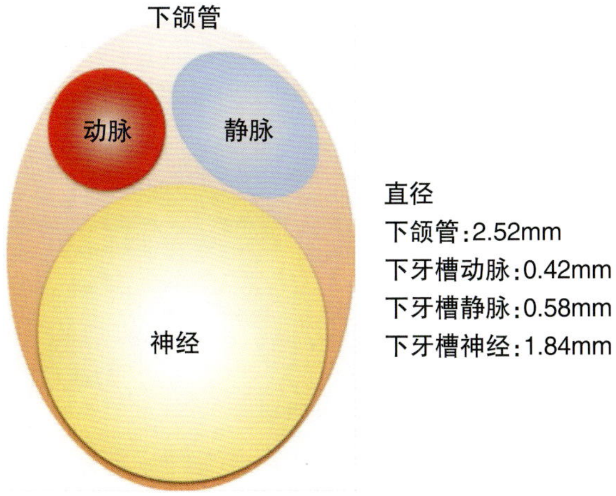

图 3.43　下颌管内容物。下牙槽神经通常是下颌管中最大的结构。大部分的下牙槽神经位于动脉和静脉的下方,但也有关于其不同位置的报道。(Kilic et al. 2010;Matani et al. 2014)

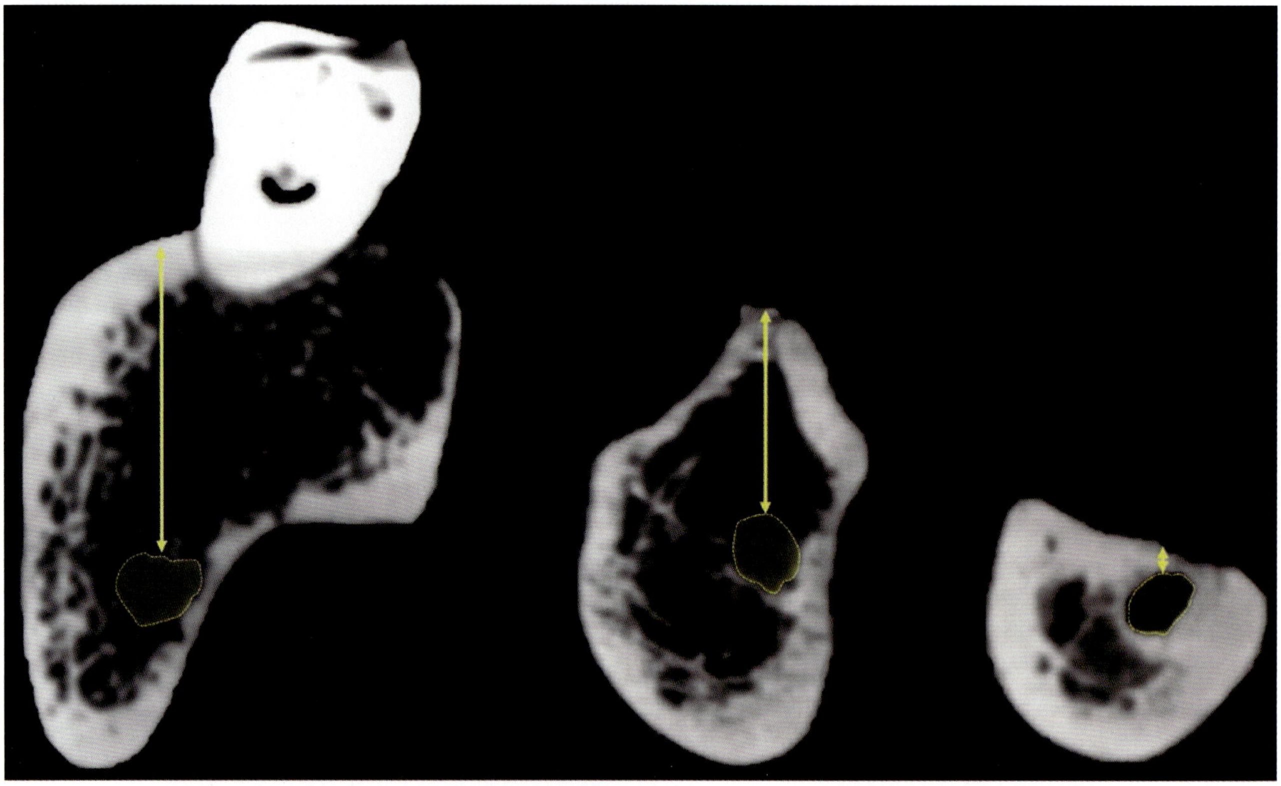

图 3.44 不同下颌骨的冠状位 CBCT 图像。从牙槽嵴到下颌管的距离随着牙齿的丢失而缩短，这在进行牙齿种植时是非常重要的。此外，当骨吸收严重时，全口/局部义齿会引起神经压迫症状。

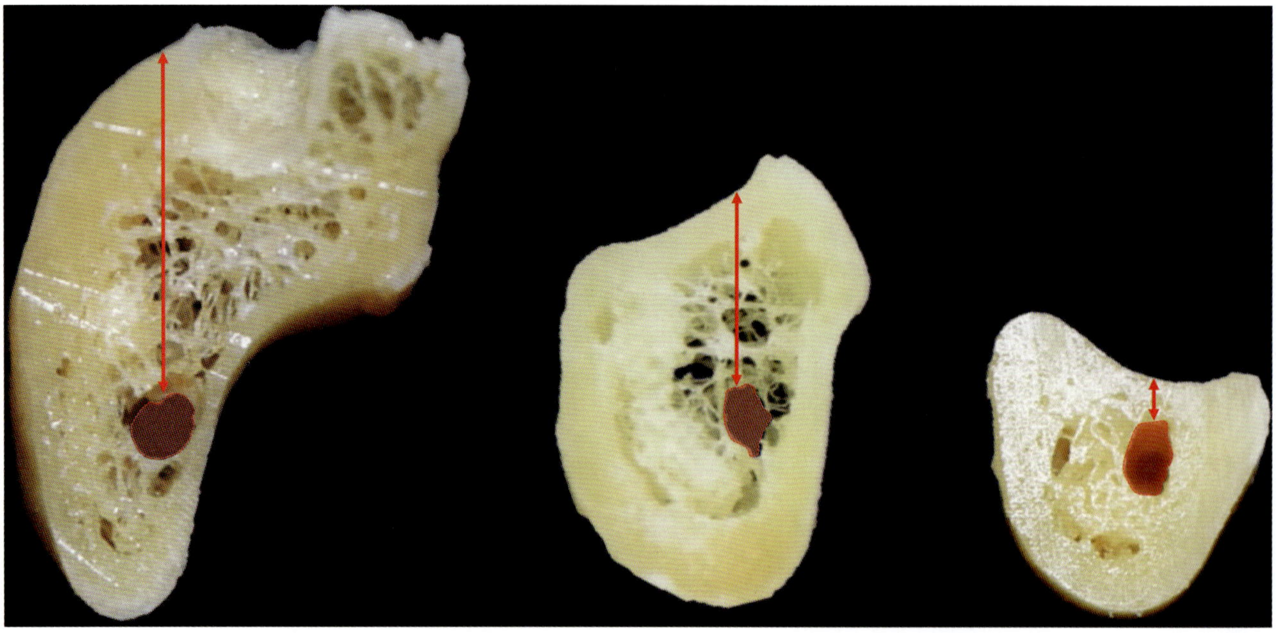

图 3.45 不同尸体的下颌骨冠状面切片(与图 3.44 中的 CBCT 图像相同)。从牙槽嵴到下颌神经管的距离随着牙齿的缺失而减小。这一变化在种植牙手术时非常重要。此外，当骨吸收严重时，全口/局部义齿也会引起神经压迫症状。

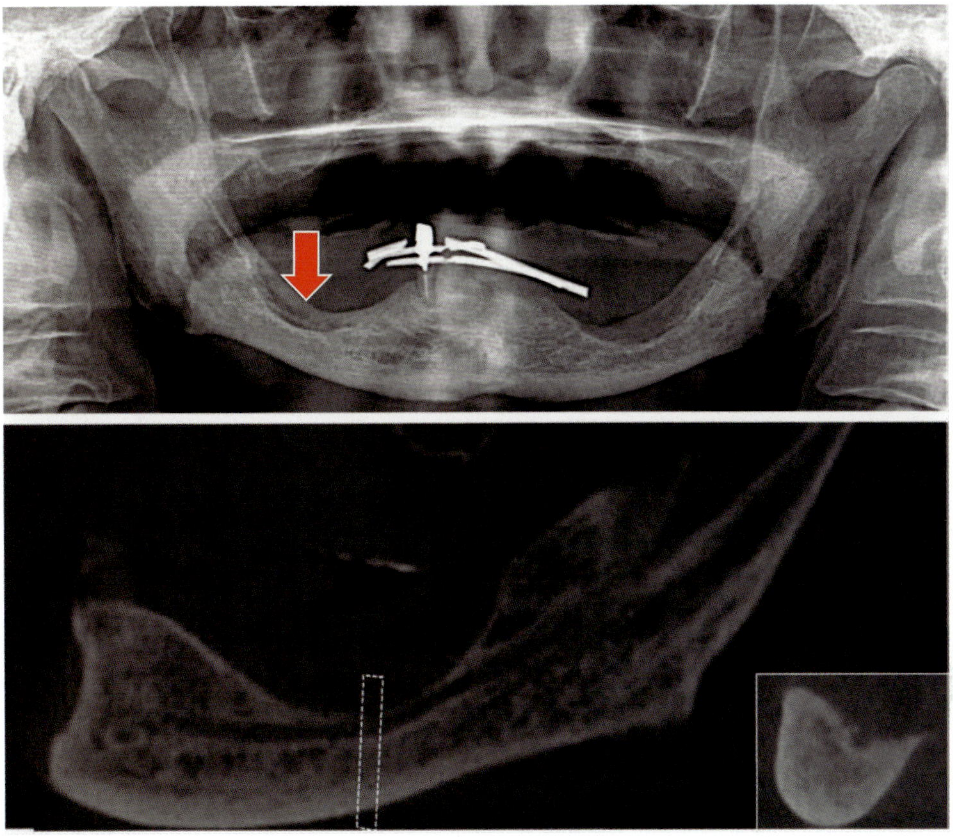

图 3.46　一例使用部分义齿伴有下颌骨严重吸收的病例。患者在咀嚼时出现右下颌区的严重疼痛。(Courtesy of Dr. Keisuke Noridomi.)

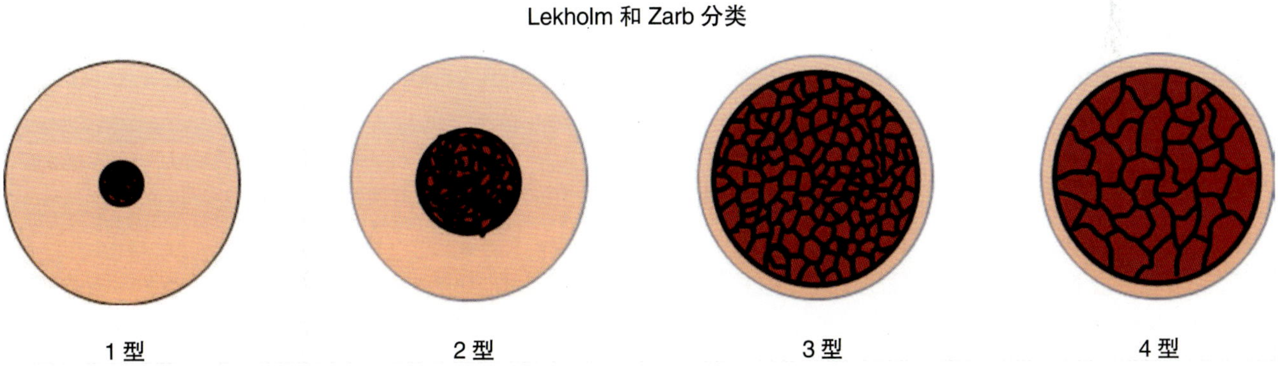

图 3.47　Lekholm 和 Zarb 的种植体骨密度分类。(Lekholm and Zarb 1985)

	1 型	2 型	3 型	4 型
骨骼类型	均质皮质骨	厚皮质骨伴骨髓腔	皮质骨薄 骨小梁致密 骨强度好	非常薄的皮质骨 骨密度低 骨强度差

图 3.48　Lekholm 和 Zarb 的牙科种植体骨密度分类。(Lekhol and Zarb 1985)该分类最初基于 X 线检查和形态学。

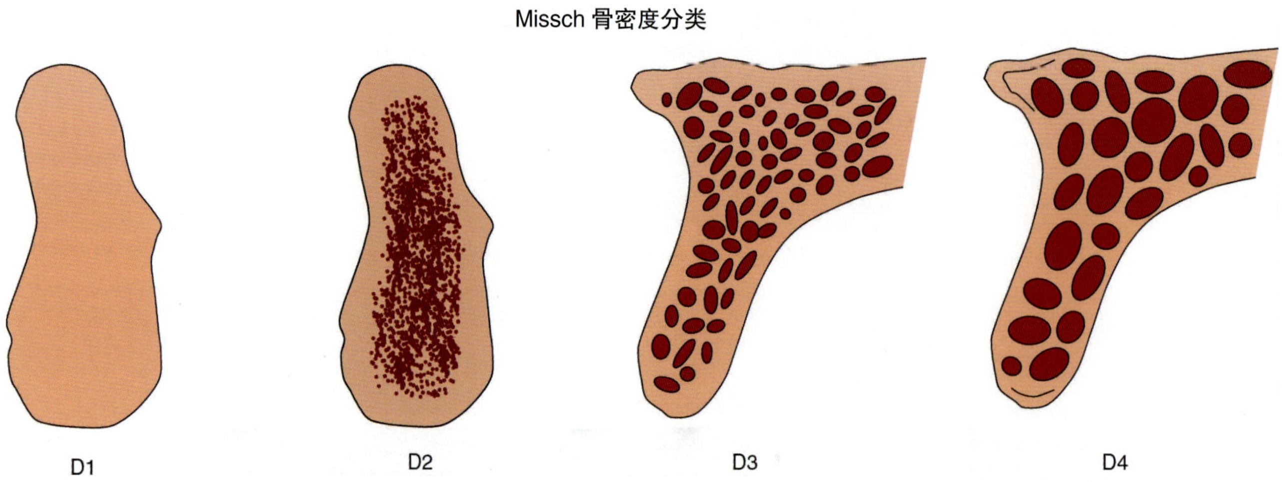

图 3.49 Misch 的牙种植体骨密度分类方案。(Misch 1988)

	1 型	2 型	3 型	4 型
描述	致密皮质	厚的多孔皮质和粗糙的小梁	薄的多孔皮质和光滑的小梁	光滑的小梁
骨骼类型	橡木骨	白松木	轻木	泡沫塑料
典型解剖位置	萎缩性前下颌骨	下颌骨前部 下颌骨后部 上颌骨前部	上颌骨前部 上颌骨后部 下颌骨后部 D2 骨成形术后	上颌骨后部 D3 骨成形术后
亨氏单位	>1250HU	850~1250HU	350~850HU	150~350HU

图 3.50 Misch 的种植体骨密度分类描述。(Misch 1988,1990,1999)这种分类最初只基于操作者的感知(手的感觉),而后又增加了相关的亨氏单位。

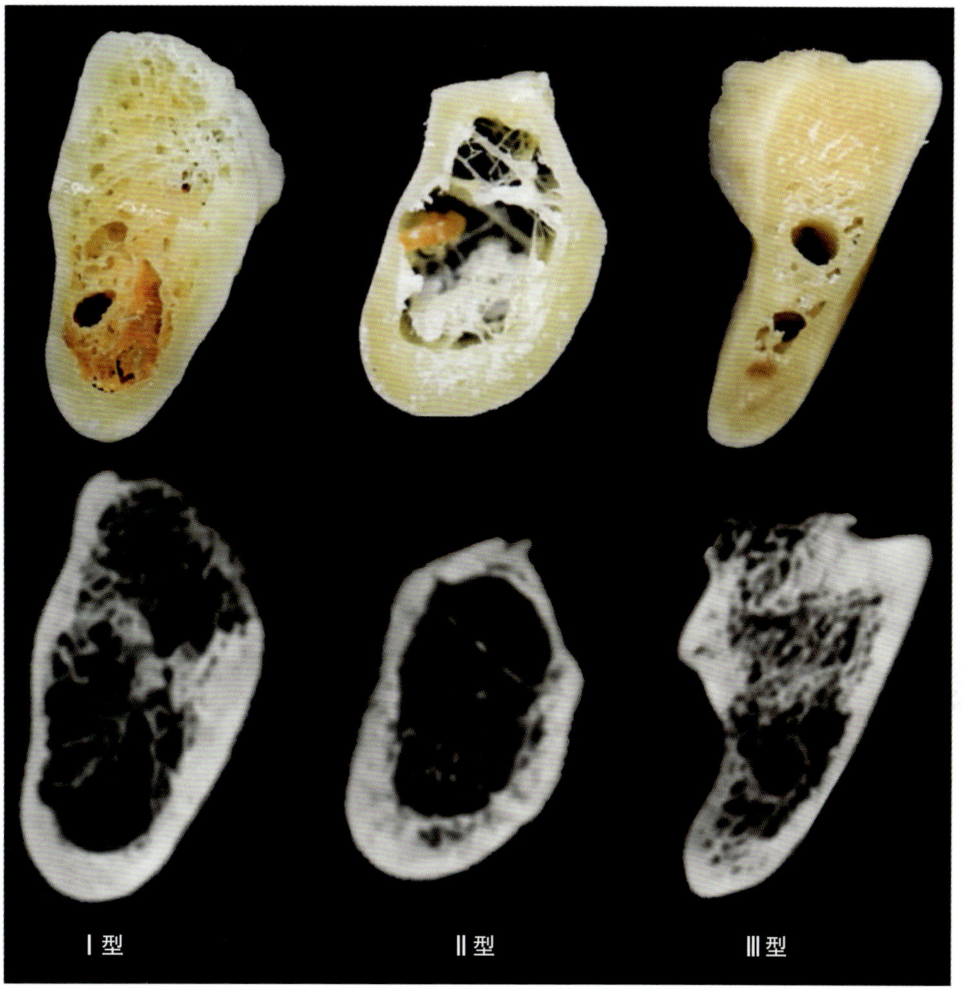

图 3.51 Iwanaga 的牙科种植体分类(Iwanaga et al. 2019a,2020a)。下颌骨的松质骨模式根据镜下和大体解剖观察分为 3 种不同的类型:Ⅰ型,小梁型;Ⅱ型,骨质疏松型;Ⅲ型,致密不规则型。

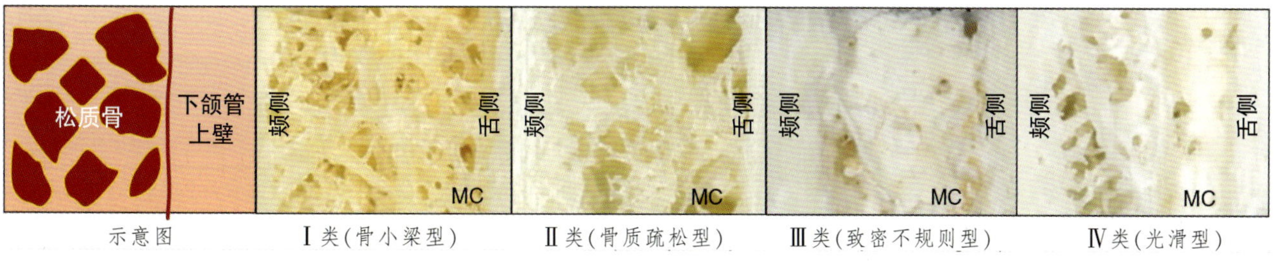

图 3.52 Iwanaga 的牙科种植体分类(Iwanaga et al. 2019b,2020b)。下颌管(MC)上壁根据显微镜和大体解剖学观察分为 4 类:Ⅰ类,骨小梁型;Ⅱ类,骨质疏松型;Ⅲ类,致密不规则型;Ⅳ类,光滑型。

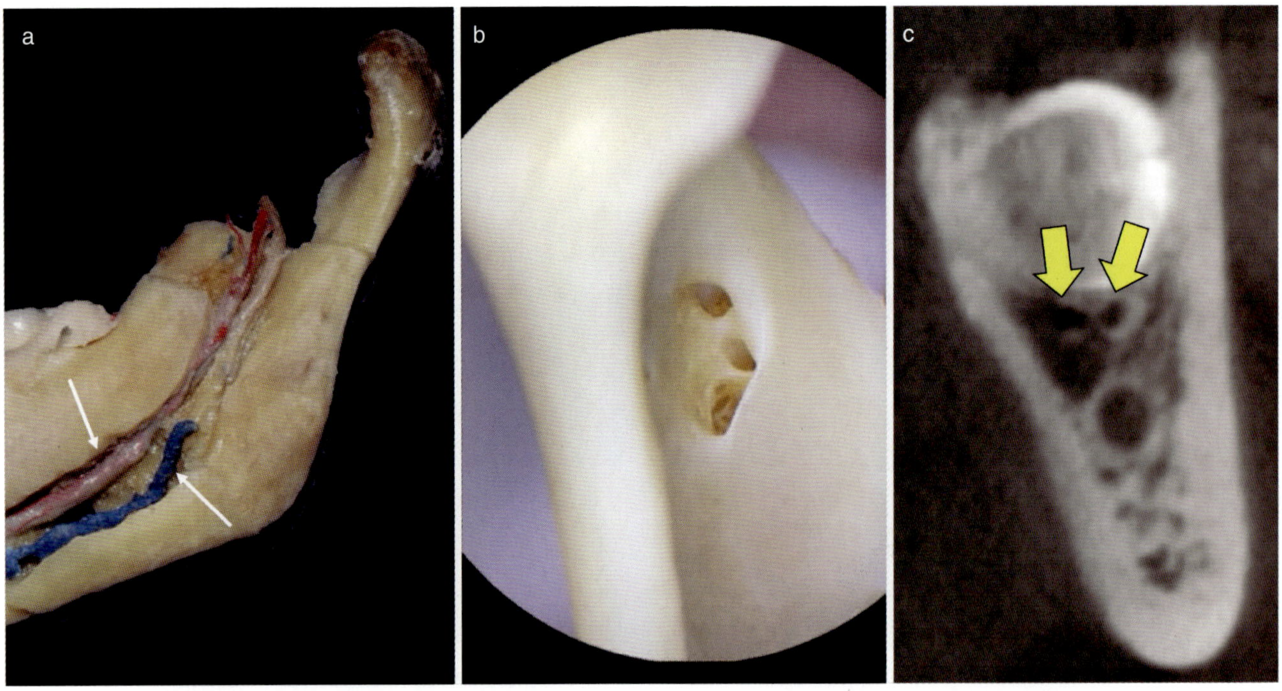

图 3.53 双叉/三叉下颌管。(a)尸检照片显示双叉下颌管(上、下)。上方的下颌管包括神经和动脉,下方的下颌管有下牙槽静脉走行。(b)三叉下颌管(下颌孔后视图)。(c)冠状位 CBCT 显示下颌管的分支(黄色箭头所示),区分下颌管的分支和多个下颌管有一定难度。

Carte 和 Keen 分类法(1971 年)

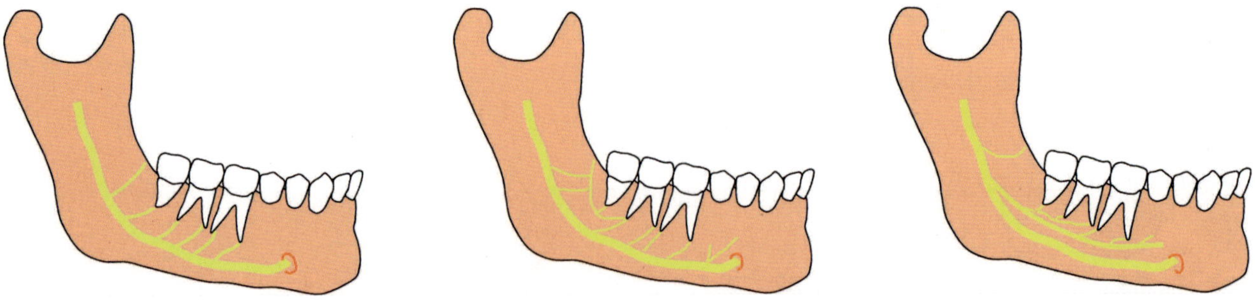

图 3.54 Carter 和 Keen(1971)将下颌管分为 3 种类型。

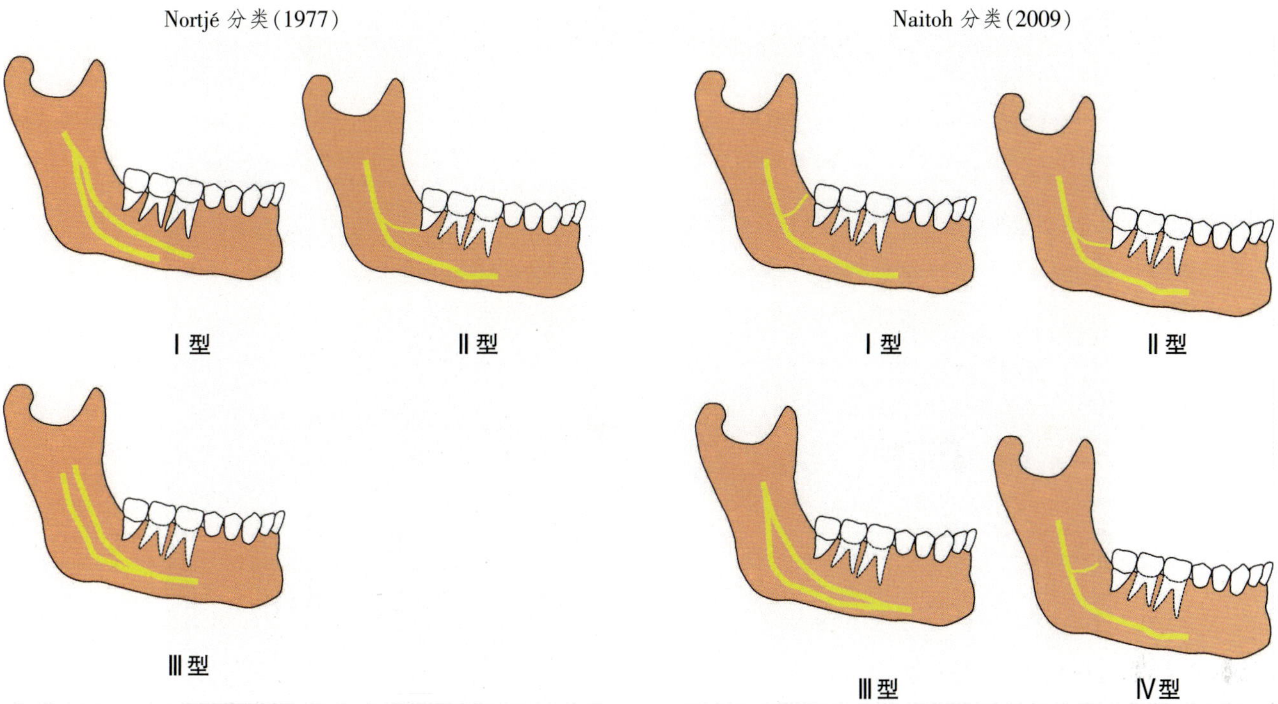

图 3.55 双叉/三叉下颌管。Nortjé(1977)和 Naitoh 等人(2009b)提出了对双叉下颌管的分类方法。磨牙后管是双叉下颌管的一种类型。

3.6 翼下颌间隙及磨牙后区

总结

翼下颌间隙是位于下颌骨的升支和翼内肌之间的潜在间隙,其内有下颌孔,是下牙槽神经阻滞麻醉的区域。磨牙后区位于磨牙后,被翼下颌韧带、咽旁间隙及口腔后间隙包围。尽管其面积很小,但在磨牙后区存在几个重要的结构,如舌神经、磨牙后腺、颊肌、颊神经、磨牙后垫。这个区域虽然具有潜在的临床重要性,但在文献中并没有得到很好的研究。本节将讨论磨牙后区的解剖结构,如磨牙后管/孔,作为双叉下颌管的亚型之一(图 3.56 至图 3.67)。在牙科和口腔外科,当拔除迟牙做黏膜区切口时,要注意磨牙后区的舌神经走行。

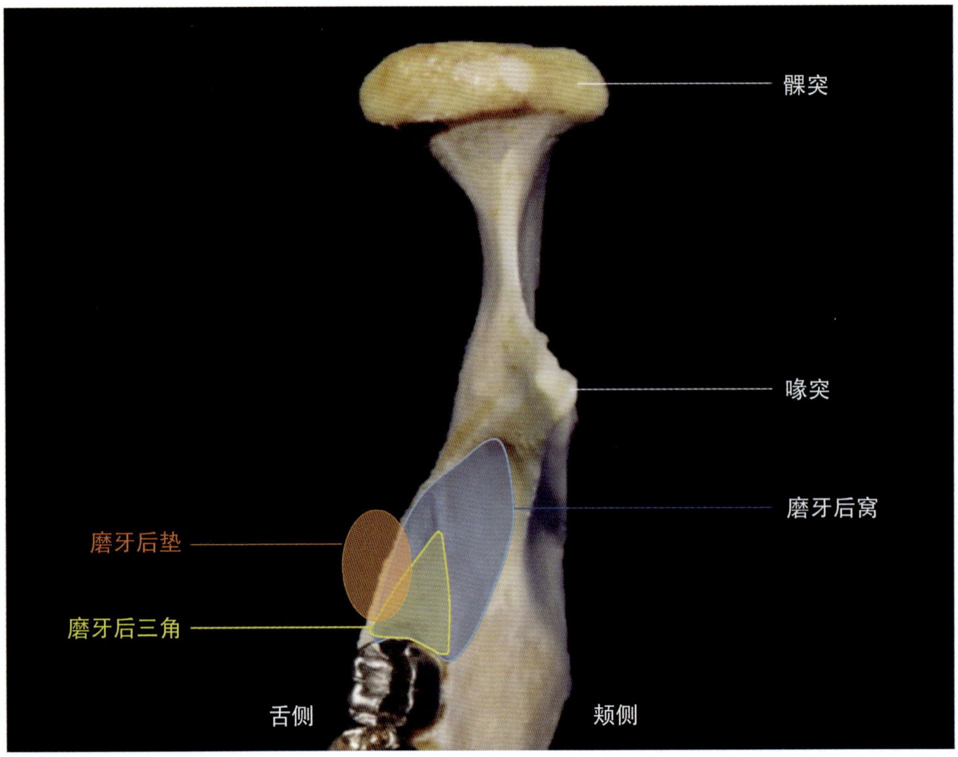

图 3.56 磨牙后窝是延伸至下颌升支前缘的下颌磨牙区域的凹陷。磨牙后三角是一个较小的三角形脂肪区域。这两个结构都位于下颌骨的表面。磨牙后垫是一种软组织结构，不附着在下颌骨上。

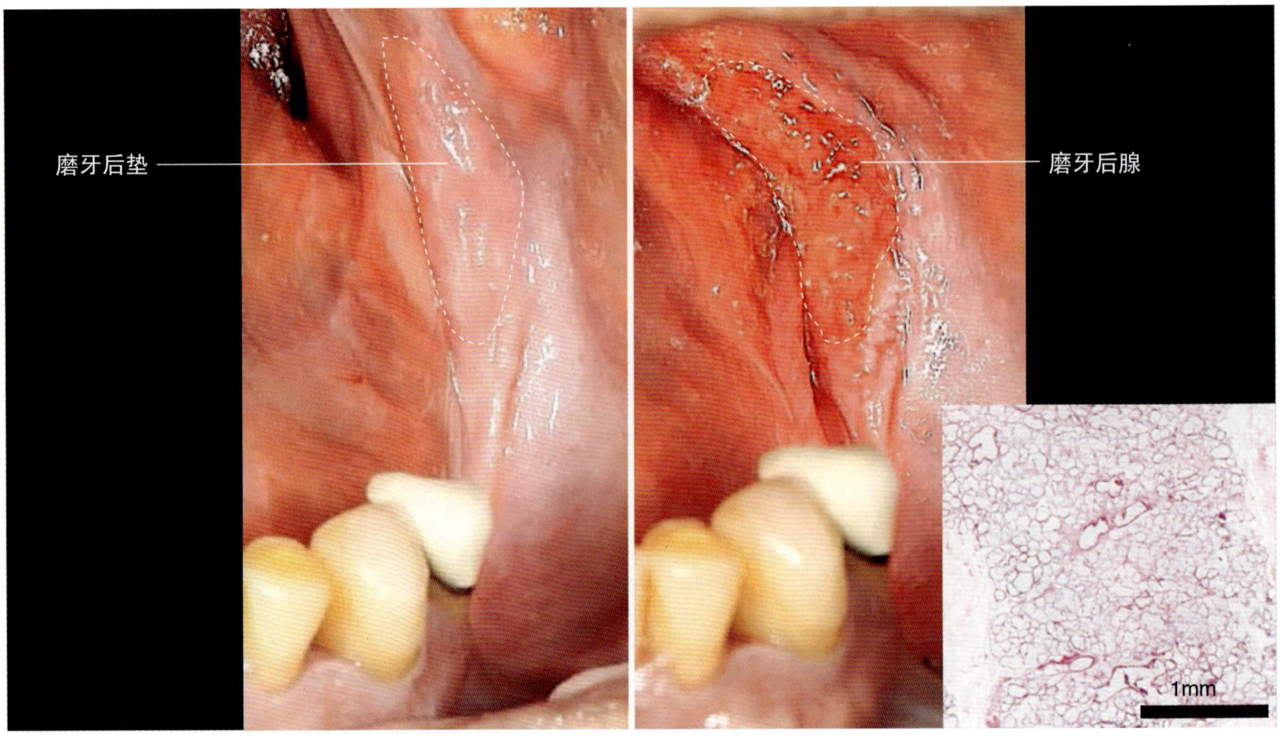

图 3.57 新鲜尸体左侧磨牙后区的口内解剖。注意：磨牙后腺和覆盖的黏膜形成磨牙后垫。磨牙后腺是一种黏液腺，由舌神经的一个分支支配。(Iwanaga et al. 2018)

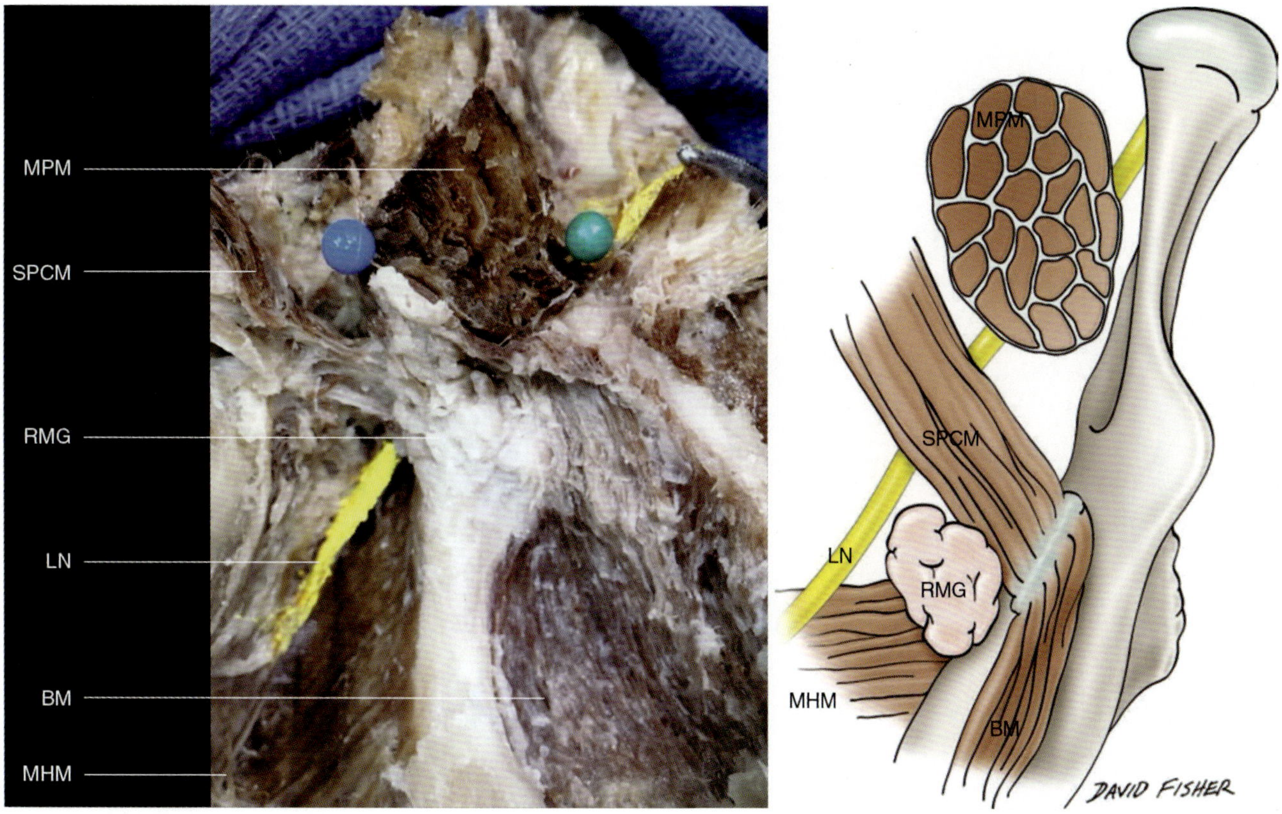

图 3.58　磨牙后区、口腔底、翼下颌间隙及其周围的解剖结构。BM，颊肌；LN，舌神经；MHM，下颌舌骨肌；MPM，翼内肌；RMG，磨牙后腺；SPCM，咽上缩肌。（Iwanaga et al. 2018）（© Fisher/ Tubbs 2020.All Rights Reserved.）

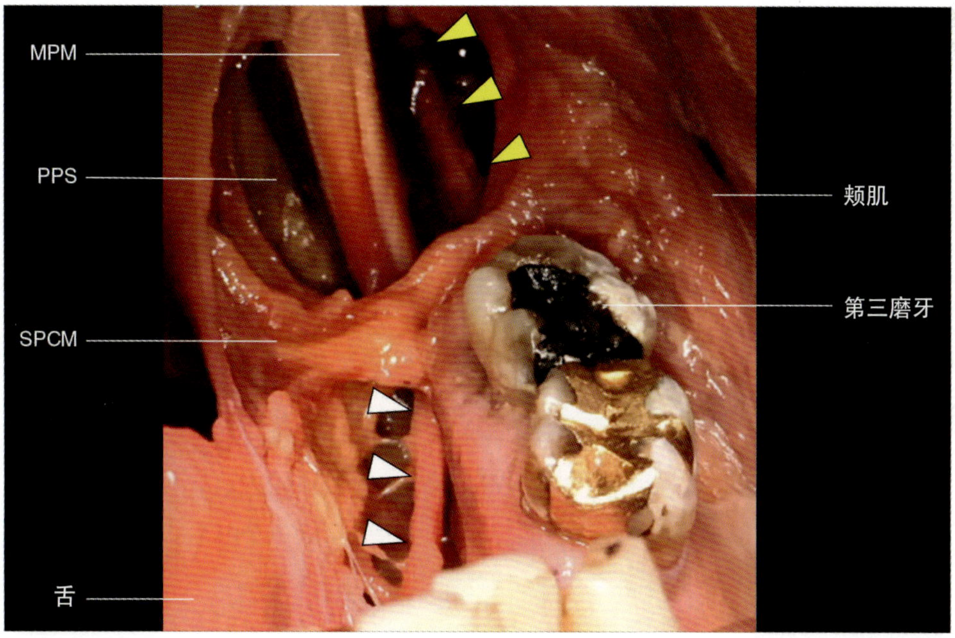

图 3.59　舌神经穿过翼下颌间隙（黄色箭头所示），位于咽上缩肌下缘下方和口底（白色箭头所示）。翼内肌位于翼下颌韧带和咽旁间隙之间。MPM，翼内肌；PPS，咽旁间隙；SPCM，咽上缩肌。

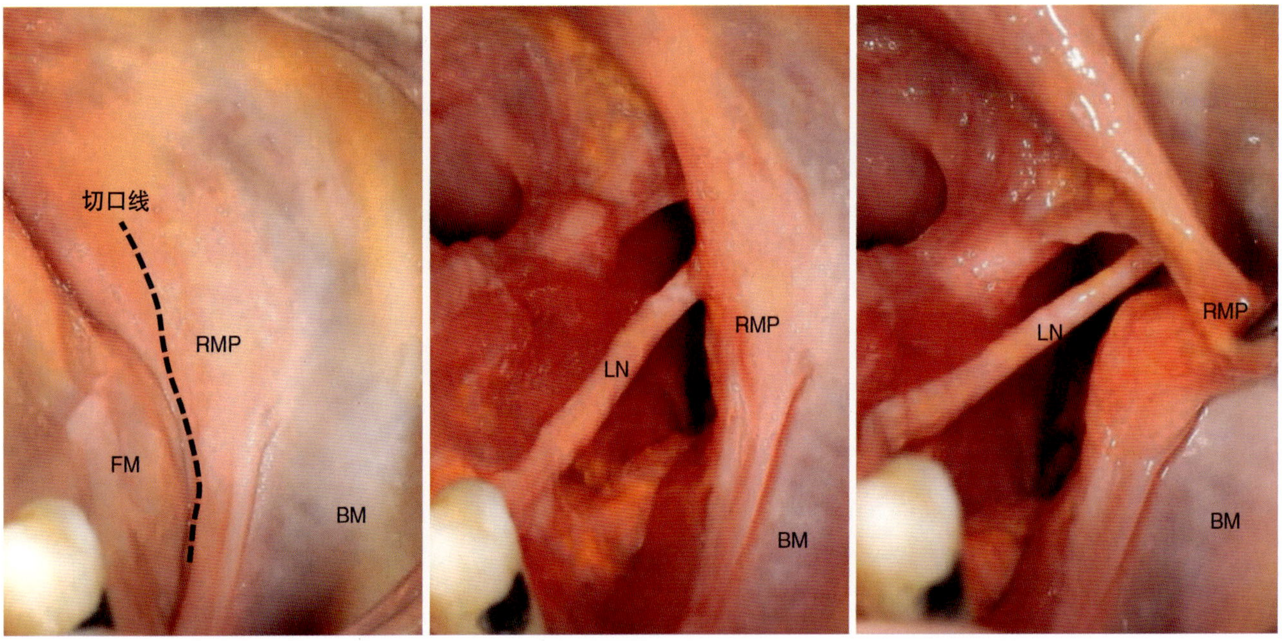

图 3.60 从口腔内观察磨牙后区，舌神经始于磨牙后垫并向后移动，出现在磨牙后垫（磨牙后腺）的内侧。因此，如果在磨牙后垫的内侧做一个较深的黏膜切口，可能会损伤舌神经。舌神经不会穿透磨牙后垫/磨牙后腺。BM，颊黏膜；FM，口底；RMP，磨牙后垫。（Iwanaga et al. 2020a）

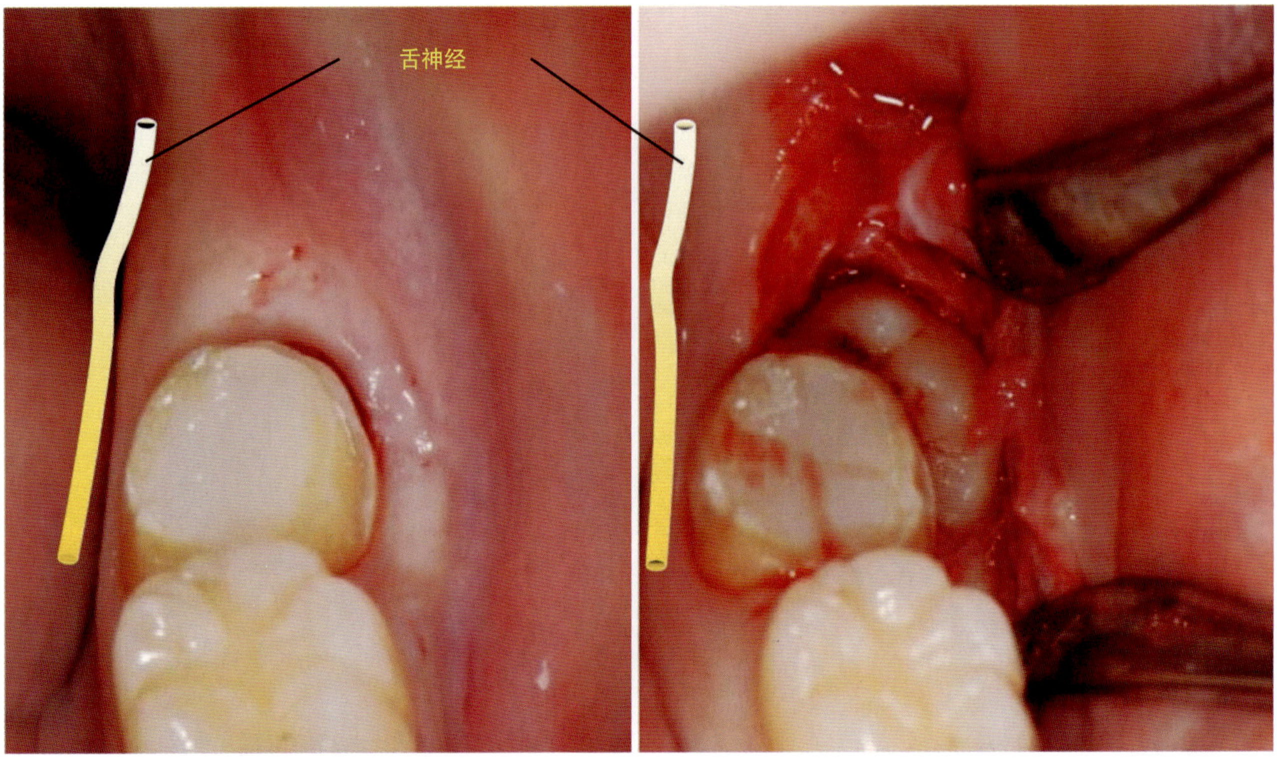

图 3.61 拔除阻生的下颌第三磨牙通常需要做远端黏膜切口，如果切口过于偏向内侧（舌侧），可能会损伤舌神经。

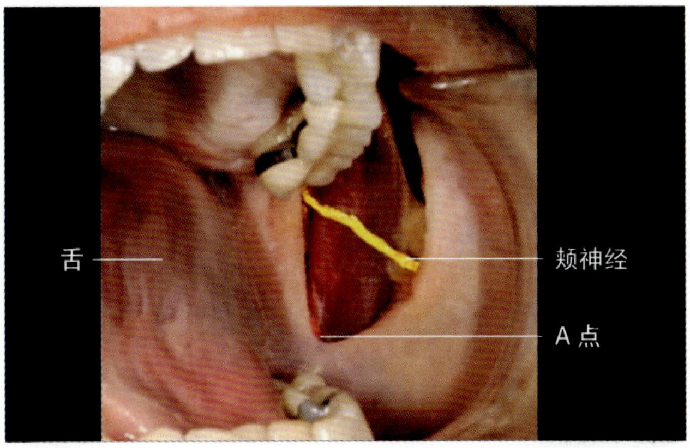

图 3.62　颊神经阻滞麻醉的推荐注射部位为 A 点(位于下颌支前缘,第三磨牙外侧 1mm)。然而,最近的两项解剖学研究表明,颊神经并不邻近 A 点(平均距离为 12~13mm)。(Iwanaga et al. 2019a; Takezawa et al. 2018)

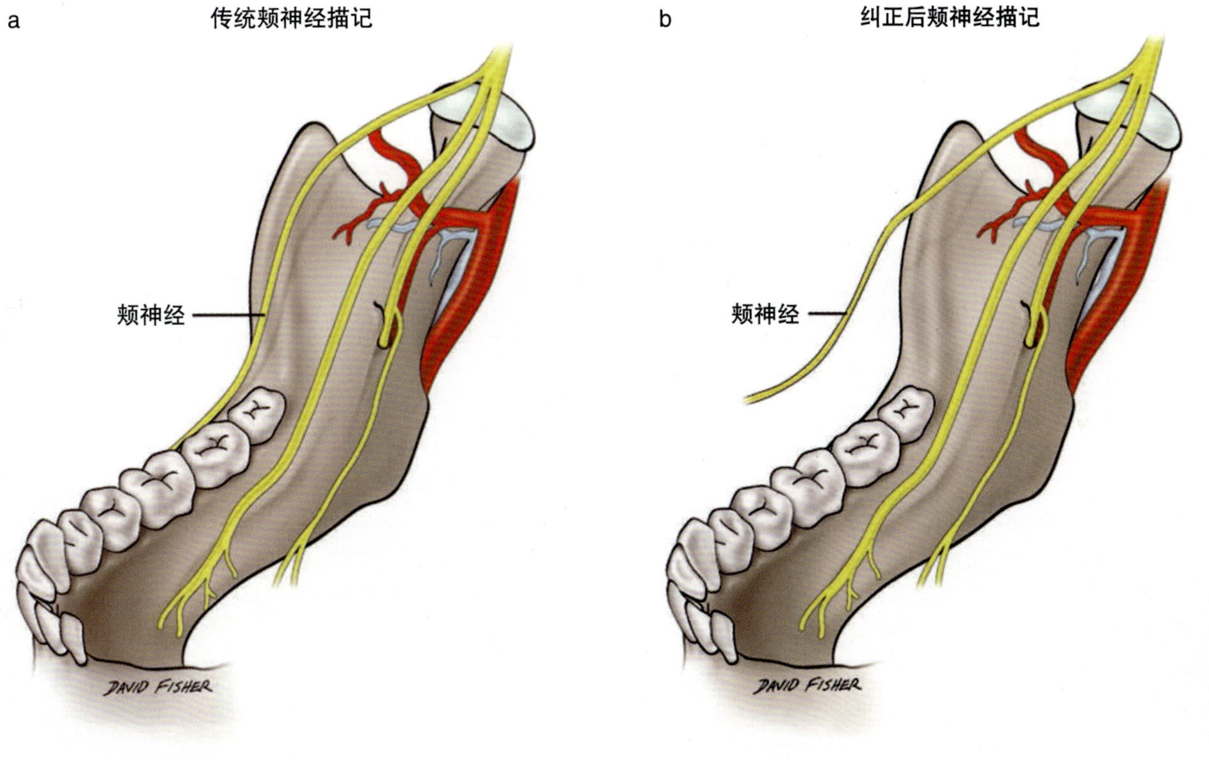

图 3.63　(a)许多牙科教科书因缺乏口内解剖而描述了错误的颊神经走行。过去一直将 A 点作为"颊神经阻滞点"。但事实证明,在 A 点注射并不会阻断颊神经的主干。(b)根据口腔内解剖结果纠正的颊神经走行。(Iwanaga et al. 2019b)(©Fisher/ Tubbs 2020. All Rights Reserved.)

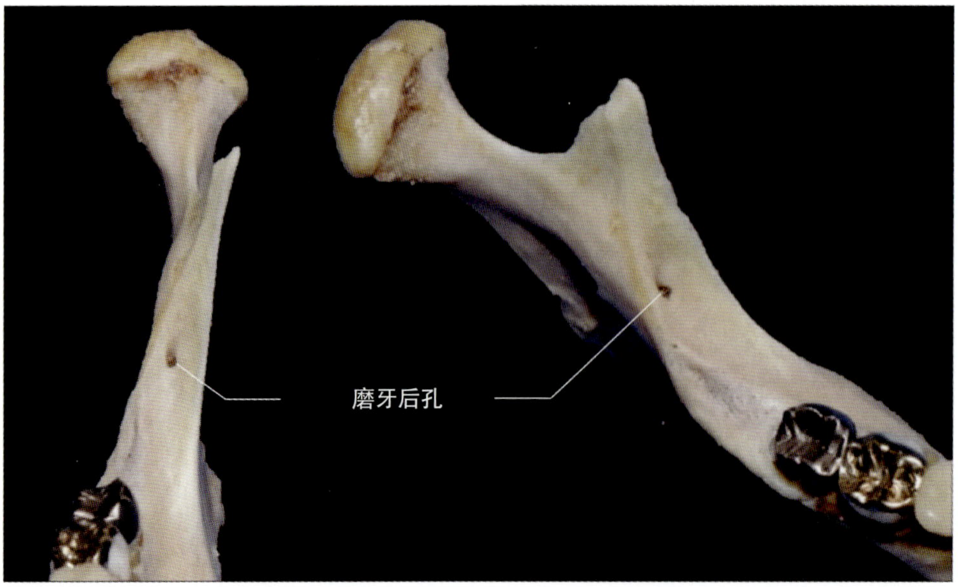

图 3.64 在图示的下颌骨中，磨牙后孔位于磨牙后窝。磨牙后孔中有下牙槽神经/血管的分支穿行。但由磨牙后孔穿出的神经分支并不支配下颌磨牙的颊侧牙龈，该区域由颊神经分支支配。(Motamedi et al. 2016)

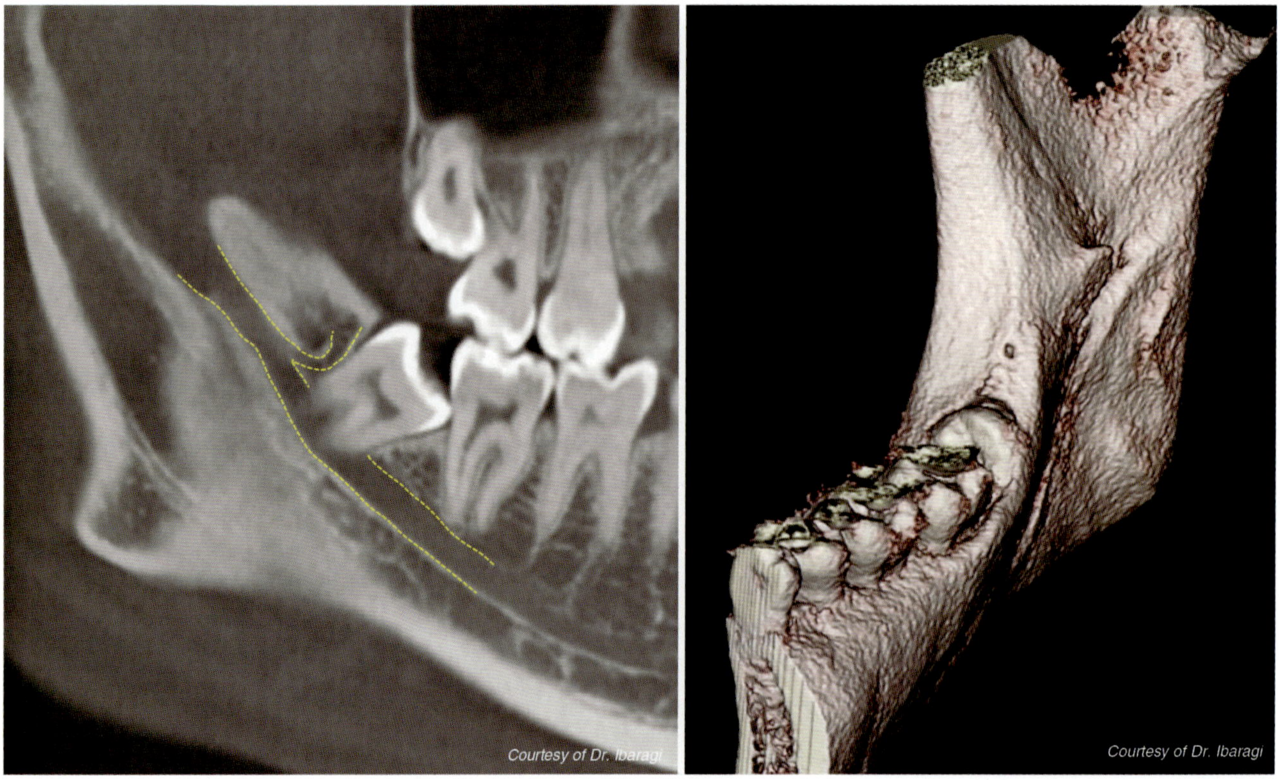

图 3.65 磨牙后孔和磨牙后管。Naitoh 等人(2009b)认为，磨牙后管是双叉下颌管的亚型之一。在这种情况下，磨牙后孔的开口位于磨牙后三角。

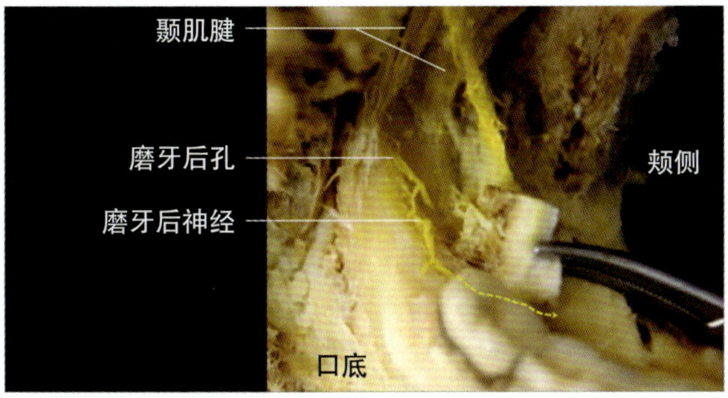

图 3.66　磨牙后孔内的磨牙后神经，支配颊侧牙龈和下颌磨牙的黏膜。

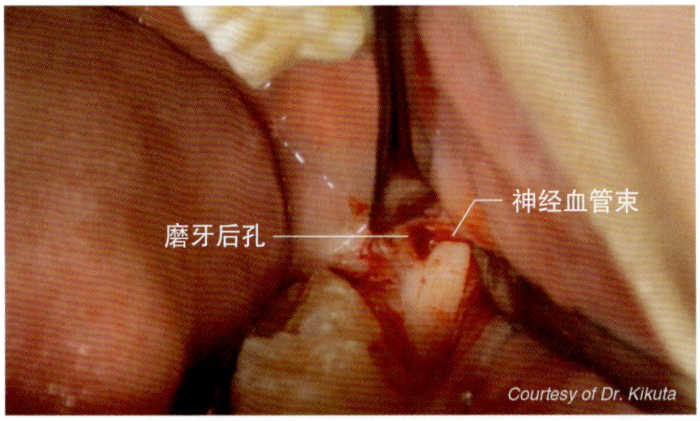

图 3.67　在磨牙后孔内走行的磨牙后神经血管束。一项临床研究表明，在拔除下颌第三磨牙时，磨牙后孔损伤会导致下颌磨牙的颊侧牙龈感觉异常。（Kikuta et al. 2018）

3.7　腭

总结

腭构成口腔的顶部，分为硬腭和软腭。硬腭被覆角化且固定的黏膜。软腭被覆非角化且可移动的黏膜，形成口腔和口咽之间的连接。在硬腭黏膜的深面，上颌骨和腭骨形成了腭部骨性结构。

腭部血供由腭大、小动脉及蝶腭动脉供应。感觉和副交感神经纤维由腭大神经、腭小神经及鼻腭神经供应。腭腺是一种小的唾液腺，主要位于双侧硬腭后缘。腭大神经阻滞麻醉和其他外科手术需要对腭部解剖进行详细了解（图 3.68 至图 3.84）。

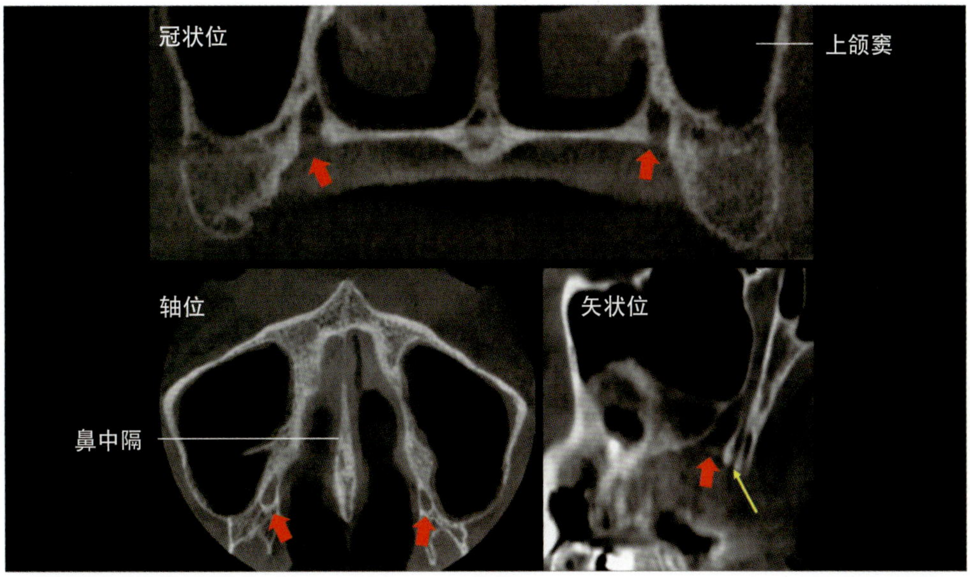

图 3.68　腭大孔（红色箭头所示）为腭大神经管的口内出口，其中包含腭大神经和血管。腭大孔通常向前内侧开口。腭大孔后方为腭小孔（黄色箭头所示），有腭小神经和血管通过。腭大神经和腭小神经和血管分别供应硬腭和软腭。

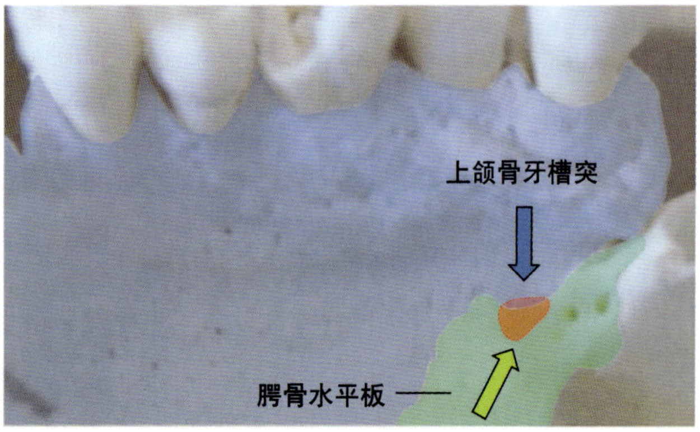

图 3.69 腭大孔(红色区域)位于硬腭后缘,上颌骨牙槽突与腭骨水平板的交界处。因此,腭大孔的体表标志可通过口镜或棉签寻找腭侧前后的牙槽嵴来定位。

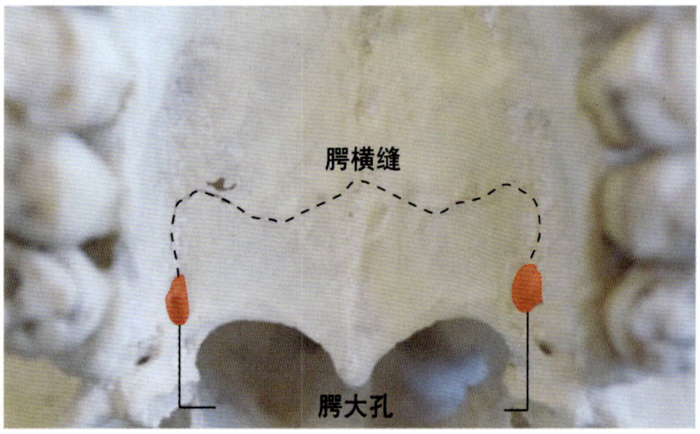

图 3.70 腭大孔下视图(红色区域)。腭大神经和血管自上颌骨牙槽突和腭骨水平板形成的腭大孔内发出。

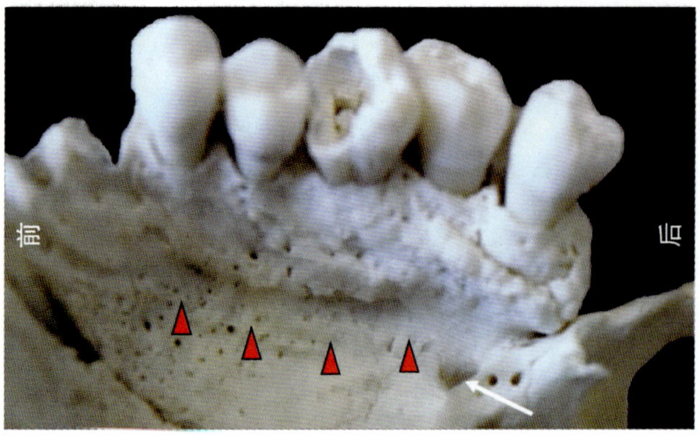

图 3.71 从腭大孔(白色箭头所示)发出的腭大神经/血管的腭大神经沟(红色三角箭头所示)。

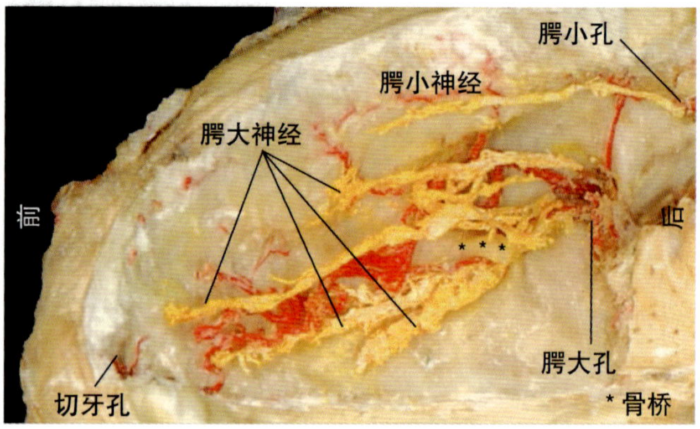

图 3.72 无牙颌左腭下视图。腭大动脉(红色)和神经(黄色)由腭大孔穿出(虚线所示)。腭大神经通常有 2~4 个分支(Hafeez et al. 2015)。腭大动脉存在多个分支。(Klosek and Rungruang 2009)腭小神经由腭小孔发出,并支配硬腭的外侧部分(解剖变异)。

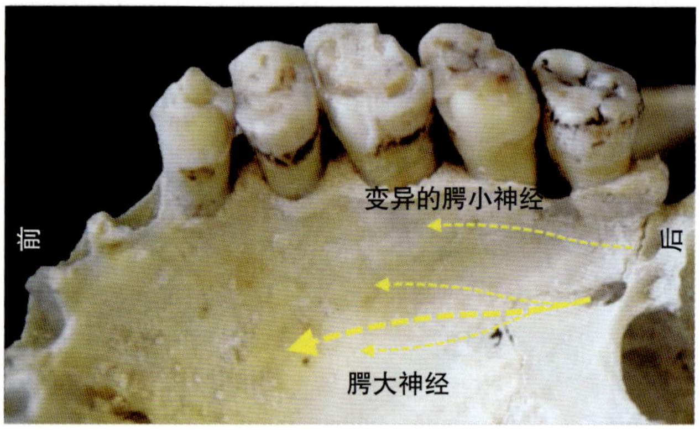

图 3.73 左腭部分无牙列的上颌骨下视图。腭小神经自变异的腭小孔发出(虚线箭头所示)。腭大神经主要供应硬腭,变异的腭小神经主要供应上颌骨的腭侧牙龈。

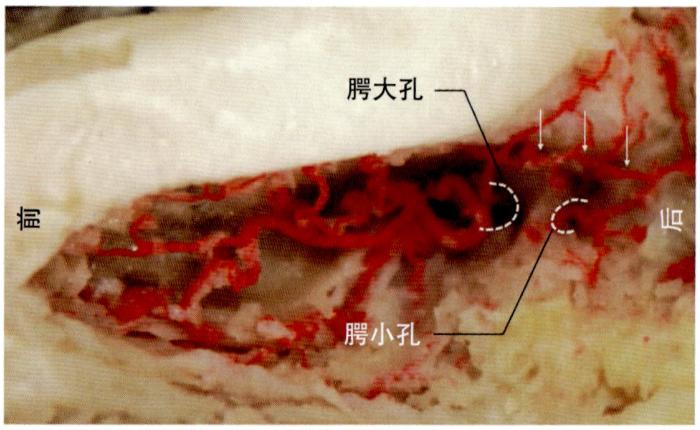

图 3.74 无牙颌左腭下视图。腭大动脉自腭大孔穿出。注意:米自腭小孔的动脉与起源于腭大孔的腭大动脉相吻合(箭头所示)。

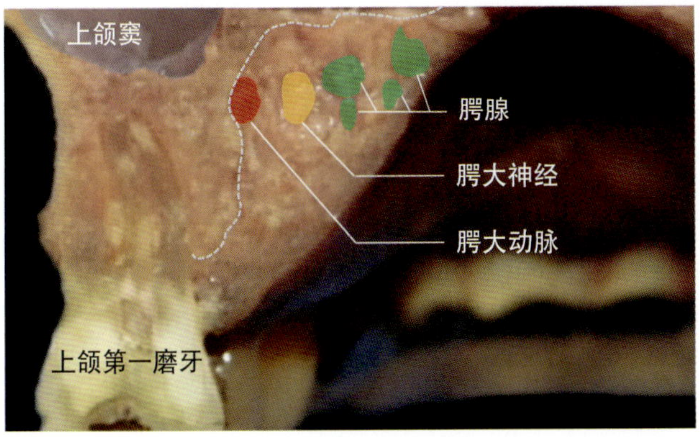

图 3.75 左腭上颌第一磨牙冠状位后视图。注意：腭黏膜较厚。图中可见腭大动脉在上颌牙槽突的表面走行。

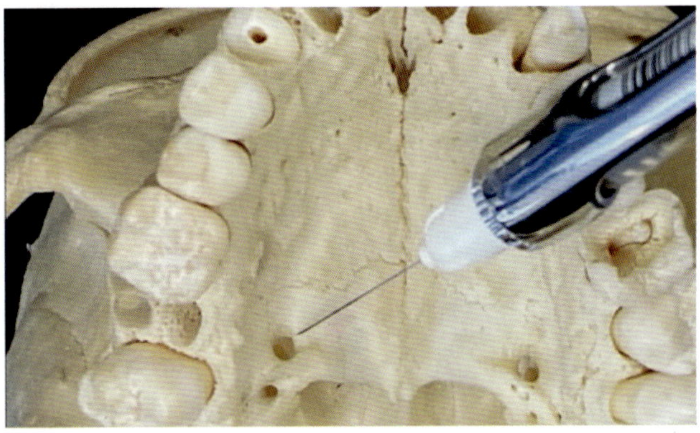

图 3.77 腭大神经阻滞。用注射器针尖定位腭大孔后，将针尖穿刺至黏膜下约 5mm。

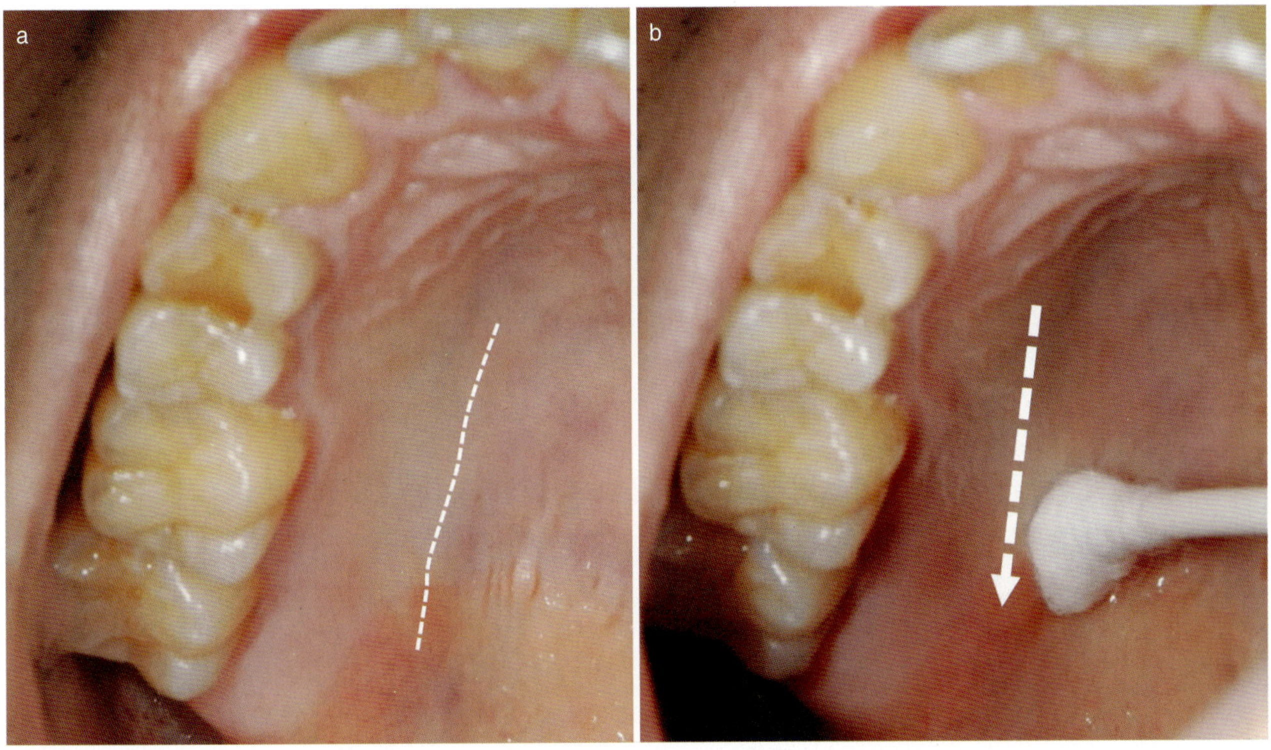

图 3.76 检测腭大孔的示意图。(a)腭骨水平板和上颌骨牙槽突连接处如虚线所示。用棉签或口镜在腭部前后轻轻滑动，在磨牙后区邻近的黏膜表面发现一个凹陷。这是腭大孔在黏膜深部的位置。

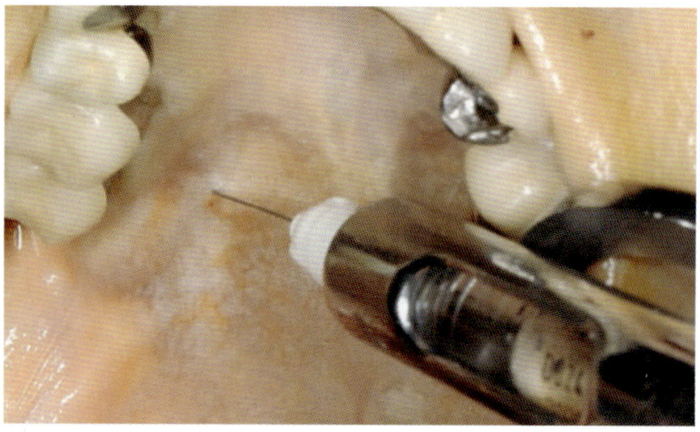

图 3.78 腭大神经阻滞麻醉。注射器置于凹陷区的稍前方，针夹位于对侧口角区。因为行腭大神经阻滞麻醉，所以针头不需要插入过深。如果针进入太深，如 30mm，可以进行翼腭神经节阻滞麻醉，因为翼腭神经节位于距翼腭孔约 30mm 的翼腭窝内。

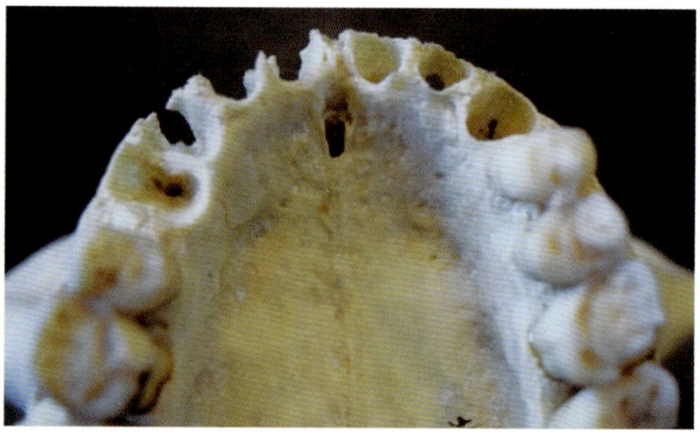

图 3.79 切牙孔位于中切牙后方。切牙管在切牙孔深处，连接口腔和鼻腔，是腭大动脉与蝶腭动脉吻合的部位。鼻腭神经离开切牙孔，支配前腭。

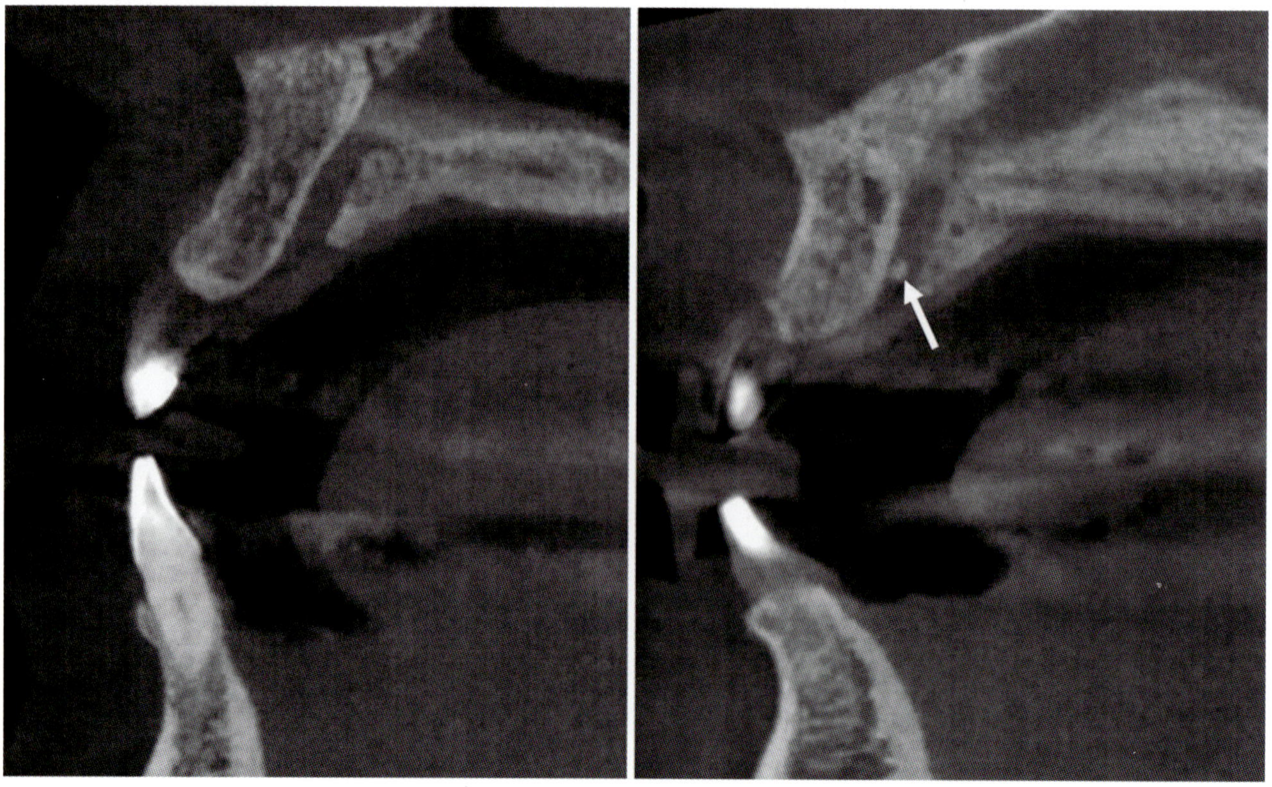

图 3.80 正中矢状位 CBCT 图像显示切牙管。箭头指向切牙管内的一个骨间隔。

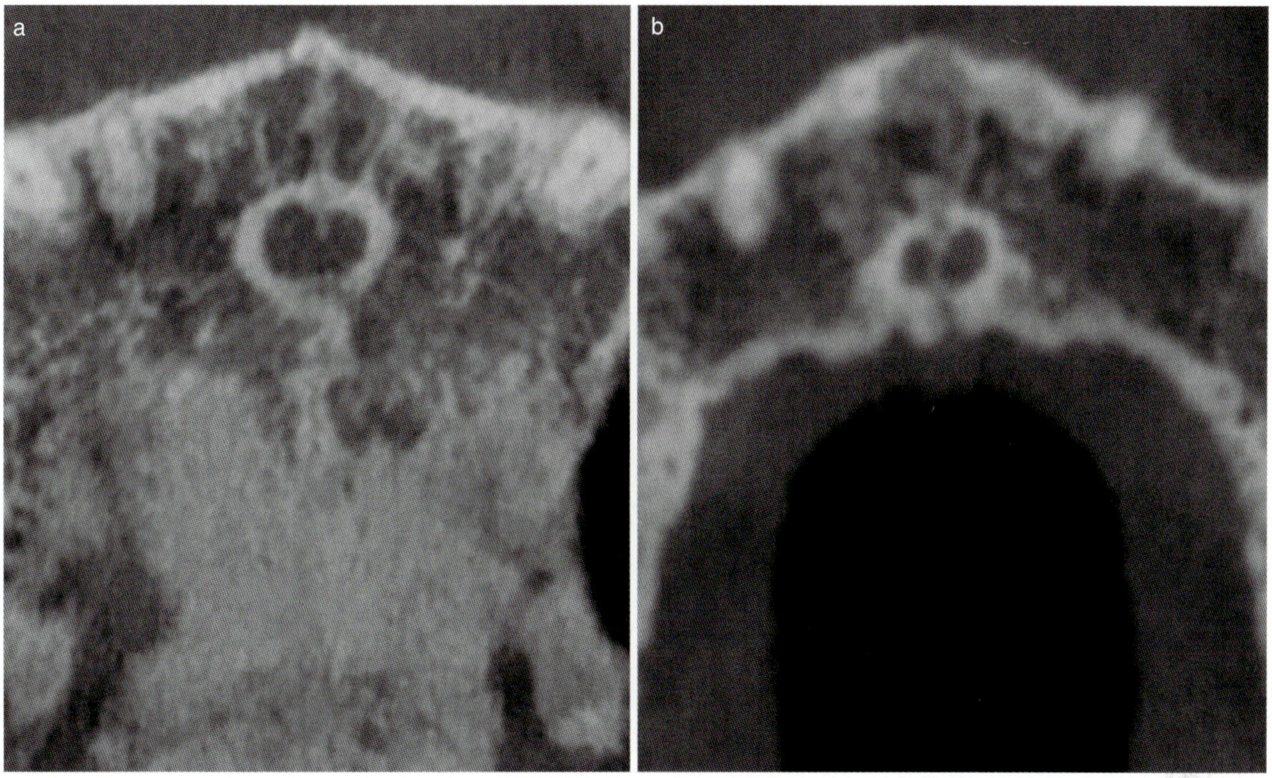

图 3.81　轴位 CBCT 图像显示切牙管。在切牙管内，经常可观察到一个骨间隔。不完整的骨间隔(a)或完整的骨间隔(b)。

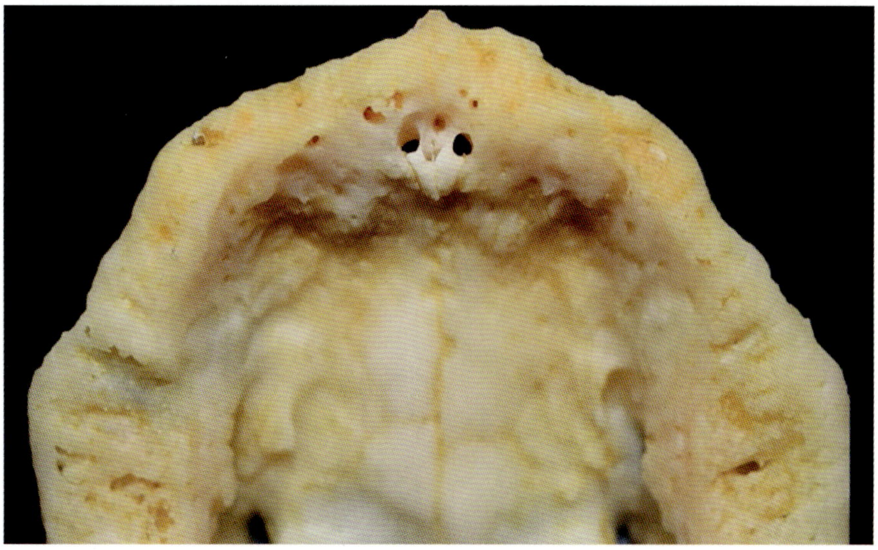

图 3.82　在切牙孔深面的切牙管的尸体解剖图。注意：切牙管内可见多个骨间隔。

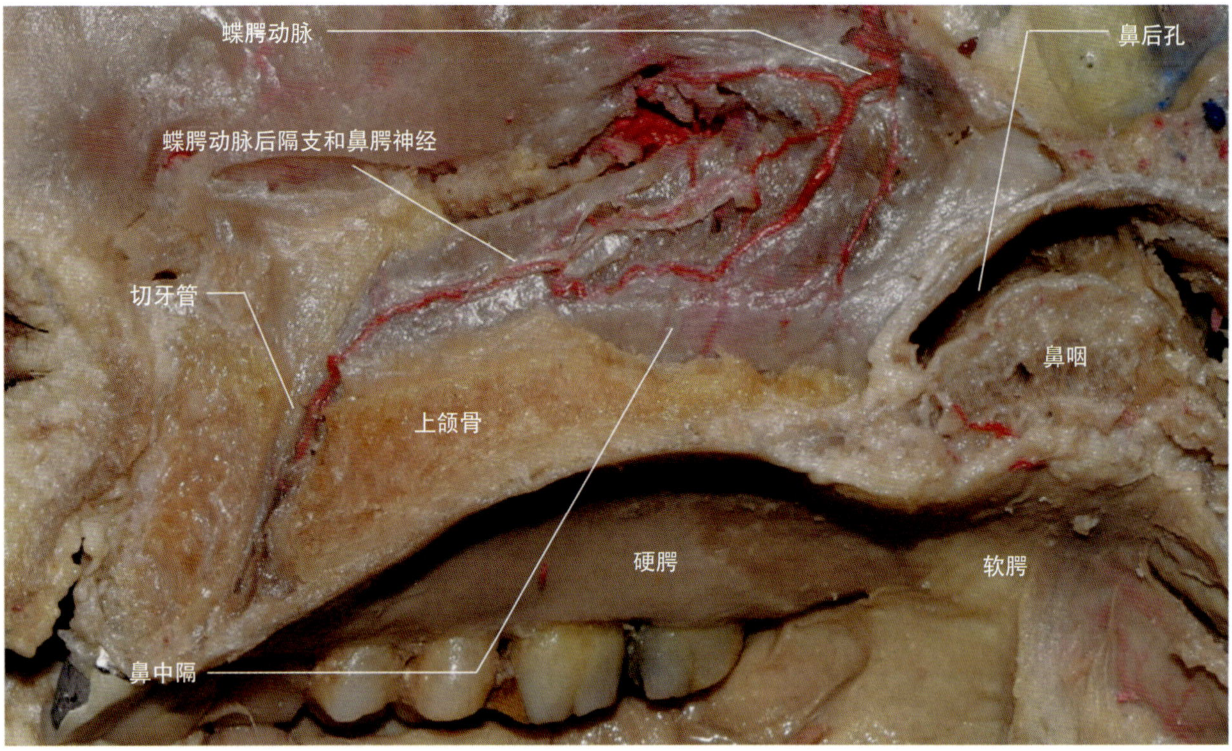

图 3.83 鼻中隔正中矢状位尸体解剖图。蝶腭动脉后隔支与鼻腭神经共同进入切牙管。

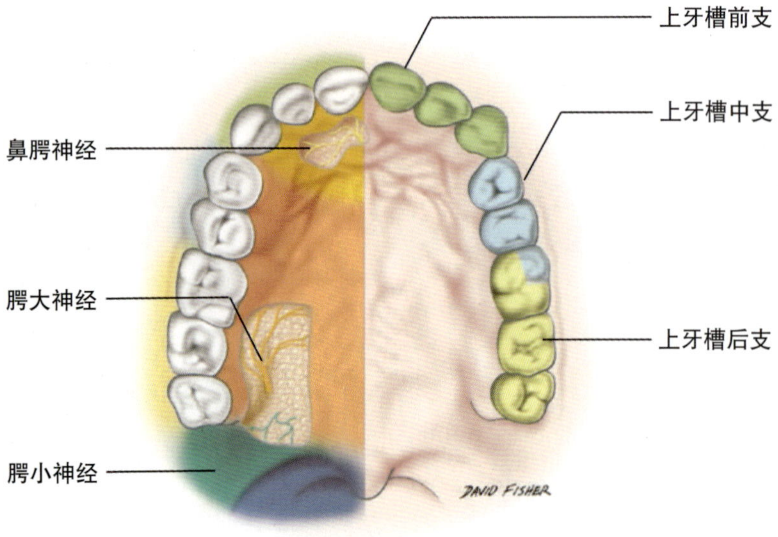

图 3.84 腭部的神经分布。前腭(从中切牙到尖牙)由鼻腭神经支配,后腭由腭大神经支配。这两条神经都是上颌神经的分支。(© Fisher/ Tubbs 2020. All Rights Reserved.)

3.8　舌

总结

舌是位于口腔内的一个肌肉性器官(图 3.85 至图 3.90)。舌的功能包括味觉、咀嚼、消化、吞咽、语音。感觉神经和运动神经由第Ⅴ、Ⅶ、Ⅸ和Ⅻ脑神经发出,支配舌的运动和感觉功能。舌肌由舌内肌和舌外肌组成。舌体(前 2/3)和舌根(后 1/3)由不同的神经支配。

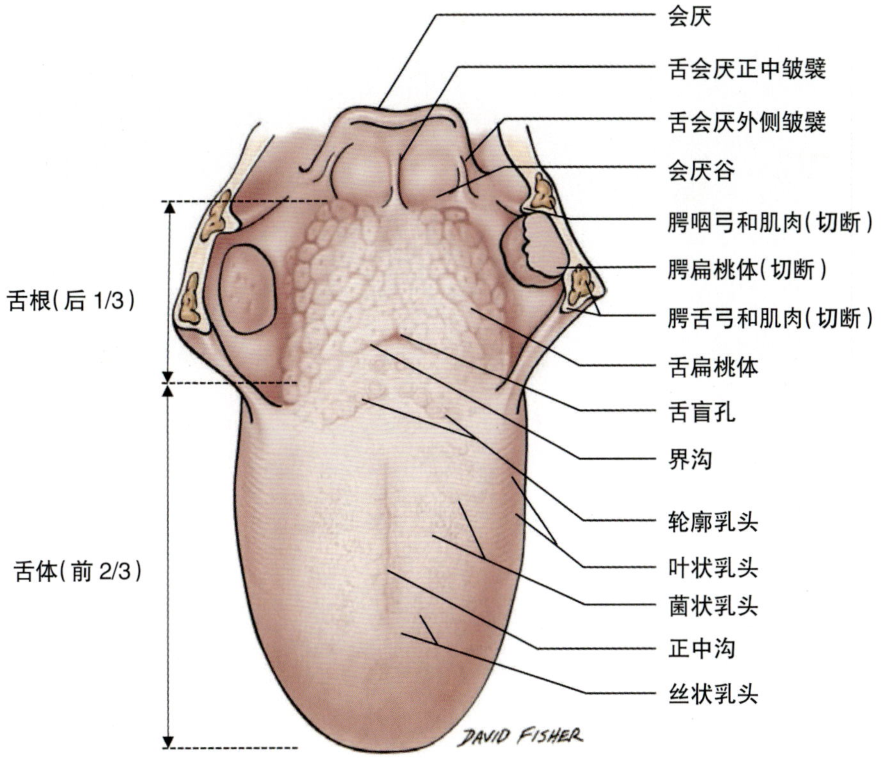

图 3.85　舌体(前 2/3)和舌根(后 1/3)。在舌根(舌扁桃体)的表面有一群淋巴组织。腭扁桃体位于腭舌弓和腭咽弓之间的扁桃体窝内。舌表面有 4 类乳头:轮廓乳头、叶状乳头(叶状)、丝状乳头(线状)和菌状乳头(蘑菇状)。(© Fisher / Tubbs 2020. All Rights Reserved.)

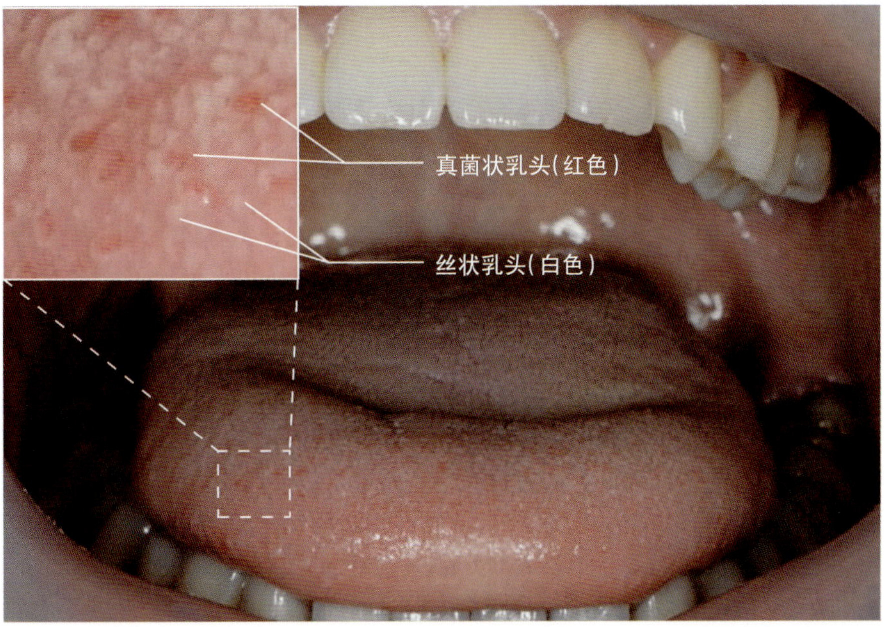

图 3.86　舌体表面解剖图。

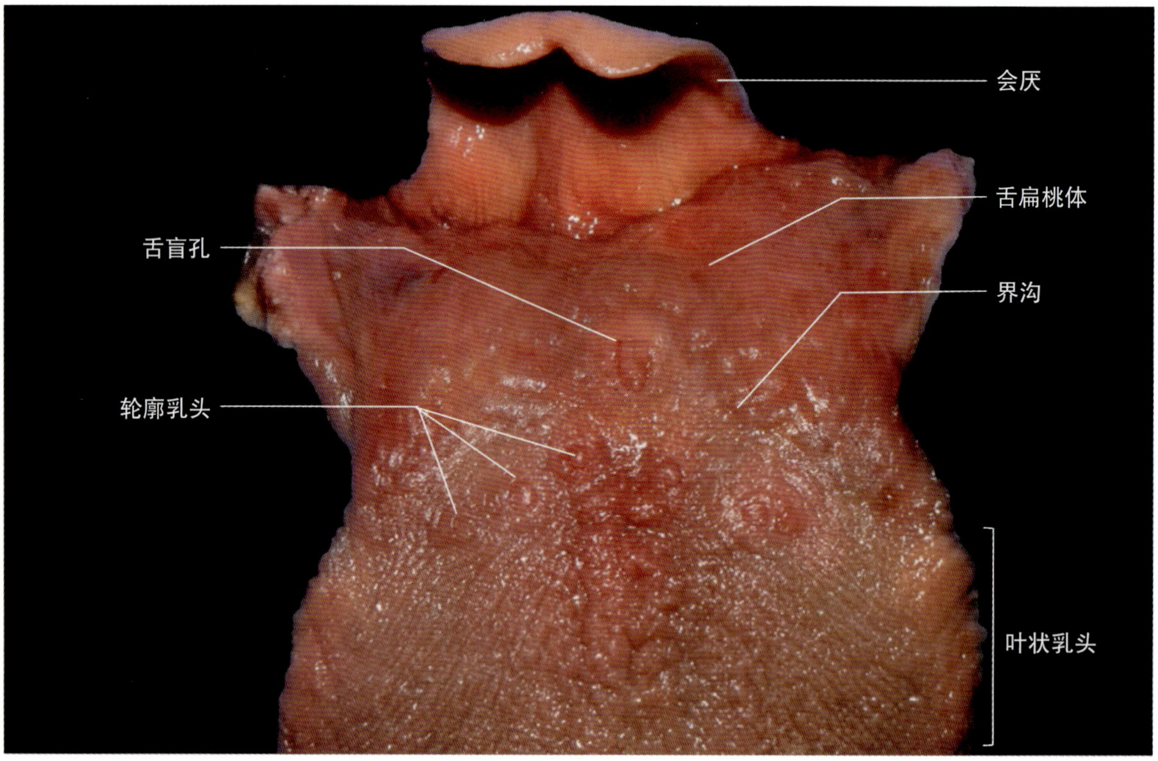

图 3.87 舌根表面解剖图。

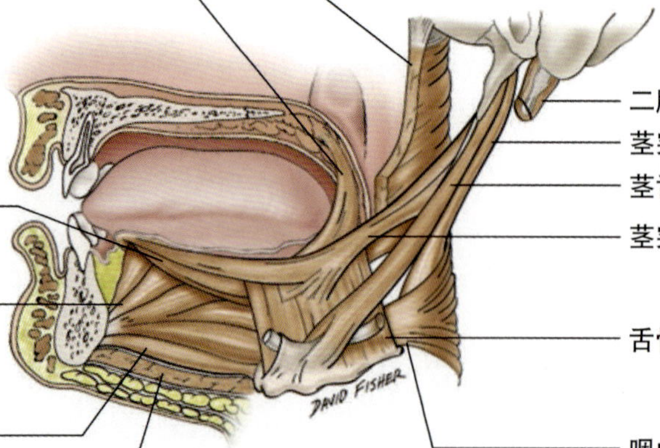

图 3.88 舌及其相关肌肉的侧面观。舌主要由肌肉组成,即内外舌肌。除了迷走神经支配的腭舌肌,其他均由舌下神经支配。(© Fisher/Tubbs 2020. All Rights Reserved.)

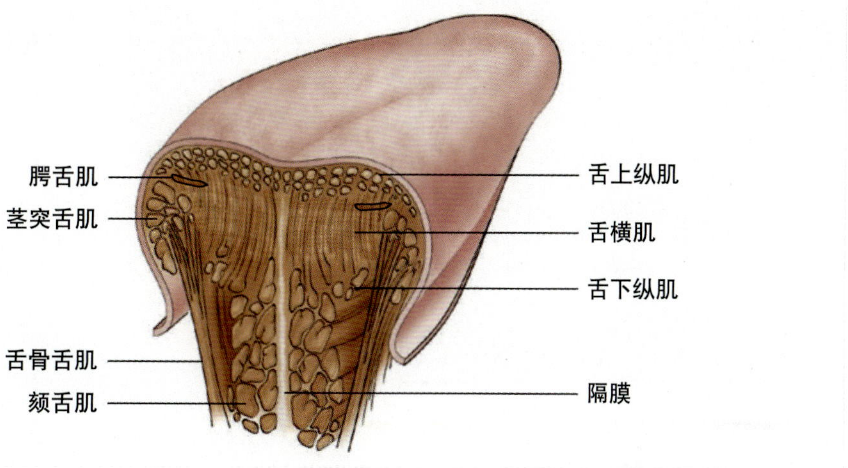

图 3.89　舌及相关肌肉的后面观。(© Fisher/Tubbs 2020. All Rights Reserved.)

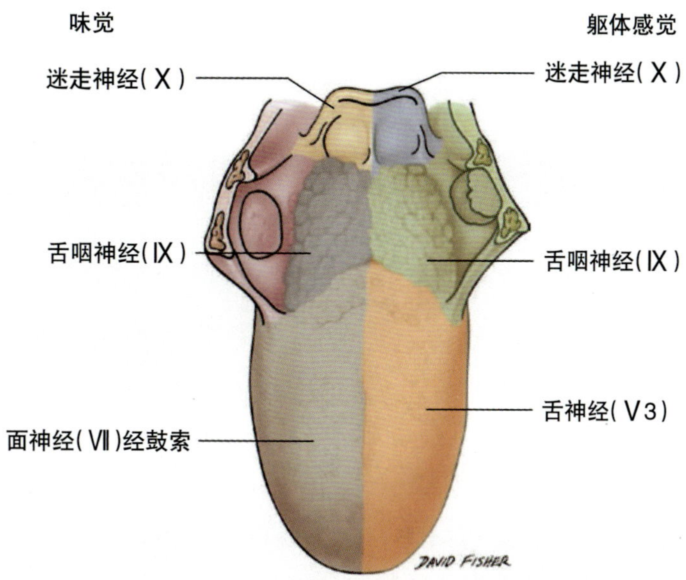

图 3.90　舌体受不同的脑神经支配，包括三叉神经(Ⅴ)、面部神经(Ⅶ)、舌咽神经(Ⅸ)和舌下神经(Ⅻ)。(© Fisher/Tubbs 2020.All Rights Reserved.)

3.9　口底(舌下和下颌下间隙)

总结

对牙医来说，口底被认为是一个"危险"区域，因为它包含神经和血管，即使在锥束计算机断层扫描(CBCT)上也观察不到。除了恶性肿瘤手术之外，一些美容/功能性手术(例如，种植手术)也会造成口底损伤。这些医源性损伤可能会导致大出血和感觉神经的永久性损伤。为了避免这些情况，对口底三维解剖结构有清晰的认知是必要的。本节通过解剖学演示将那些在 CBCT 上不能显示的神经进行解剖并确定其与口底解剖标志的关系，以便对口底解剖有更好的认识(图 3.91 至图 3.112)。

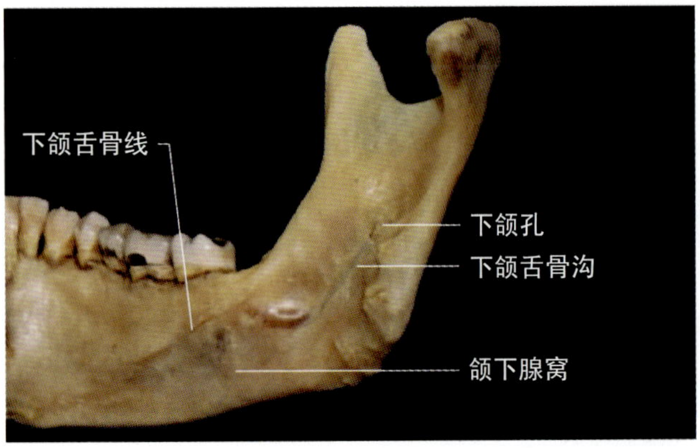

图 3.91　口底由下颌舌骨肌浅面构成。肌肉附着在下颌舌骨肌线上。在这条线的下面有一个凹面，被称为下颌窝。

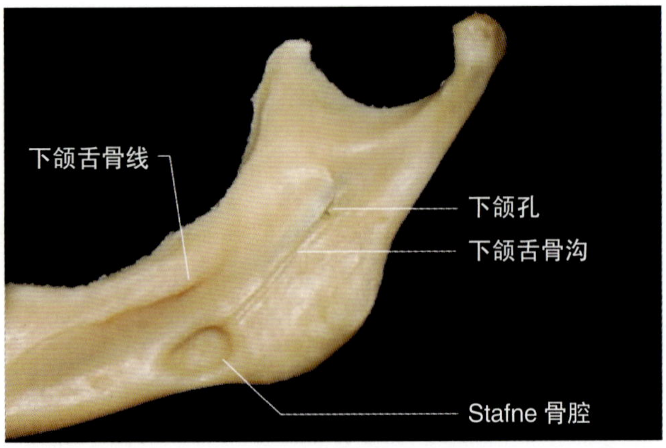

图 3.93　Stafne 骨腔一般位于下颌骨下缘稍上方，下颌神经管下方，发生率为 0.1%~6.06%。腺体、结缔组织、脂肪组织、肌肉、淋巴组织或血管都被认为是该骨腔的潜在内容物。它也被称为唾液腺包涵体，静态骨腔、舌侧骨缺损和潜在性骨腔。（Iwanaga et al，2019a）

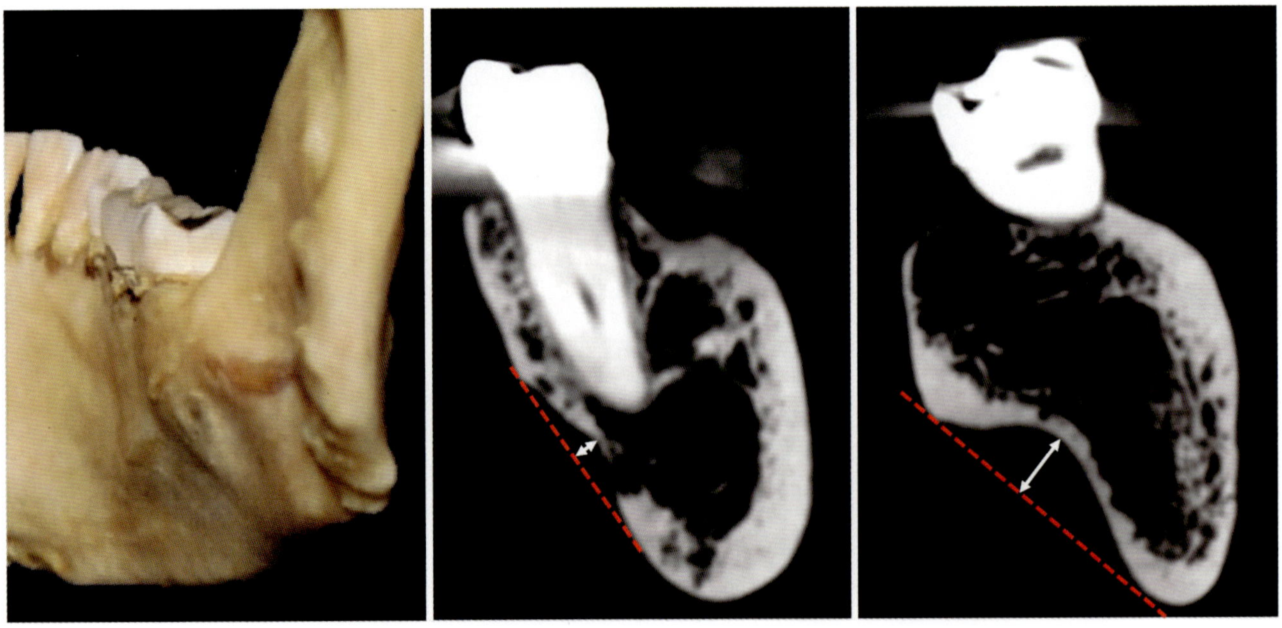

图 3.92　下颌骨磨牙区下方可见下颌下窝。每颗牙齿的牙槽窝深度各不相同。

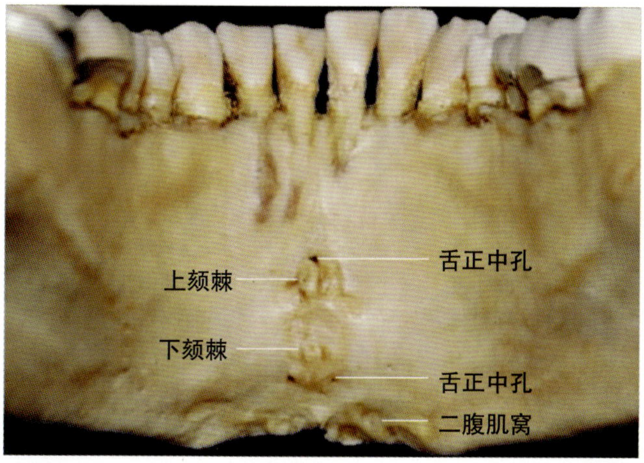

图 3.94　下颌骨的内侧面解剖图。上颏棘和下颏棘分别是颏舌肌和颏舌骨肌的起点。二腹肌窝内有二腹肌的前腹。舌正中孔位于下颌骨舌侧表面的中线区，被认为是颏下动脉/神经或舌下动脉/神经的分支入口。

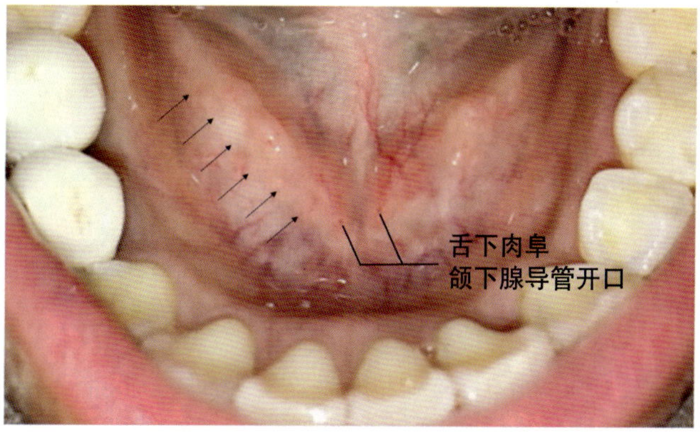

图 3.96　舌下皱襞（箭头所示）沿着舌下腺小导管（Rivinus 导管）的开口形成。

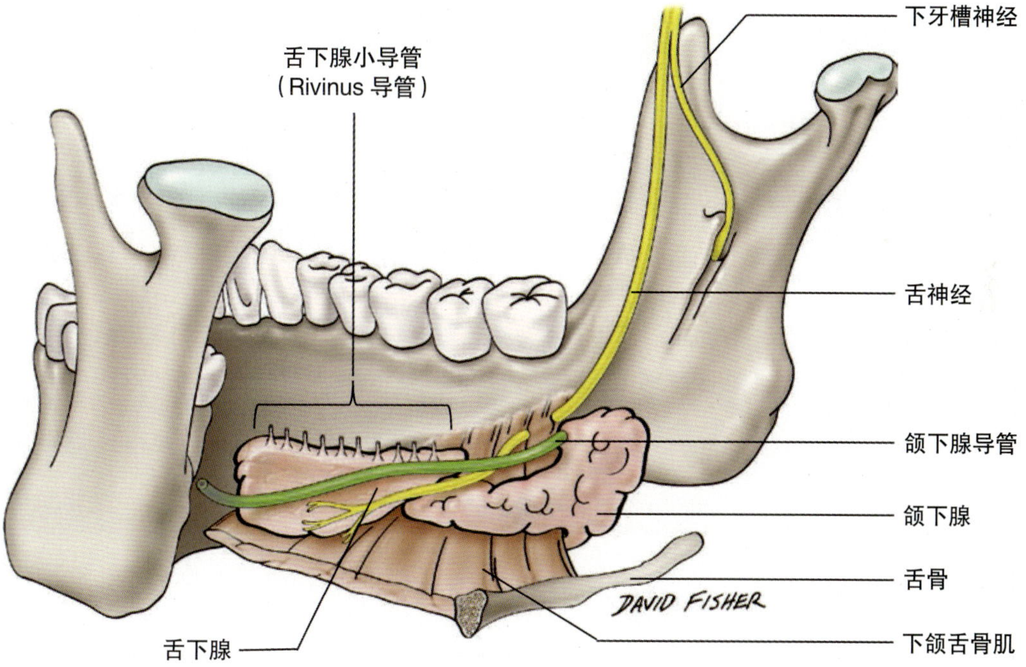

图 3.95　口底由下颌舌骨肌浅面构成。舌神经在下颌舌骨肌浅面走行，不走向深面。下颌舌骨肌的位置（高度）是舌神经走行的一个标志。（© Fisher/Tubbs 2020.All Rights Reserved.）

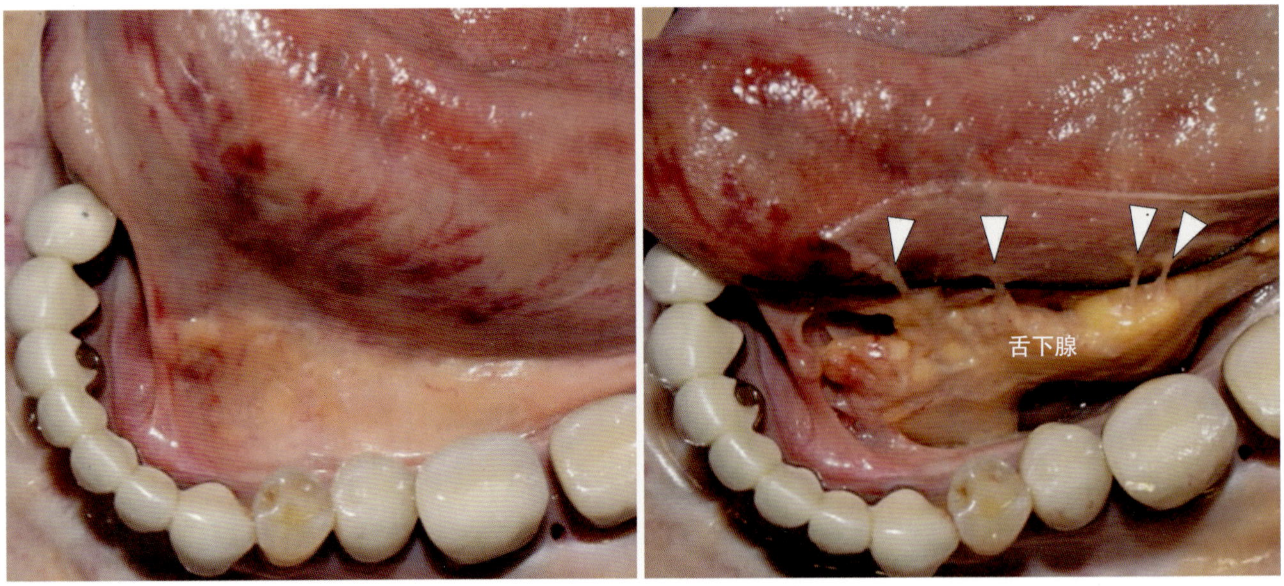

图 3.97 左侧口底黏膜区。舌下腺小导管靠近黏膜区(三角箭头所示)形成舌下皱襞。

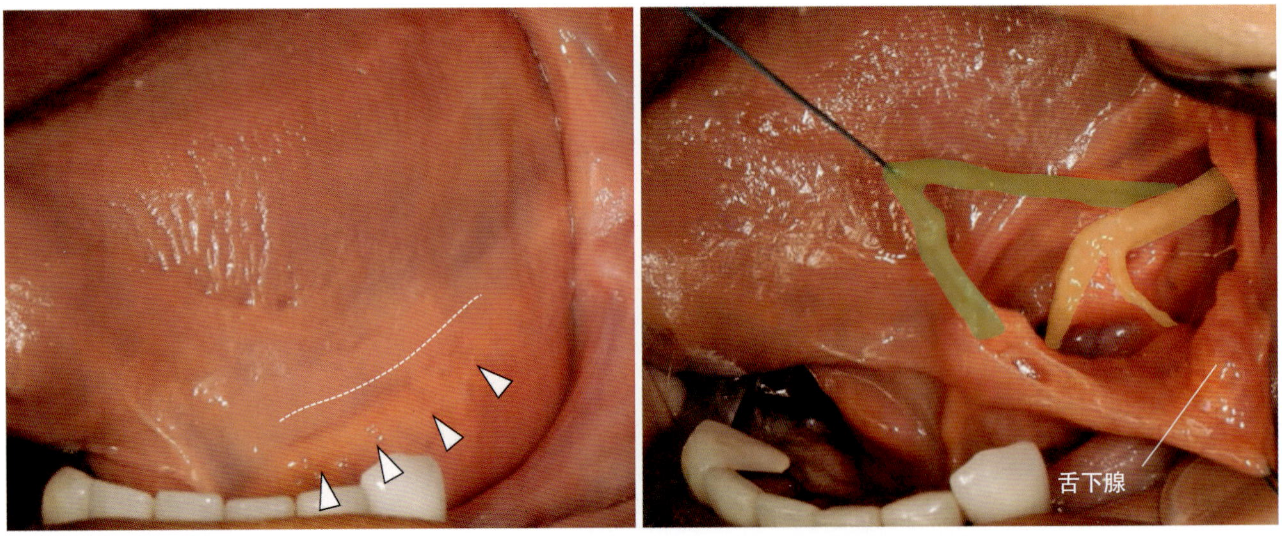

图 3.98 口内黏膜切口靠近舌下皱襞内侧中间区(三角箭头所示)可直接看到颌下腺导管(绿色)和舌神经(黄色)。而舌下皱襞外侧的切口则不太可能损伤舌神经,除非切口非常深。

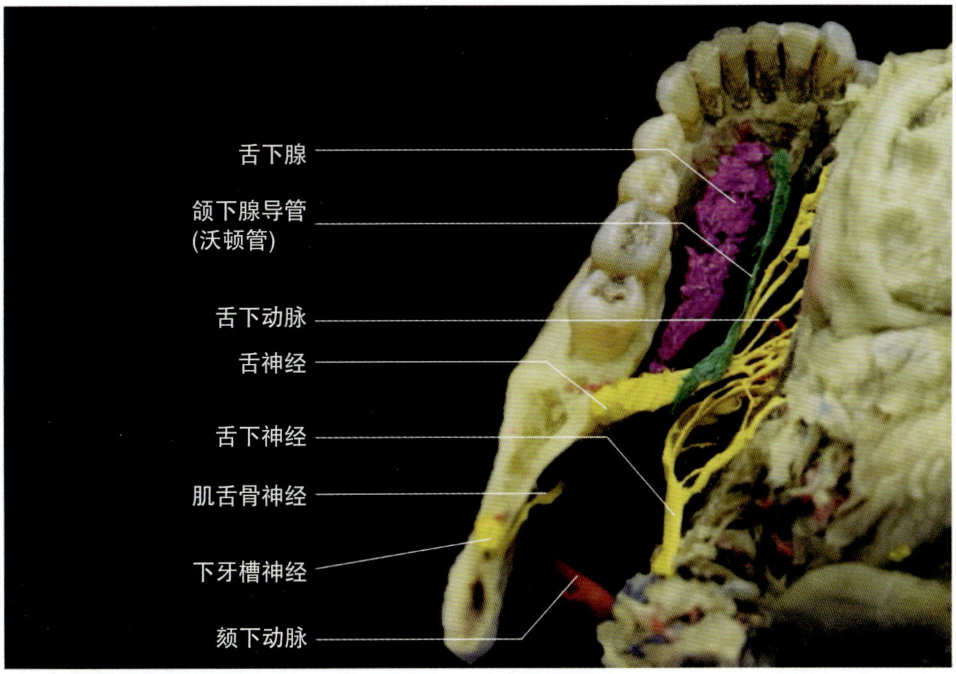

图 3.99　口底解剖图(上面观)。口腔黏膜和结缔组织去除后解剖图。

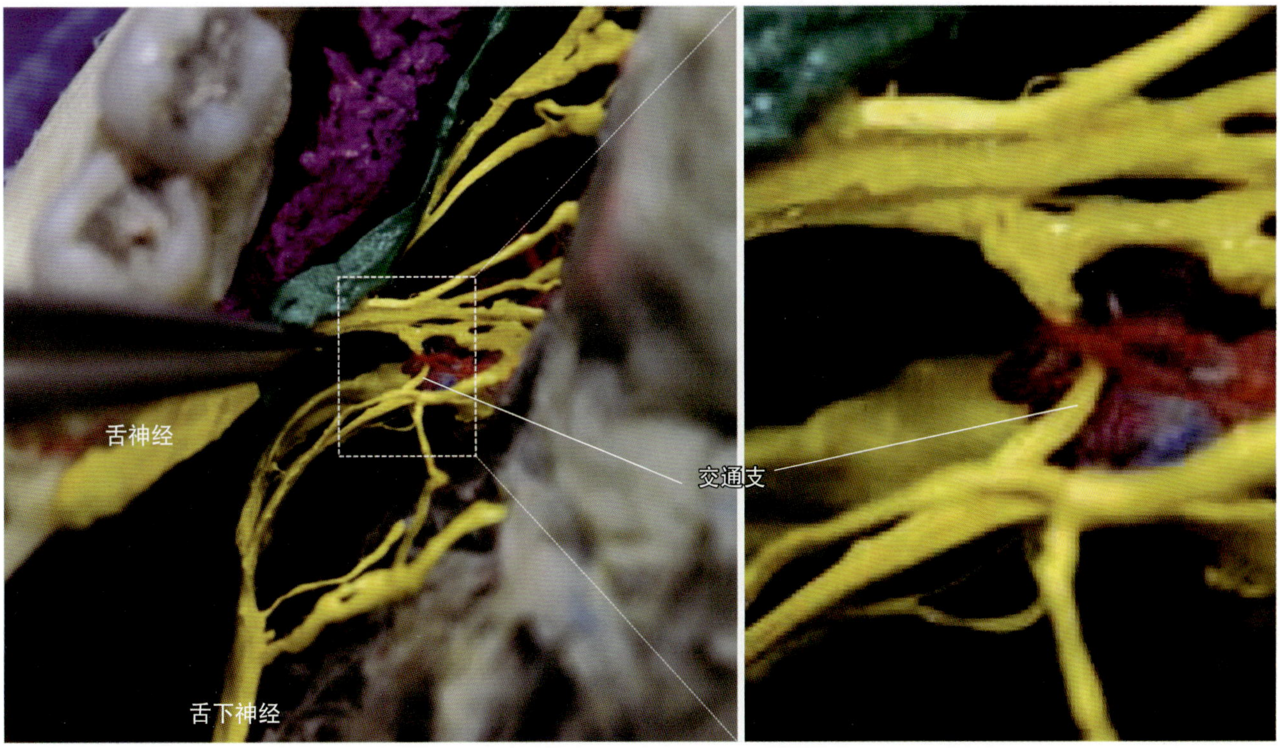

图 3.100　在右侧的放大图中显示舌神经和舌下神经之间存在一个交通支。

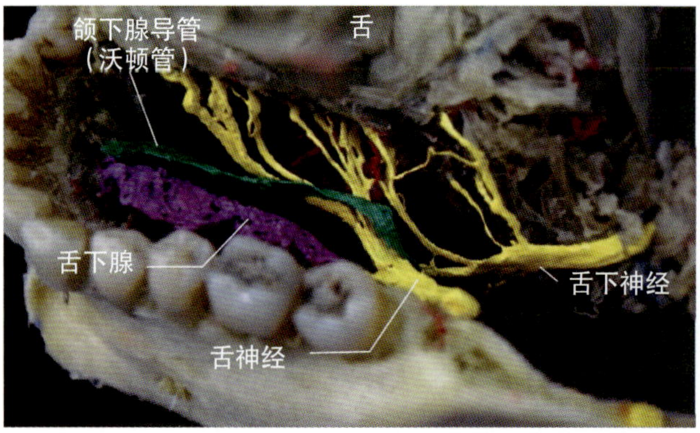

图 3.101 口底解剖图。

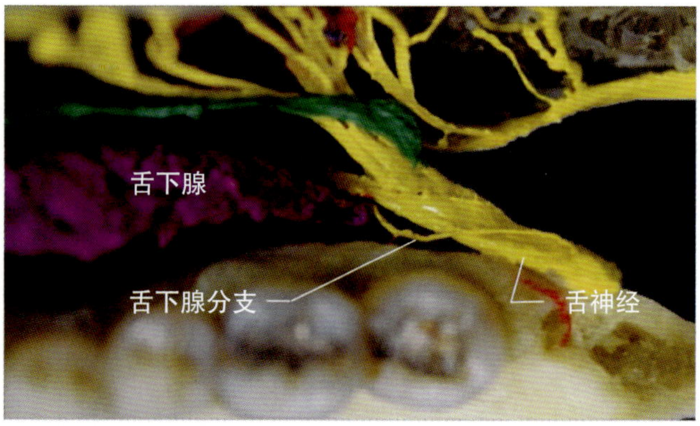

图 3.102 舌神经的舌下腺分支解剖图。这一分支的神经节后副交感神经纤维起源于下颌下神经节。

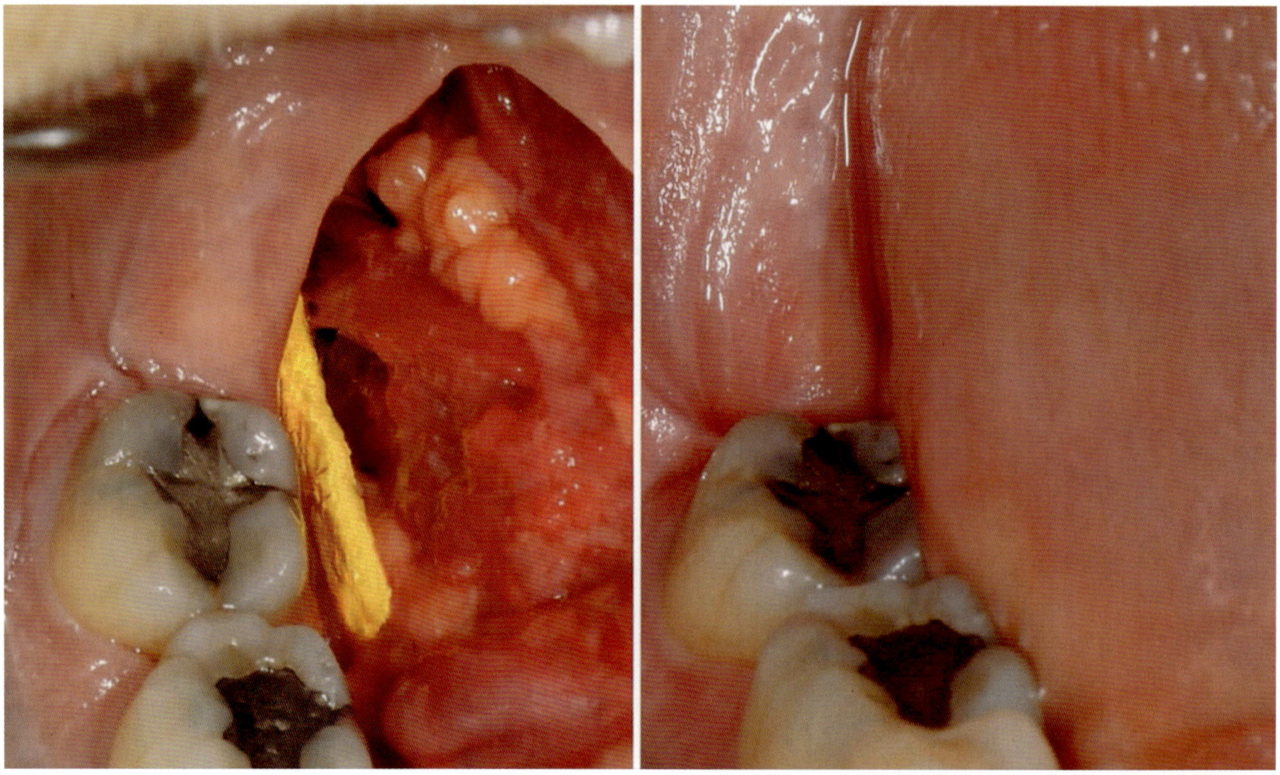

图 3.103 舌神经的走行。在进入舌体之前，靠近下颌骨舌侧骨皮质。这是舌神经最可能被损伤的区域。

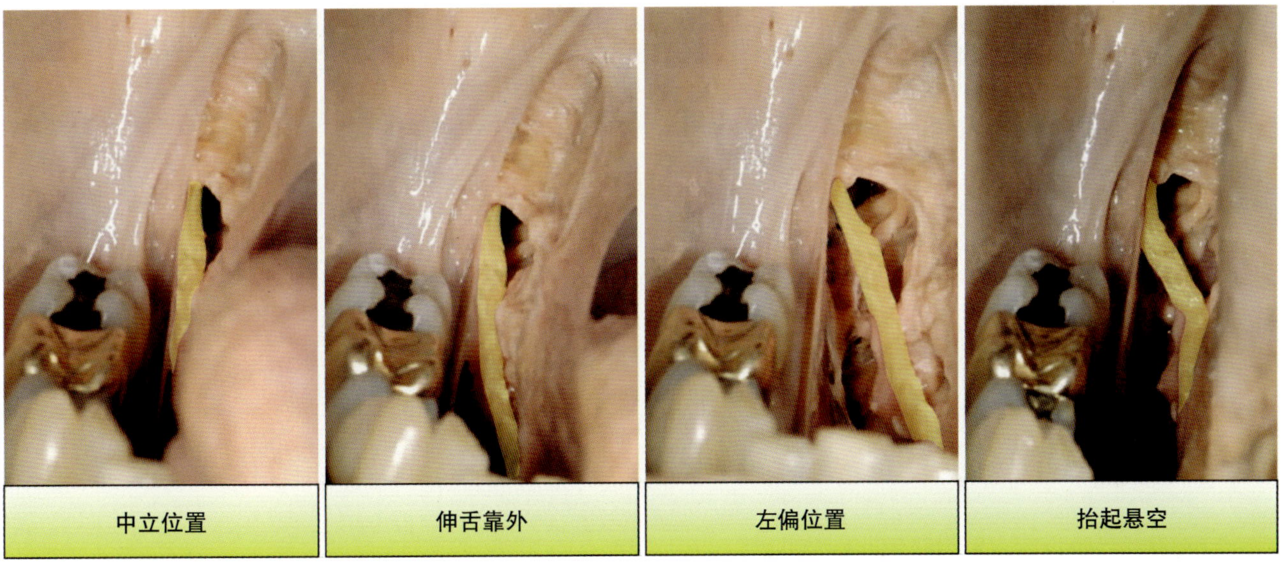

图 3.104　舌神经止于舌体前 2/3。舌神经随着舌体的不同位置而改变走行。当舌伸出时，舌体邻近腭舌面。舌神经总是位于下颌舌骨肌之上。

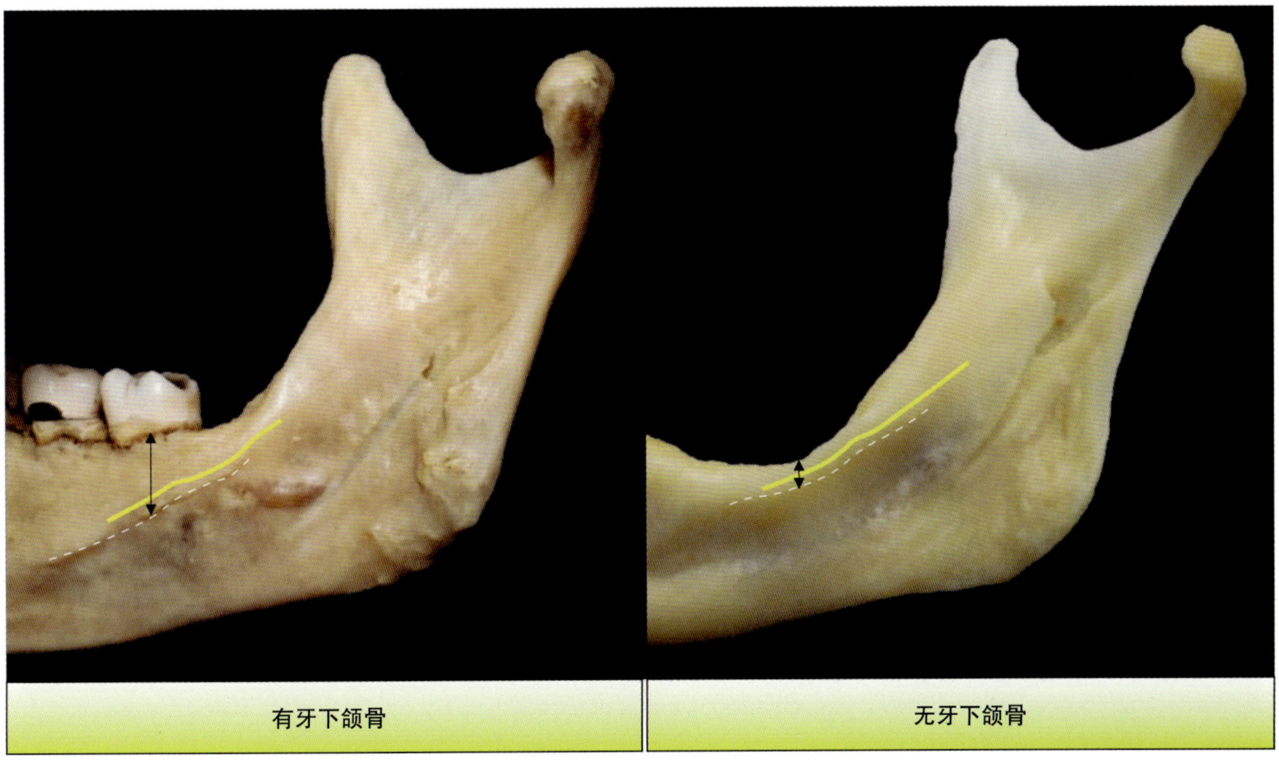

图 3.105　当牙槽骨严重萎缩（如牙齿缺失后）时，下颌舌骨肌线更靠近口底区。下颌舌骨肌线在磨牙后区是舌神经走行的标志线（黄线所示）。

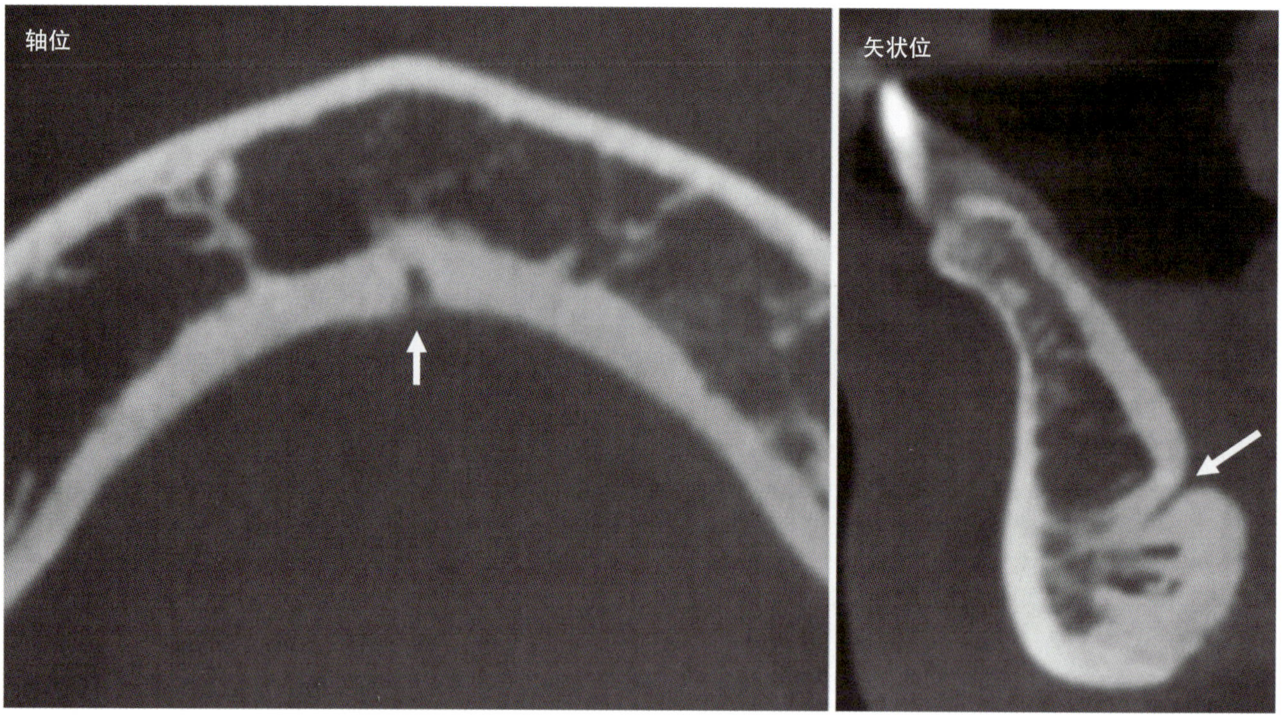

图 3.106 正中舌孔(箭头所示)。

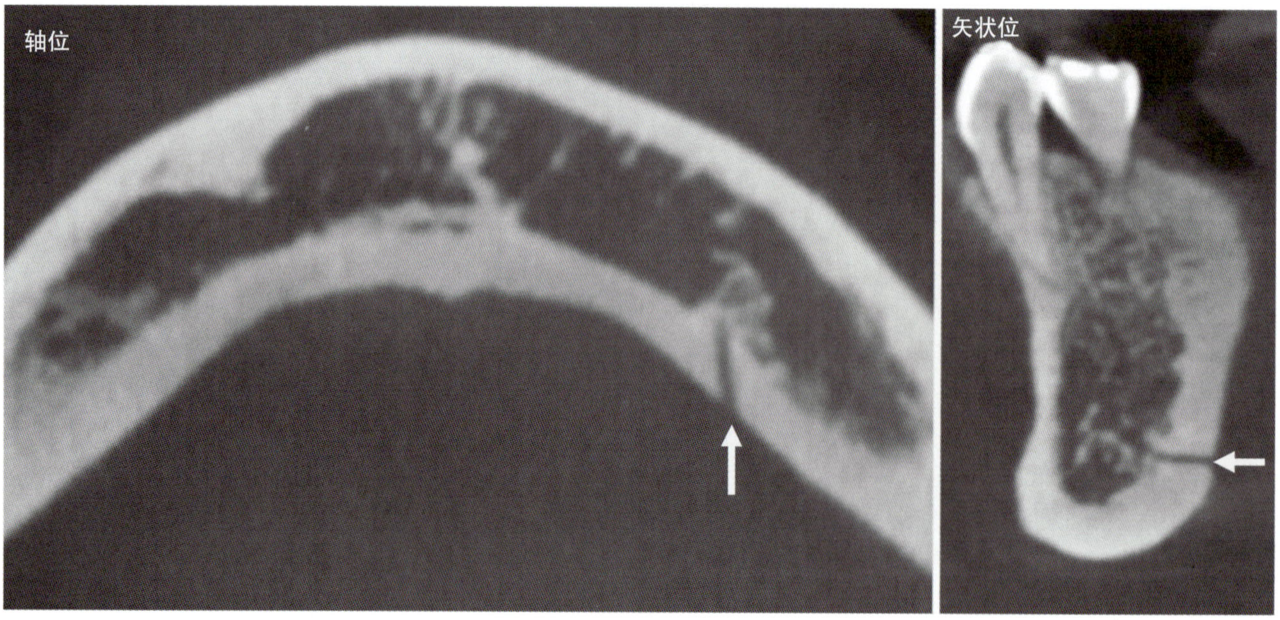

图 3.107 侧舌孔(箭头所示)。

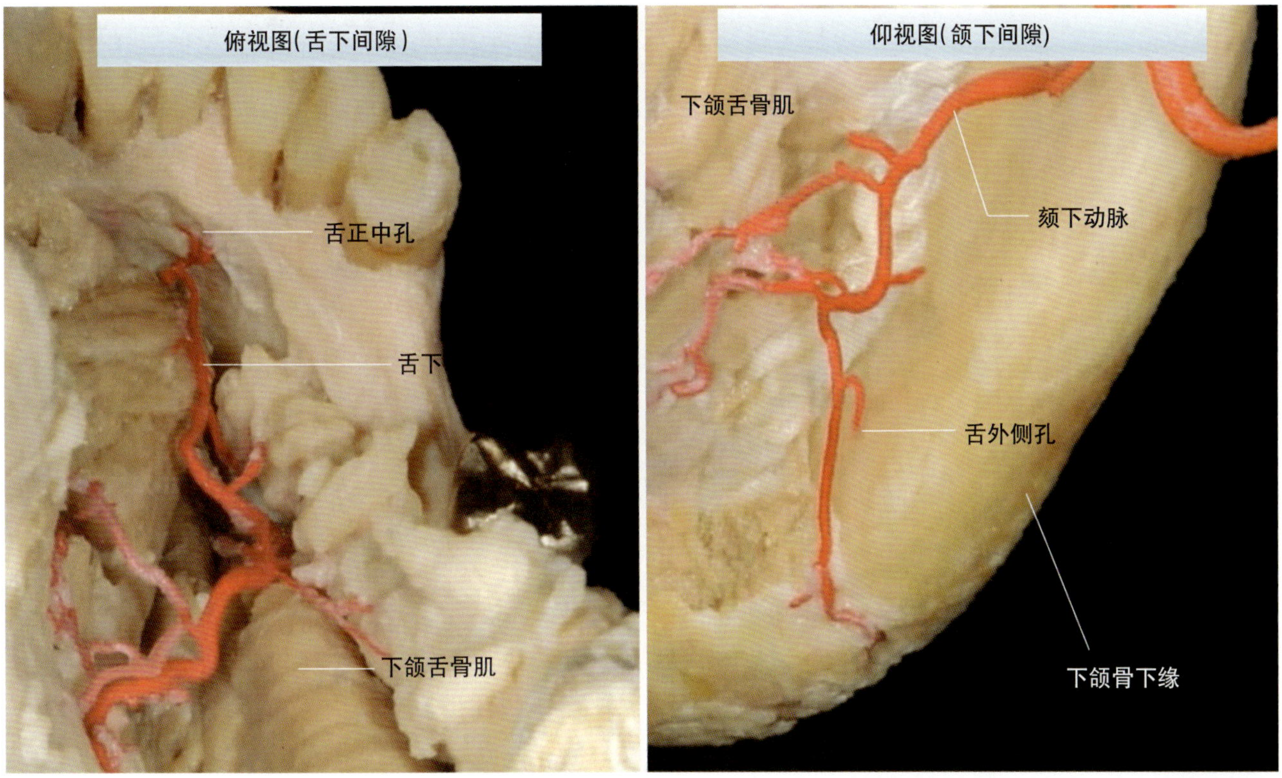

图 3.108 舌下动脉在舌下空间(下颌舌骨肌上方)内走行,并在底部产生多个分支。部分分支进入中、外侧舌孔。颏下动脉走行于颌下间隙(下颌舌骨肌下方)。颏下动脉的分支穿过内侧/外侧舌孔。

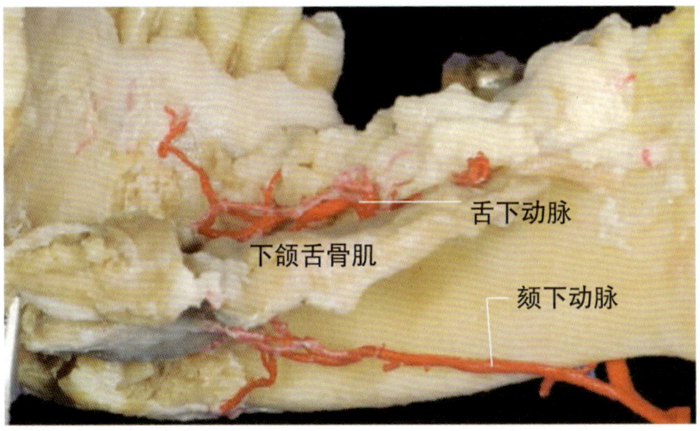

图 3.109 舌下和颌下间隙的后视图。注意下颌舌骨肌是口腔和下颌下区域的边界。

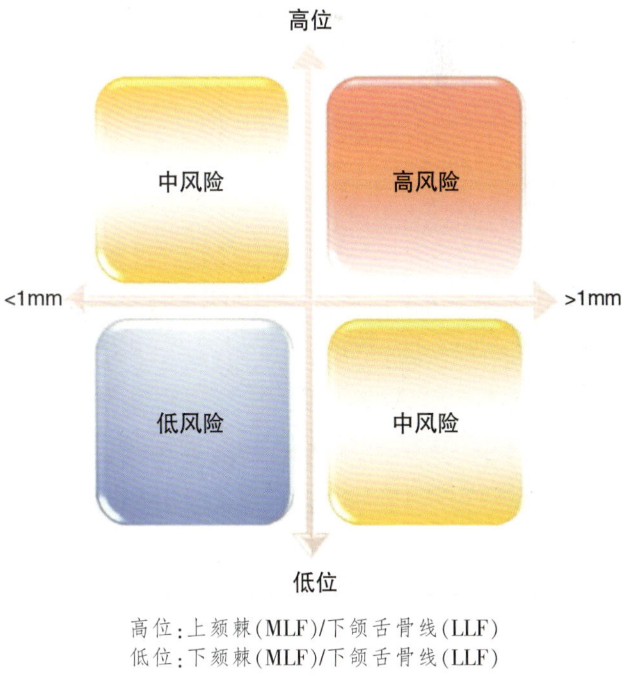

图 3.110 舌孔的风险评估图。MLF,正中舌孔;LLF,外侧舌孔。(Iwanaga et al,2019a)

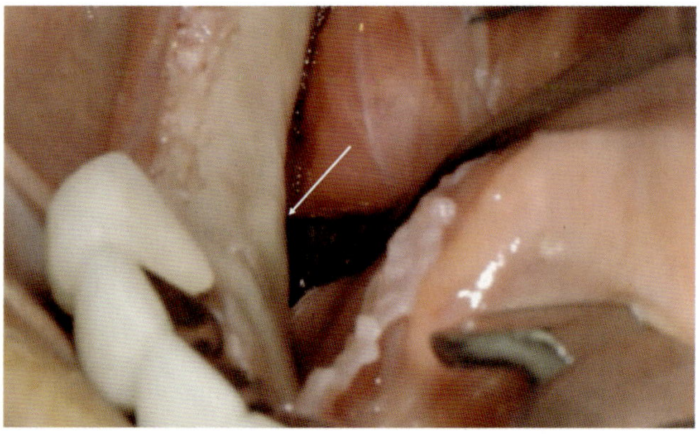

图 3.111 下颌下窝有时呈深凹状（箭头所示），骨膜剥离器可能滑脱并撕裂骨膜，导致舌神经孔和舌神经损伤。大多数牙科医生了解凹陷的存在，但应该非常小心，如果手术前没有进行CBCT，不要穿透骨膜。

3.10 唇

总结

唇是围绕着口腔的两层褶皱（图 3.113 至图 3.119）。上下唇联合处为口角，通常靠近第一前磨牙。上唇的中心有一浅沟，即为人中，上方为鼻小柱。下唇在中线有一个小凹陷，称为颏唇沟。唇的黏膜和皮肤相延续，形成所谓的“丘比特弓”（Standring，2015）。唇的血供主要由面动脉及其分支提供。感觉由三叉神经和颈丛支配。在组织学上，口唇的游离外表面覆盖有一层薄的角化表皮，与朱红（红色）区的黏膜连续（Standring，2015）。了解口唇解剖学的一般知识对于唇及其周围的手术是十分必要的，如整形和重建手术。

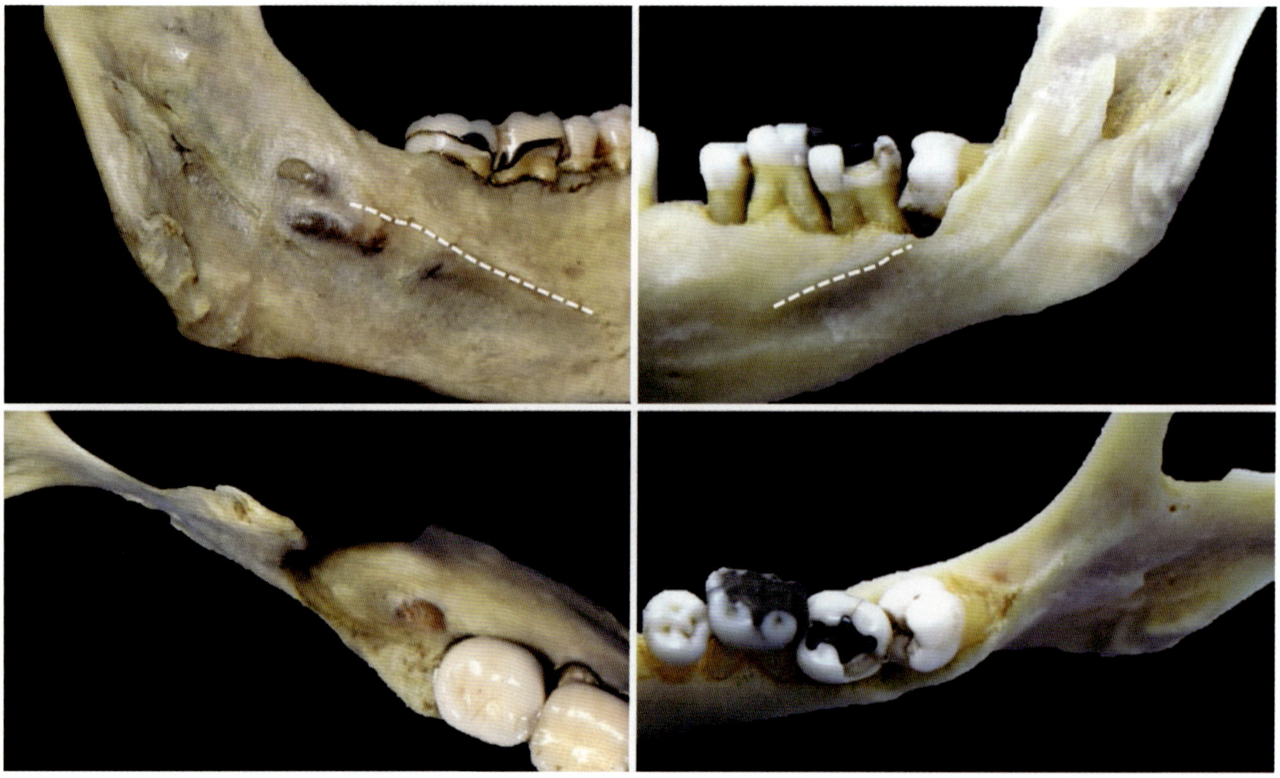

图 3.112 受第三磨牙的影响，舌侧骨皮质穿孔或阻生的下智齿或碎片移位到舌下和颌下间隙会导致舌神经感觉异常。舌神经在下颌舌骨肌的上方。肌肉的起源（下颌舌骨肌线）用虚线表示。

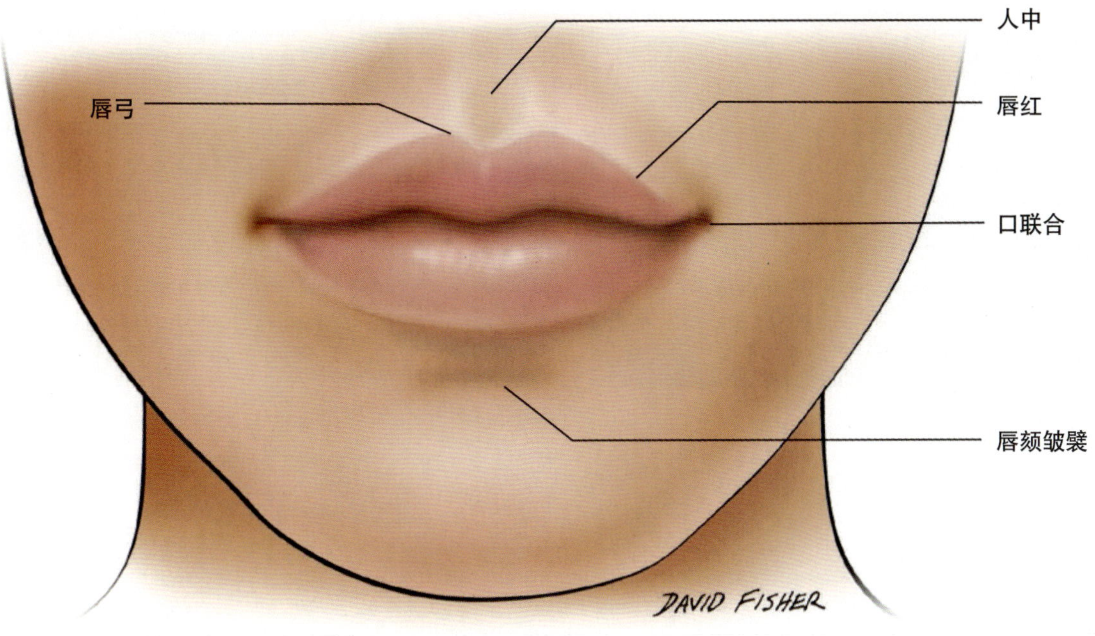

图 3.113　唇部表面解剖图。（© Fisher/Tubbs 2020.All Rights Reserved.）

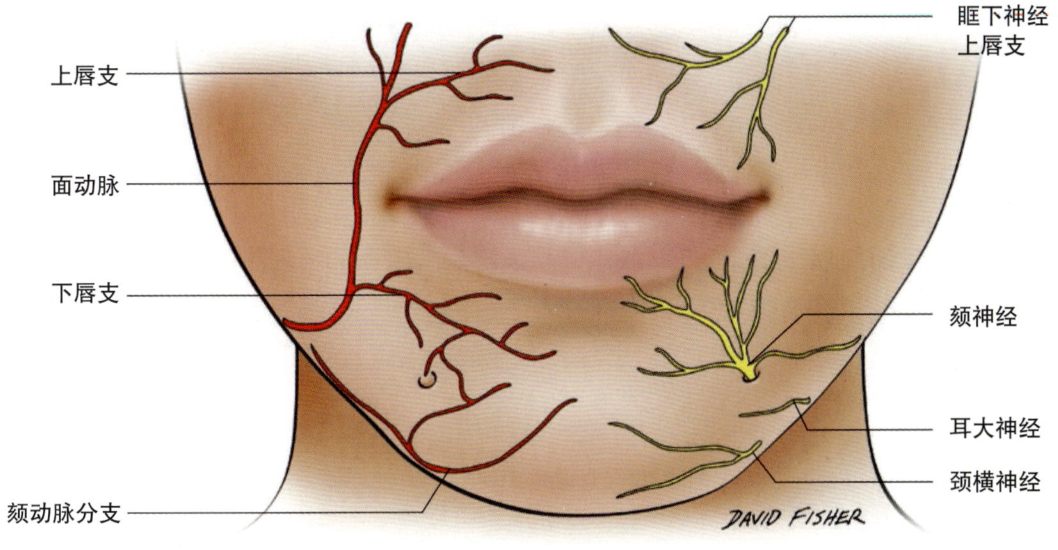

图 3.114　唇部的血供及感觉神经支配。（© Fisher/Tubbs 2020.All Rights Reserved.）

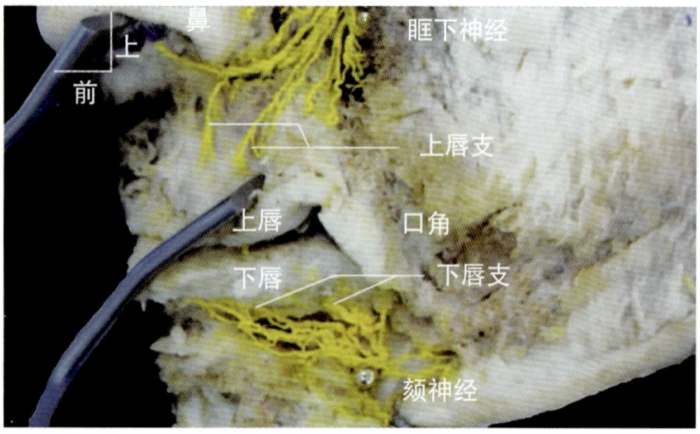

图 3.115 口腔外解剖。显示眶下神经上唇支，支配上、下唇的颏神经下唇支。

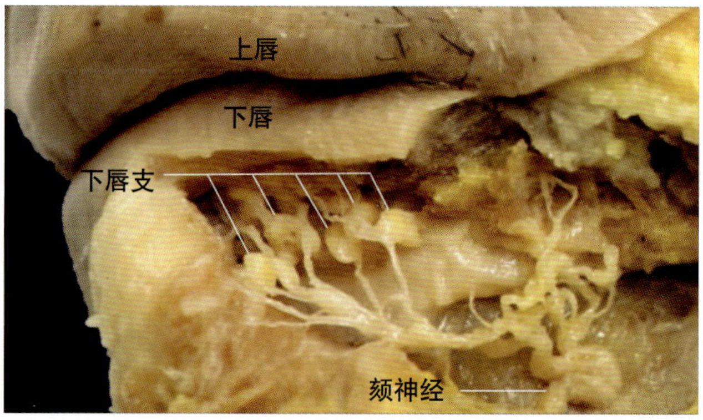

图 3.117 口外切口（切除部分口轮匝肌）显示下唇腺体由颏神经下唇支支配。这些腺体的节后副交感神经纤维可能起源于耳部神经节。

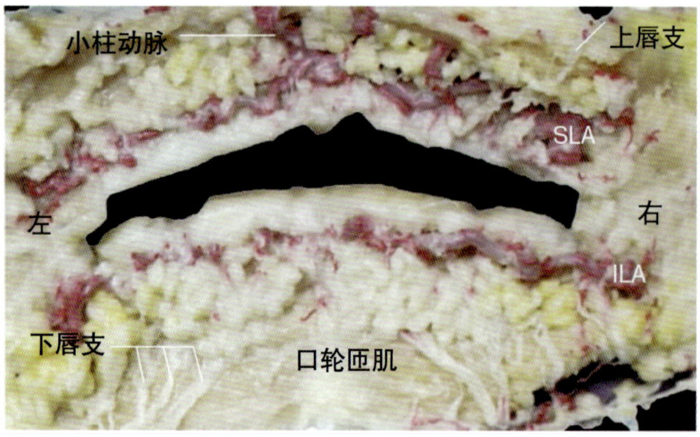

图 3.116 上、下唇图示。上唇动脉（SLA）和下唇动脉（ILA）分别为上唇和下唇供血。眶下神经上唇支和颏神经下唇支支配上唇和下唇。上唇腺体在中线处的体积更大，而在口角周围的下唇腺体体积更大。

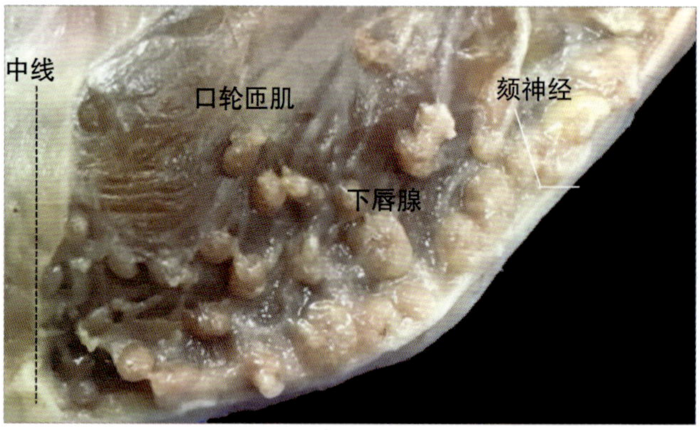

图 3.118 口腔切口（唇黏膜已切除）显示唇腺，其神经支配来自颏神经的下唇支。唇腺位于口轮匝肌的表面。

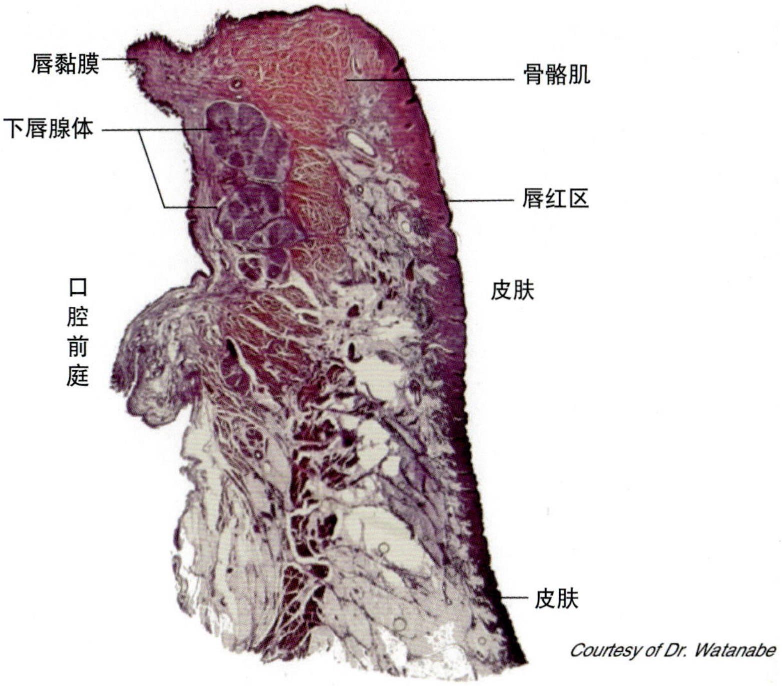

图 3.119　下唇矢状面。在皮肤和黏膜之间，红色区域为特殊角化鳞状上皮。该上皮近皮肤侧较薄，近黏膜侧逐渐变厚，在到达黏膜时突然变厚。唇黏膜下方即为唇腺。（Standring 2015）

3.11　颞下颌关节

总结

颞下颌关节（TMJ）被称为滑膜关节，可以进行上抬、转动、滑动，下降的运动，并参与咀嚼、咬合、吸吮、打哈欠、吞咽、说话等动作（图 3.120 至图 3.136）。下颌骨的关节窝、关节结节和髁突组成了 TMJ。TMJ 的关节面有纤维软骨，而不是透明软骨。关节盘将关节间隙分为关节上腔和下腔，关节盘附着在关节囊上。支配 TMJ 关节的主要肌肉是咬肌、颞肌和翼外肌，统称为咀嚼肌。从临床角度来看，TMJ 的解剖对于 TMJ 手术、颞下颌关节疾病的诊断及相关疾病和治疗具有重要意义。

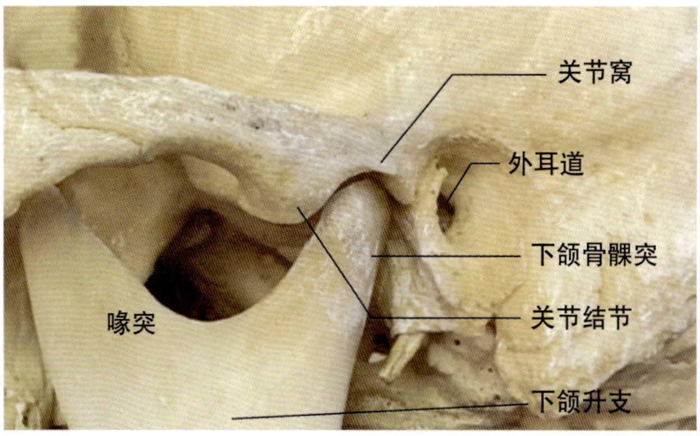

图 3.120　颞下颌关节窝、关节结节、下颌骨髁突形成 TMJ。其中外耳道位于 TMJ 的后方。

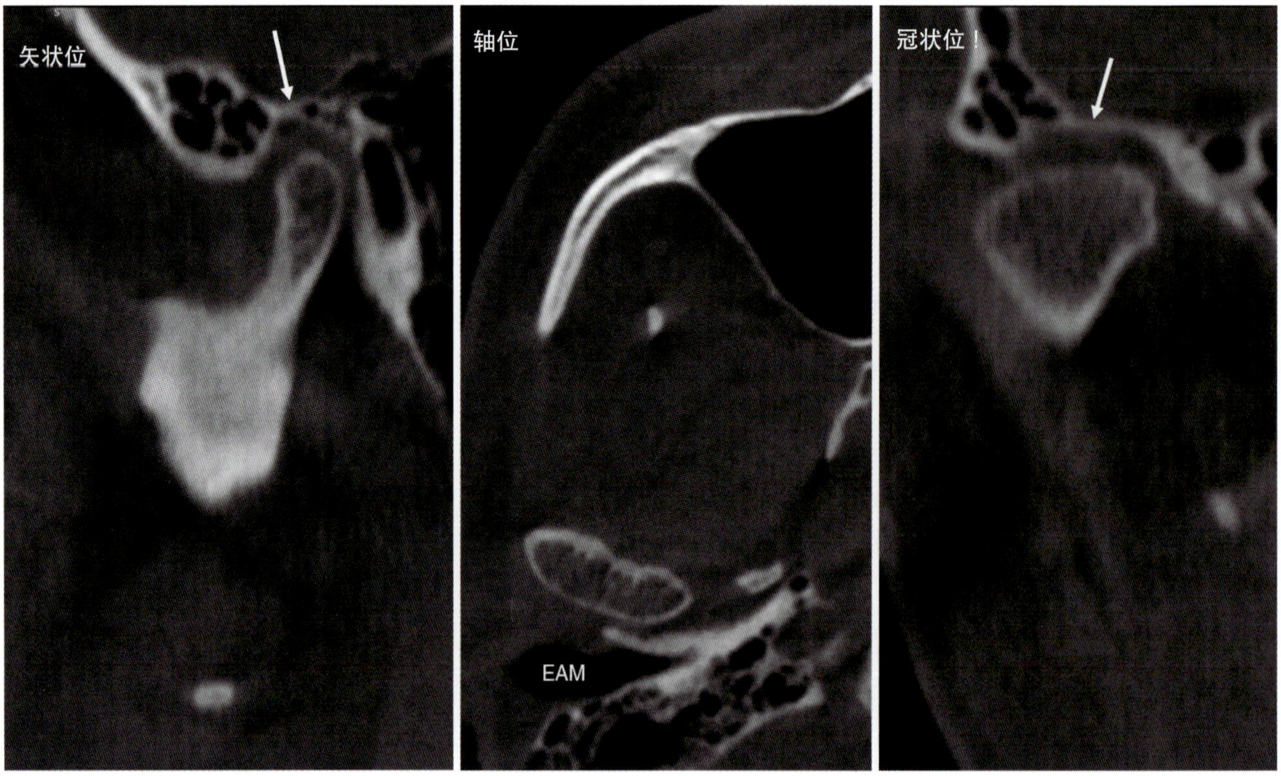

图 3.121　TMJ 的 CBCT 图像。外耳道(EAM)位于髁突的后面。颞下颌关节窝最薄部分(箭头所示)为 1.0~1.2mm。(Al-Koshab et al. 2015)

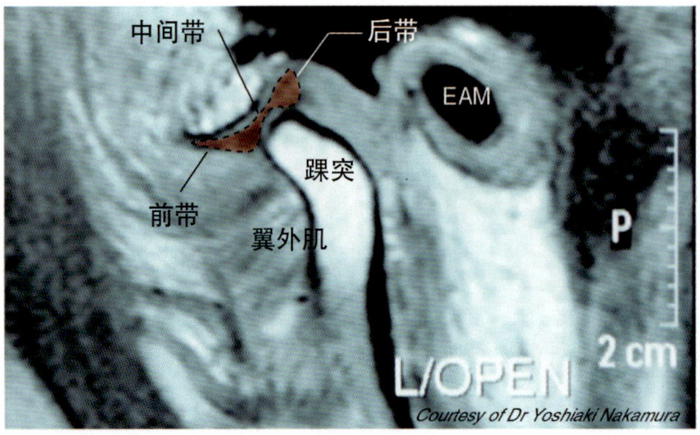

图 3.122　右侧 TMJ 矢状位 MRI。关节盘有 3 部分:前带、较薄的中间区和后带。中间区无血管分布,是关节承重区。外耳道(EAM)位于髁突的后方。关节盘似领结状(红色区域)。

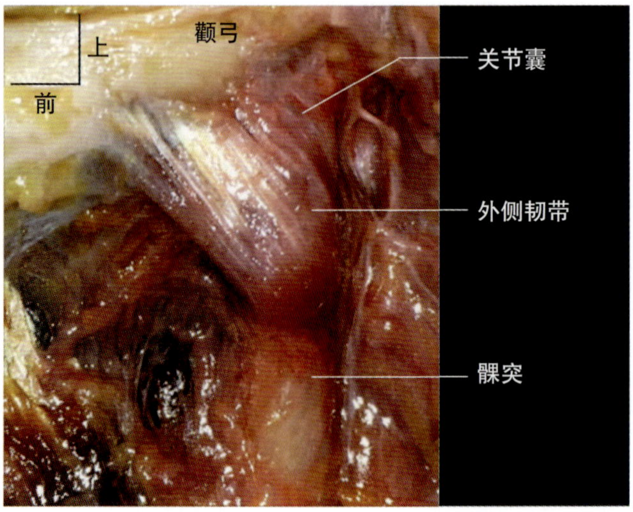

图 3.123　左侧 TMJ 的尸体解剖。关节囊和关节盘外侧韧带都附着在髁突和颧骨弓上。

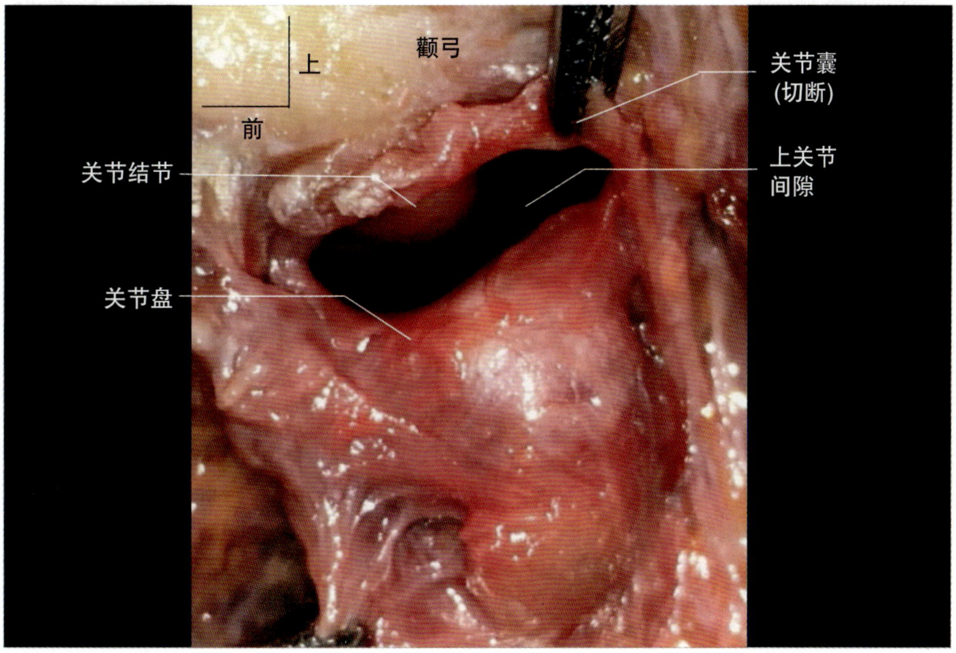

图 3.124　左侧 TMJ 的尸体解剖。关节囊和关节盘外侧韧带都被切开，可观察到关节上腔。

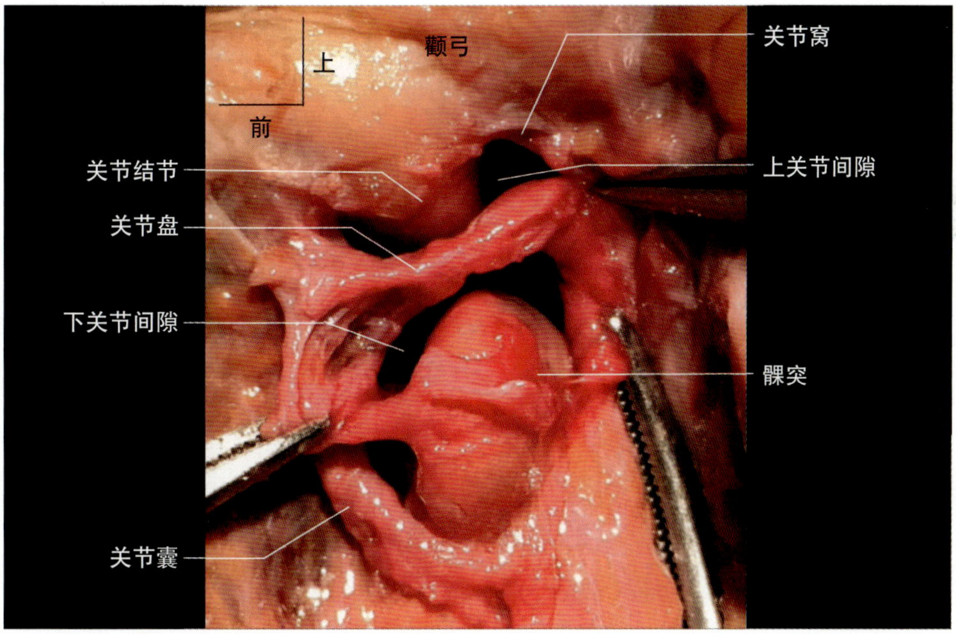

图 3.125　左侧 TMJ 的解剖图。打开关节盘，在关节盘和髁突之间可见下关节间隙。

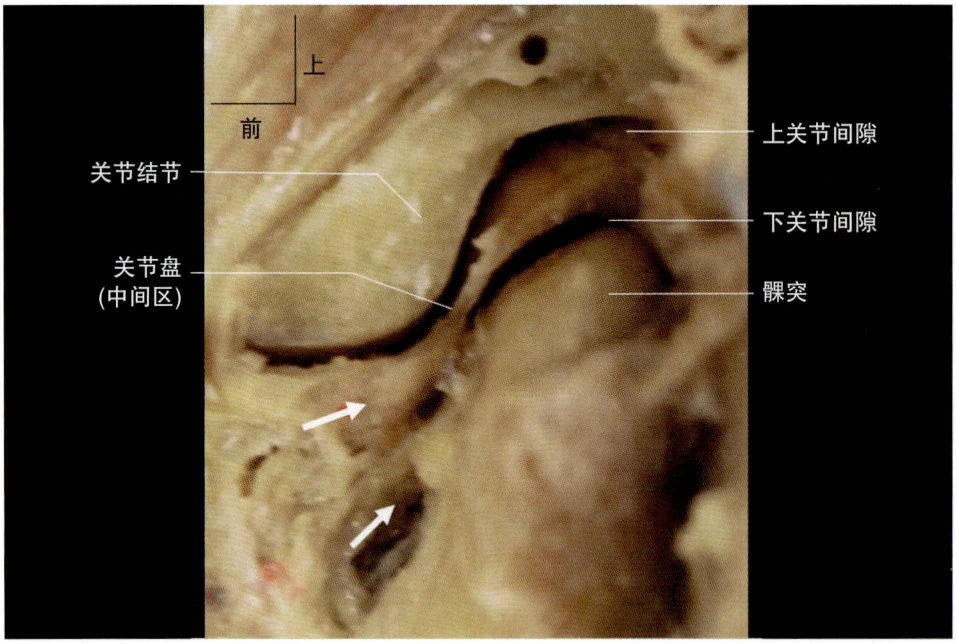

图 3.126 左侧 TMJ 的解剖图。翼外肌附着于关节盘和髁突颈部(箭头所示)。

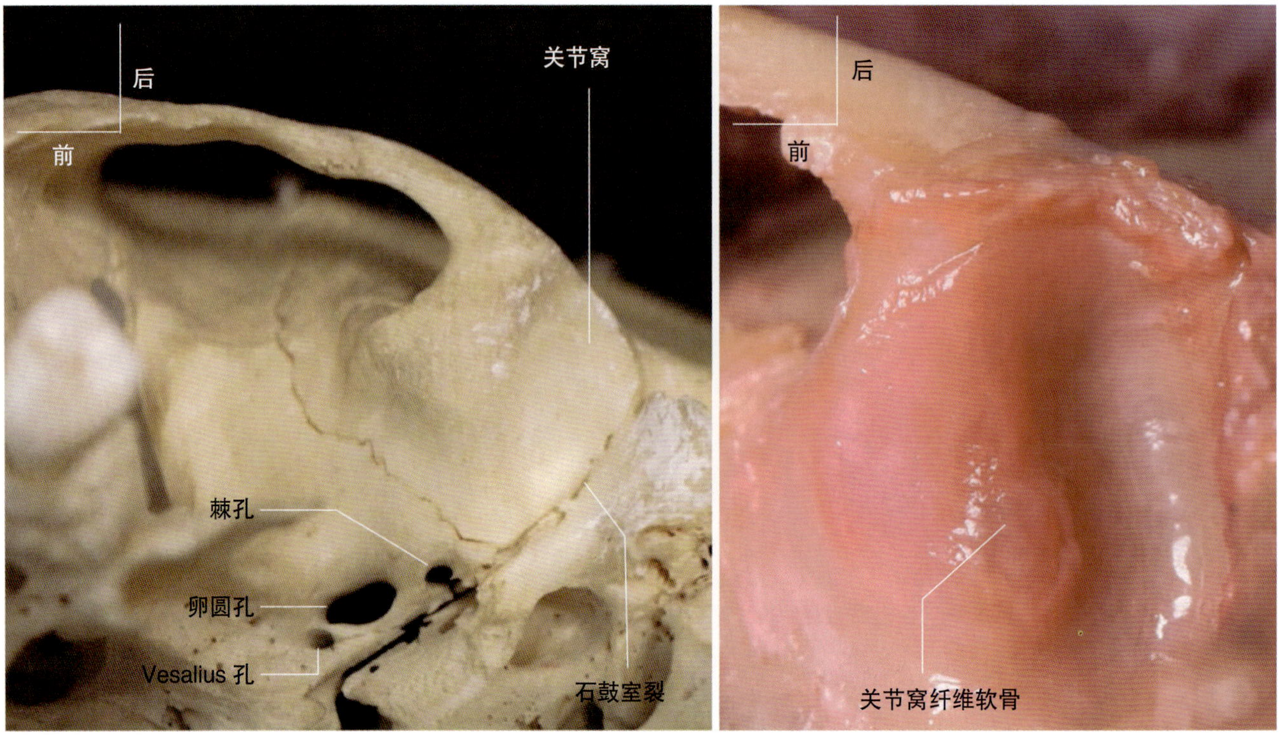

图 3.127 关节窝颅底观。关节面有纤维软骨而不是透明软骨的存在是很重要的，因为它有修复和重塑的能力。颞下颌关节窝最薄的部分内衬有滑膜。

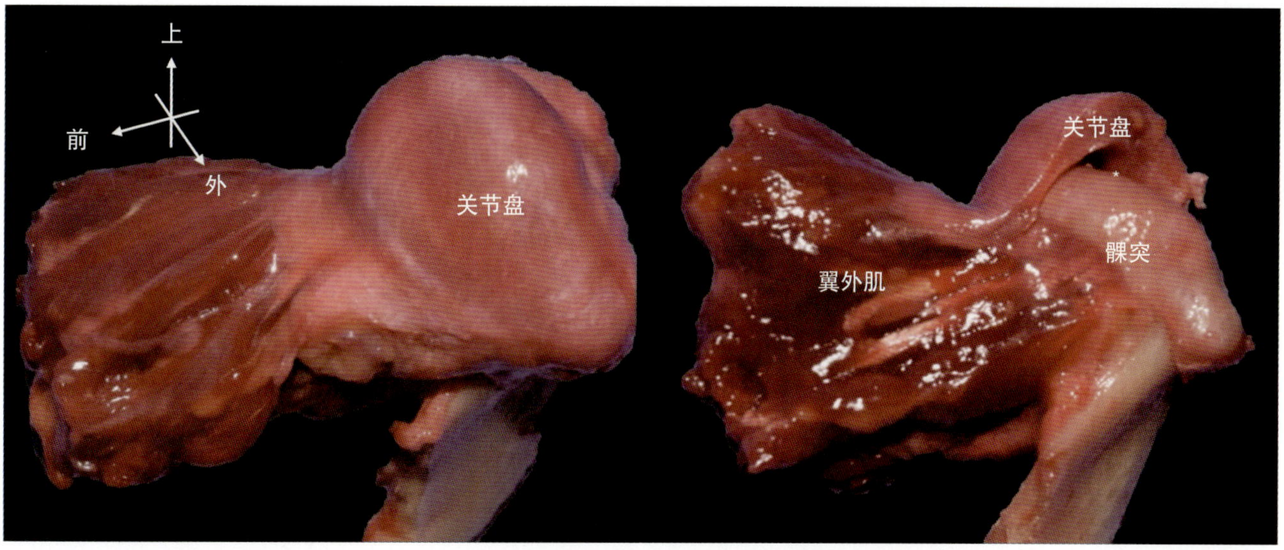

图 3.128 关节盘的上外侧图。关节盘与在矢状面图像中显示的盘状不同，而显示为覆盖整个髁突的帽状物（左图）。翼外肌附着于髁突颈部（右图）。在关节盘和髁突之间可见下关节间隙。

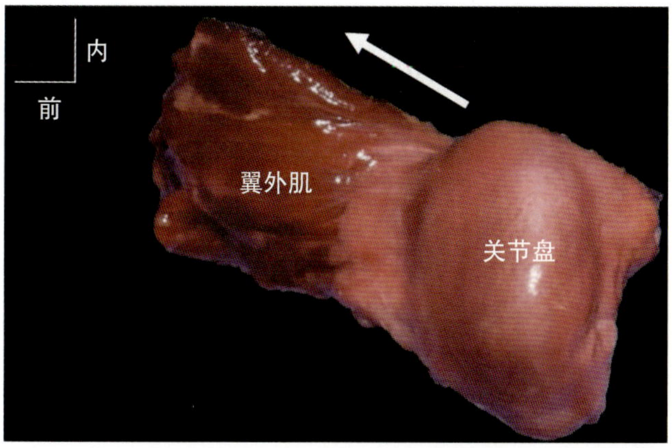

图 3.129 关节盘和翼外肌的上视图。翼外肌起源于翼突的外侧板，因此，翼外肌可以从前内侧延伸到后外侧。翼外肌附着于关节盘的前内侧和髁突颈部的内侧，而不是外侧面。这就是单侧翼外肌收缩时，下颌骨（白色箭头所示）偏向对侧的原因之一。

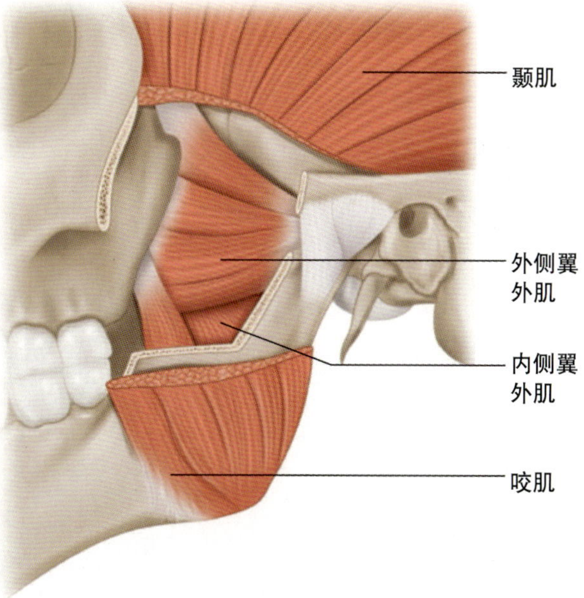

图 3.130 图示为4块咀嚼肌（颧弓和喙突被切除）。

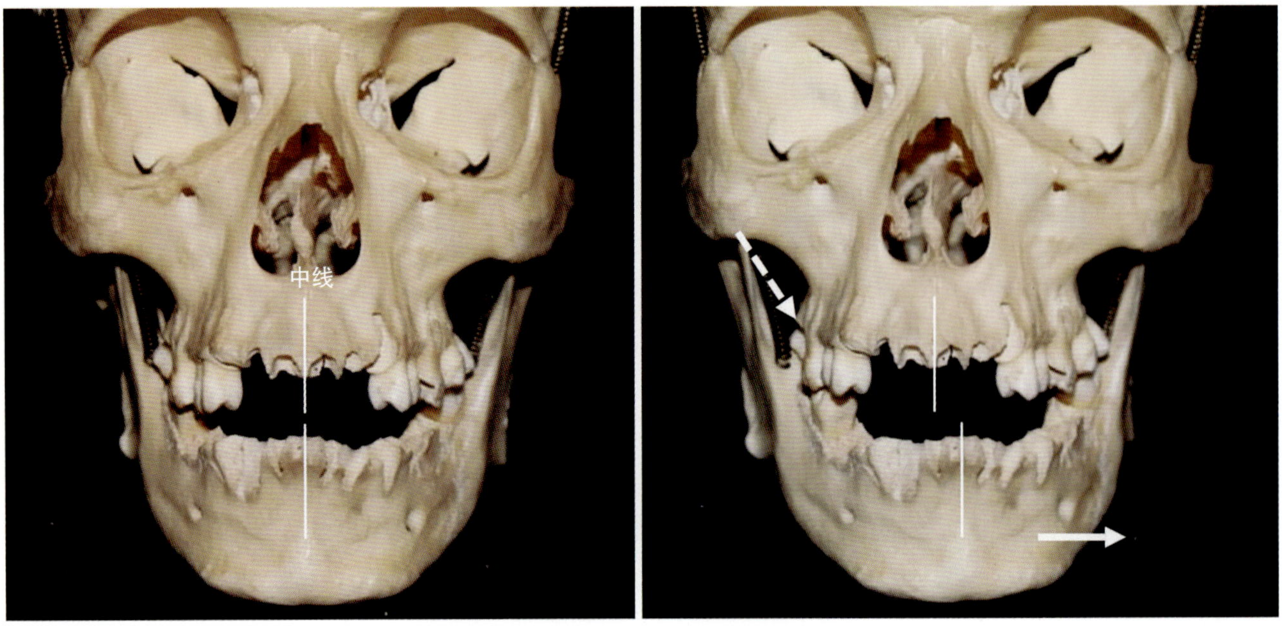

图 3.131 单侧翼外肌收缩(虚线箭头所示)时下颌骨移至对侧(箭头所示)。

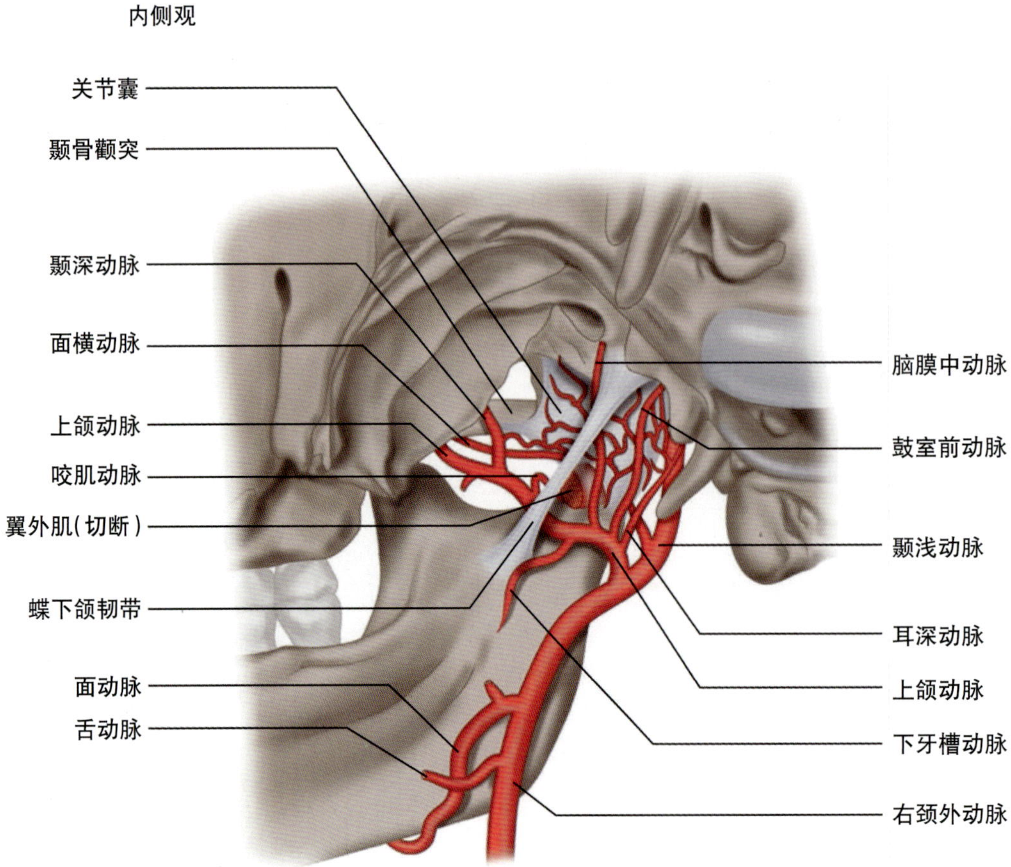

图 3.132 图示为 TMJ 血供的内侧。

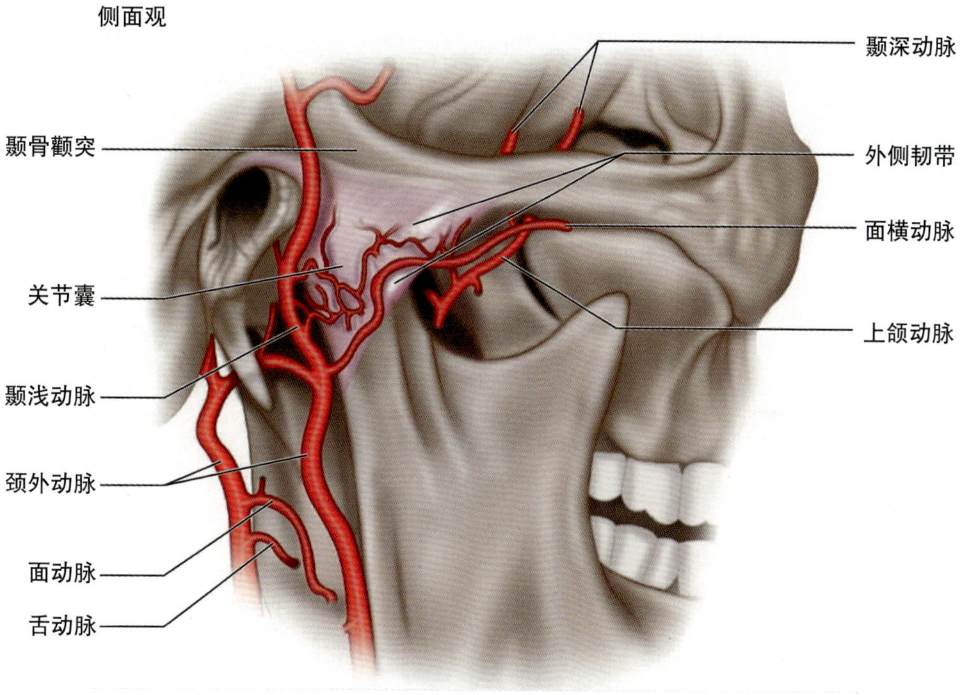

图 3.133 图示为 TMJ 血供的外侧。

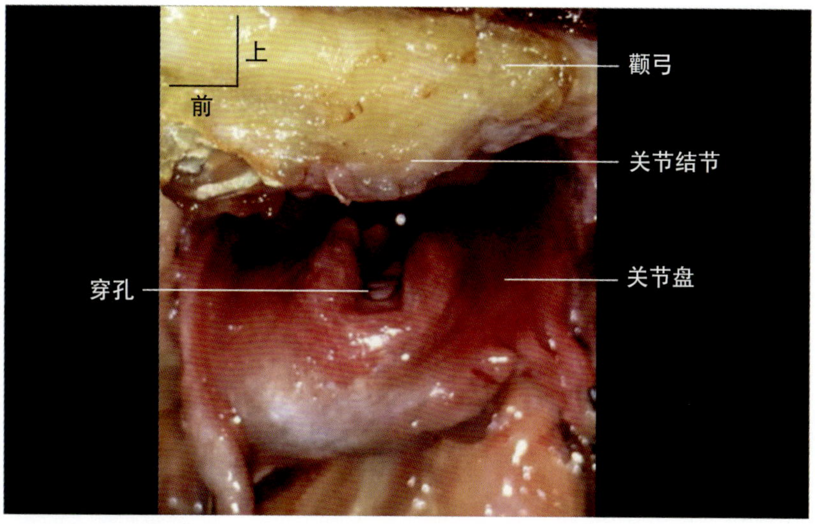

图 3.134 左侧颞下颌关节盘穿孔图(上外侧面观)。

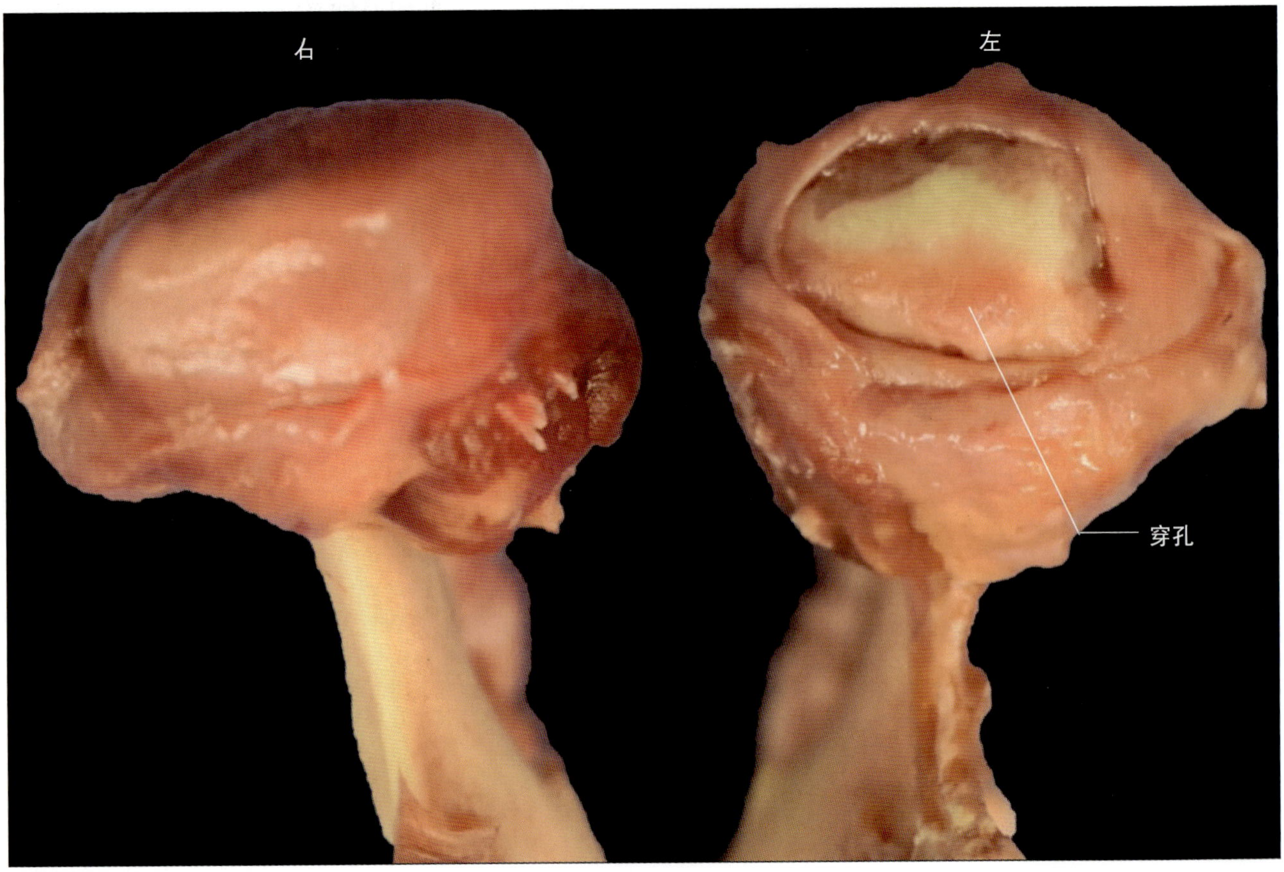

图 3.135 左侧关节盘穿孔(前上面观)。

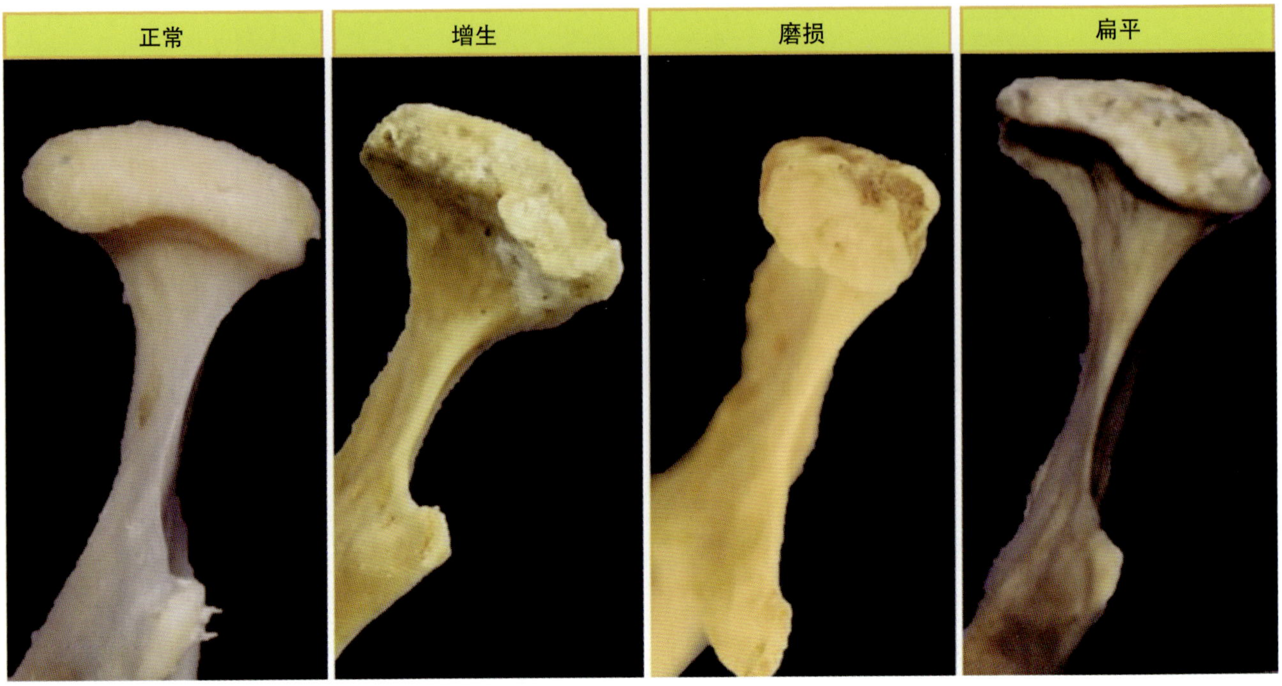

图 3.136 髁突头结构变化图。

(谢狄亚 译)

参考文献

Al-Koshab M, Nambiar P, John J. Assessment of condyle and glenoid fossa morphology using CBCT in south-east Asians. PLoS One. 2015;10(3):e0121682. https://doi.org/10.1371/journal.pone.0121682.

Carter RB, Keen E. The intramandibular course of the inferior alveolar nerve. J Anat. 1971;108(Pt 3):433.

Chitsazi MT, Shirmohammadi A, Faramarzi M, Esmaieli F, Chitsazi S. Evaluation of the position of the posterior superior alveolar artery in relation to the maxillary sinus using the cone-beam computed tomography scans. J Clin Exp Dent. 2017;9:e394–9.

Danesh-Sani SA, Movahed A, ElChaar ES, Chong Chan K, Amintavakoli N. Radiographic evaluation of maxillary sinus lateral wall and posterior superior alveolar artery anatomy: a cone beam computed tomographic study. Clin Implant Dent Relat Res. 2017;19:151–60.

Gosau M, Rink D, Driemel O, Draenert FG. Maxillary sinus anatomy: a cadaveric study with clinical implications. Anat Rec (Hoboken). 2009;292:352–4.

Hafeez NS, Ganapathy S, Sondekoppam R, Johnson M, Merrifield P, Galil KS. Anatomical variations of the greater palatine nerve in the greater palatine canal. J Can Dent Assoc. 2015;81:f14.

Iwanaga J, Tubbs RS. Buccal nerve dissection via an intraoral approach: correcting an error regarding buccal nerve blockade. J Oral Maxillofac Surg. 2019;77(6):1154–e1.

Iwanaga J, Saga T, Tabira Y, Nakamura M, Kitashima S, Watanabe K, Yamaki KI. The clinical anatomy of accessory mental nerves and foramina. Clin Anat. 2015;28(7):848–56.

Iwanaga J, Watanabe K, Saga T, Tabira Y, Kitashima S, Kusukawa J, Yamaki K. Accessory mental foramina and nerves: application to periodontal, periapical, and implant surgery. Clin Anat. 2016;29(4):493–501. https://doi.org/10.1002/ca.22635.

Iwanaga J, Kamura Y, Tanaka T, Watanabe K, Kusukawa J, Oskouian RJ, Tubbs RS. A new space of the face: the bucco-mandibular space. Clin Anat. 2017;30(7):958–962. https://doi.org/10.1002/ca.22964.

Iwanaga J, Nakamura K, Alonso F, Kirkpatrick C, Oskouian RJ, Watanabe K, Tubbs RS. Anatomical study of the so-called "retromolar gland": distinguishing normal anatomy from oral cavity pathology. Clin Anat. 2018;31(4):462–5. https://doi.org/10.1002/ca.23047.

Iwanaga J, Kikuta S, Tanaka T, Kamura Y, Tubbs RS. Review of risk assessment of major anatomical variations in clinical dentistry: accessory foramina of the mandible. Clin Anat. 2019a;32(5):672–7.

Iwanaga J, Wong TL, Kikuta S, Tubbs RS. Stafne bone cavity: a rare cadaveric case report. Anat Cell Biol. 2019b;52(3):354–6.

Iwanaga J, Katafuchi M, Matsushita Y, Kato T, Horner K, Tubbs RS. Anatomy of the mandibular canal and surrounding structures: part I: morphology of the superior wall of the mandibular canal. Ann Anat. 2020a;232:151580. https://doi.org/10.1016/j.aanat.2020b.151580.

Iwanaga J, Anand MK, Jain MN, Nagata M, Matsushita Y, Ibaragi S, Kusukawa J, Tubbs RS. Microsurgical anatomy of the superior wall of the mandibular canal and surrounding structures: suggestion for new classifications for dental implantology. Clin Anat. 2020b;33(2):223–31. https://doi.org/10.1002/ca.23456.

Kikuta S, Iwanaga J, Nakamura K, Hino K, Nakamura M, Kusukawa J. The retromolar canals and foramina: radiographic observation and application to oral surgery. Surg Radiol Anat. 2018 Jun;40(6): 647–52. https://doi.org/10.1007/s00276-018-2005-5.

Kikuta S, Iwanaga J, Kusukawa J, Tubbs RS. The mental artery: anatomical study and literature review. J Anat. 2020;236(3):564–9. https://doi.org/10.1111/joa.13113.

Kilic C, Kamburoğlu K, Ozen T, Balcioglu HA, Kurt B, Kutoglu T, Ozan H. The position of the mandibular canal and histologic feature of the inferior alveolar nerve. Clin Anat. 2010;23(1):34–42. https://doi.org/10.1002/ca.20889. PMID: 19918867.

Klosek SK, Rungruang T. Anatomical study of the greater palatine artery and related structures of the palatal vault: considerations for palate as the subepithelial connective tissue graft donor site. Surg Radiol Anat. 2009;31:245–50.

Lekholm U, Zarb GA. Patient selection and preparation. In: Branemark PI, Zarb GA, Albrektsson T, editors. Tissue-integrated prostheses: osseointegration in clinical dentistry. Chicago: Quintessence Publ Co; 1985. p. 199–209.

Lovasova K, Kachlik D, Rozpravkova M, Matusevska M, Ferkova J, Kluchova D. Three-dimensional CAD/CAM imaging of the maxillary sinus in ageing process. Ann Anat. 2018;218:69–82.

Matani JD, Kheur MG, Kheur SM, Jambhekar SS. The anatomic inter relationship of the neurovascular structures within the inferior Alveolar Canal: a cadaveric and histological study. J Maxillofac Oral Surg. 2014;13(4):499–502. https://doi.org/10.1007/s12663-013-0563-y.

Misch CE. Bone character: second vital implant criterion. Dent Today. 1988;7:39–40.

Misch CE. Density of bone: effect on treatment plans, surgical approach, healing, and progressive bone loading. Int J Oral Implantol. 1990;6:23–31.

Misch CE. Contemporary implant dentistry. 2nd ed. St. Louis, MO: Mosby; 1999.

Motamedi MH, Gharedaghi J, Mehralizadeh S, Navi F, Badkoobeh A, Valaei N, Azizi T. Anthropomorphic assessment of the retromolar foramen and retromolar nerve: anomaly or variation of normal anatomy? Int J Oral Maxillofac Surg. 2016;45(2):241–4. https://doi.org/10.1016/j.ijom.2015.10.017.

Naitoh M, Hiraiwa Y, Aimiya H, Gotoh K, Ariji E. Accessory mental foramen assessment using cone-beam computed tomography. Oral Surg Oral Med Oral Pathol Oral Radiol Endodontol. 2009a;107(2):289–94.

Naitoh M, Hiraiwa Y, Aimiya H, Ariji E. Observation of bifid mandibular canal using cone-beam computerized tomography. Int J Oral Maxillofac Implants. 2009b;24(1):155–9.

Neiva RF, Gapsli R, Wang HL. Morphometric analysis of implant-related anatomy in Caucasian skulls. J Periodontol. 2004;75(8):1061–7.

Nortjé CJ, Farman AG, Grotepass FW. Variations in the normal anatomy of the inferior dental (mandibular) canal: a retrospective study of panoramic radiographs from 3612 routine dental patients. Br J Oral Surg. 1977;15(1):55–63.

Pandharbale AA, Gadgil RM, Bhoosreddy AR, Kunte VR, Ahire BS, Shinde MR, Joshi SS. Evaluation of the posterior superior alveolar artery using cone beam computed tomography. Pol J Radiol. 2016;81:606–10.

Standring S, editor. Gray's anatomy: the anatomical basis of clinical practice. London: Elsevier Health Sciences; 2015.

Takezawa K, Ghabriel M, Townsend G. The course and distribution of the buccal nerve: clinical relevance in dentistry. Aust Dent J. 2018;63(1):66–71. https://doi.org/10.1111/adj.12543. Epub 2017 Sep 8. PMID: 28646596.

Tehranchi M, Taleghani F, Shahab S, Nouri A. Prevalence and location of the posterior superior alveolar artery using cone-beam computed tomography. Imag Sci Dent. 2017;47:39–44.

Yu SK, Lee MH, Jeon YH, Chung YY, Kim HJ. Anatomical configuration of the inferior alveolar neurovascular bundle: a histomorphometric analysis. Surg Radiol Anat. 2016;38(2):195–201. https://doi.org/10.1007/s00276-015-1540-6.

第 4 章

颌面解剖学与解剖间隙

4.1 解剖间隙概述

总结

颌面部间隙是由黏膜、骨、肌肉和筋膜构成的疏松结缔组织，其包含血管、神经、唾液腺和导管及肌肉（图 4.1 和图 4.2）。例如，感染和肿瘤可以通过这些间隙扩散到纵隔。并且，这些间隙中的病理学可引起邻近神经的功能障碍。

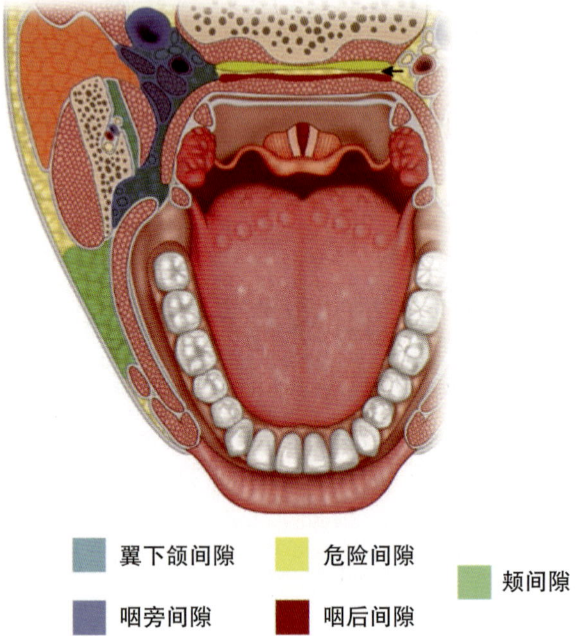

图 4.1 间隙的轴位视图。注意鼻翼筋膜（箭头所示）将咽后壁后方的间隙分为咽后间隙和“危险”间隙。

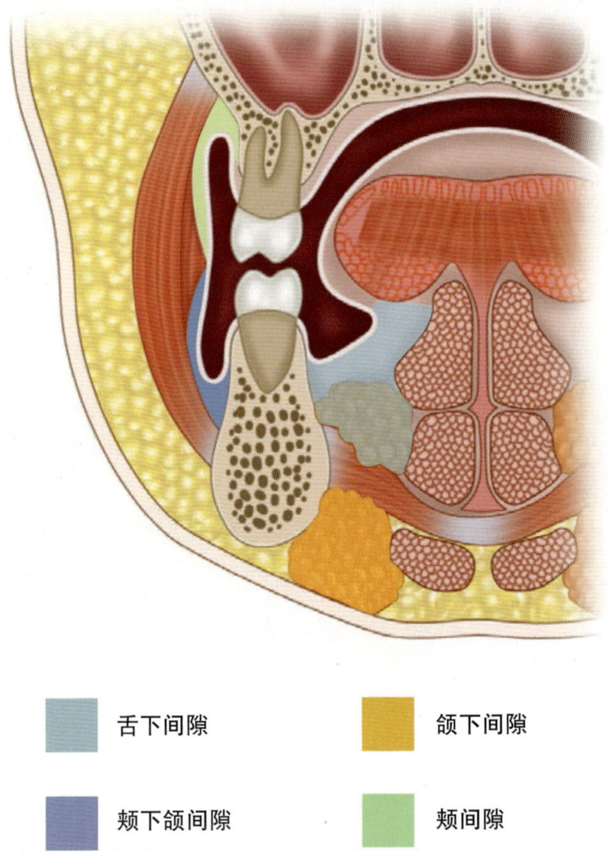

图 4.2　间隙的冠状位视图。颊下颌间隙是与颊间隙分离的间隙，于 2017 年首次被报道。(Iwanaga et al. 2017.)

4.2　鼻、鼻腔和鼻旁窦(图 4.3 至图 4.19)

总结

鼻和鼻腔由额骨、鼻骨、上颌骨、筛骨、泪骨、下鼻甲、腭骨和蝶骨，以及大鼻翼、小鼻翼、鼻中隔、犁鼻和副鼻软骨组成。一般来说，每人有 3 对鼻甲，上鼻甲和中鼻甲是筛骨的一部分，下鼻甲是一块单独的骨。在每个鼻甲下方存在鼻道(上、中、下)，这是空气的通道，容纳鼻旁窦(上颌窦、额窦、蝶窦和筛房)和鼻泪管的开口。主要的血液供应来自上颌动脉的蝶腭分支和眼动脉的筛前支、筛后支(鼻孔的小面积由面动脉的颈支供应)。神经由鼻腭神经(V2)、筛前神经(V1)和眶下神经的内鼻分支(V2)所支配。

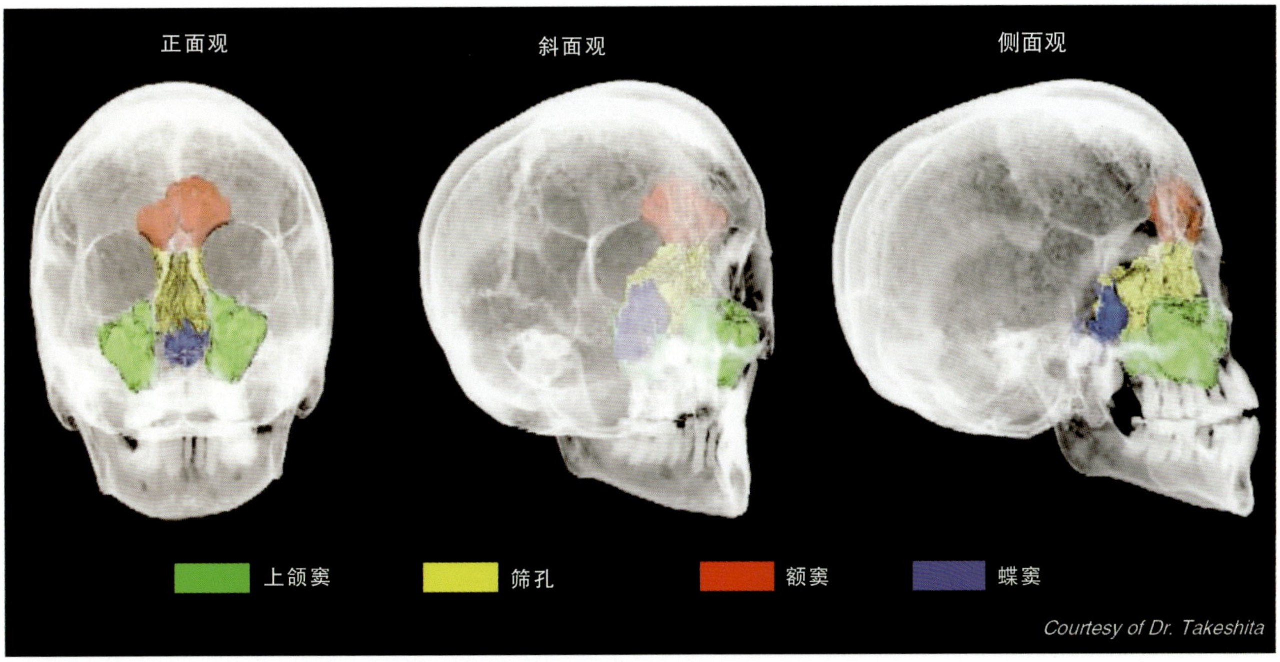

图 4.3　下颌无牙列患者的鼻旁窦。

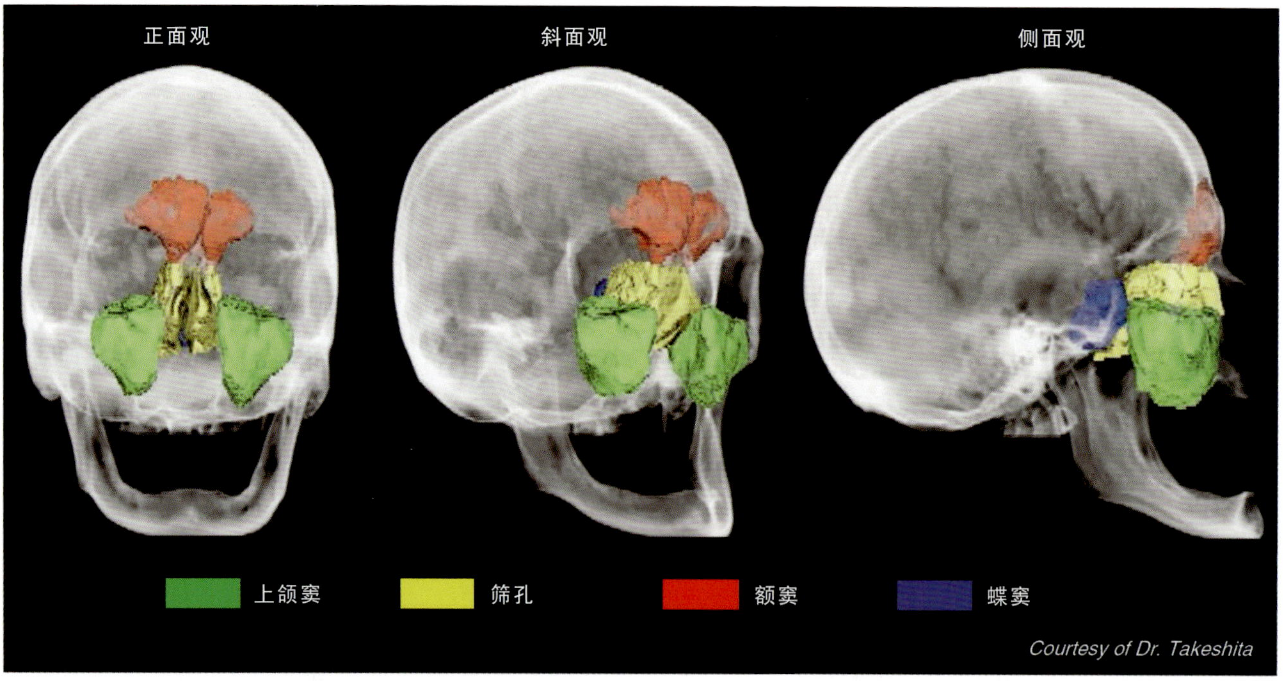

图 4.4 下颌无牙列患者的鼻旁窦。上牙脱落后,上颌窦的体积增加。

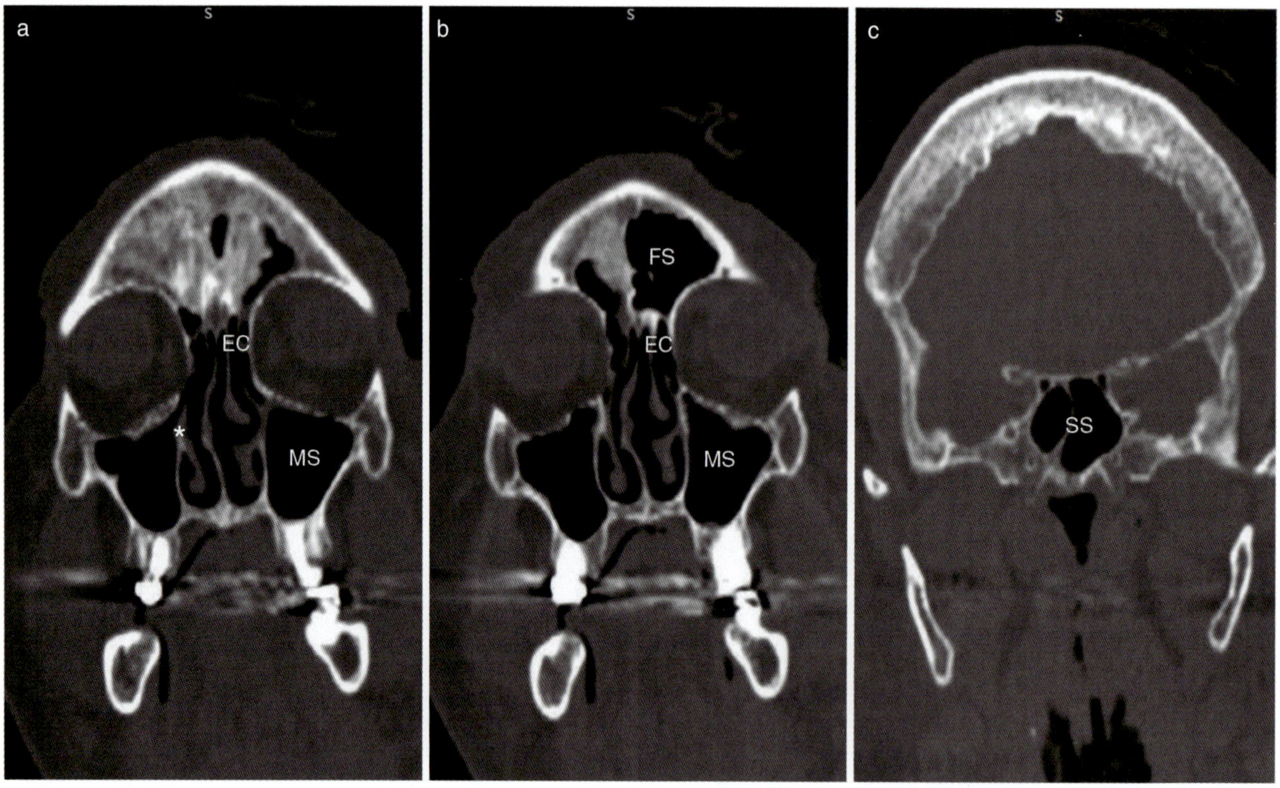

图 4.5 鼻旁窦的冠状位 CT 图像。(a)注意:上颌窦开口进入中鼻道,在钩突(星号所示)上方可观察到。EC,筛窦;MS,上颌窦;FS,额窦;SS,蝶窦。

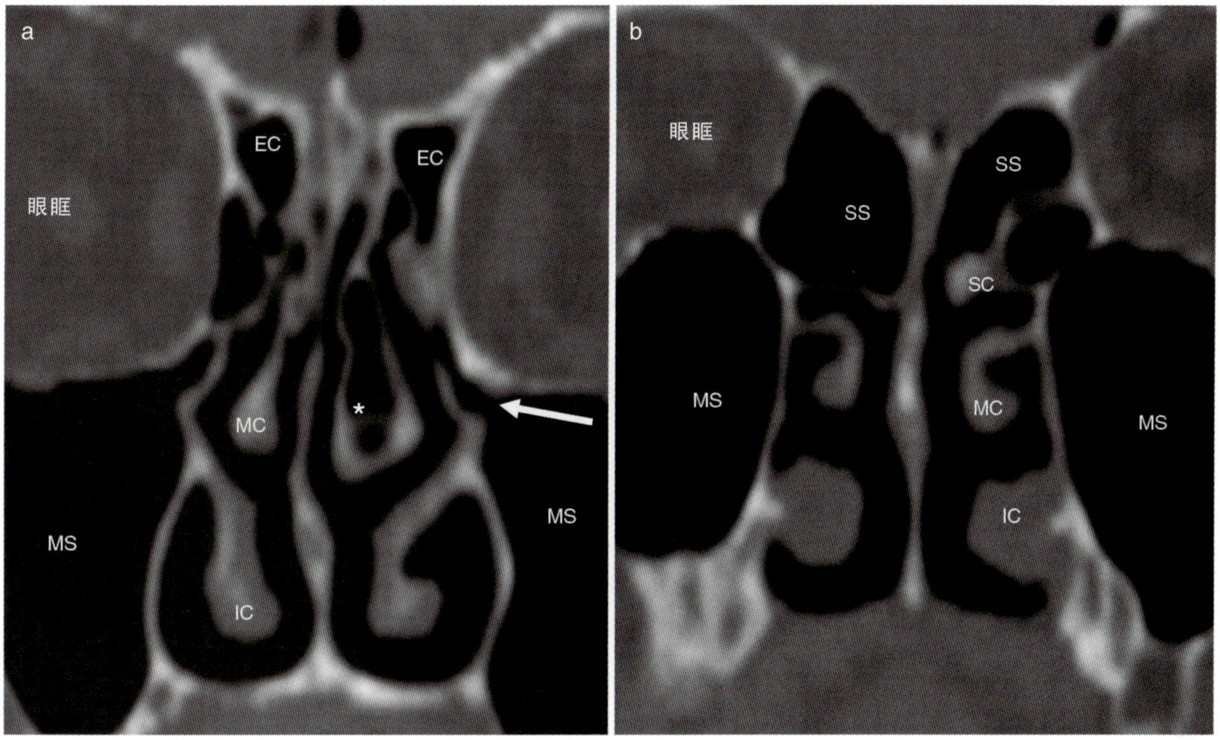

图 4.6　鼻腔的冠状位 CT 图像。注意:在图 a(箭头所示)中,筛泡(星号所示)位于上颌窦进入中鼻道开口的内侧。EC,筛窦;MS,上颌窦;SS,蝶窦;IC,下鼻甲;MC,中鼻甲;SC,上鼻甲。

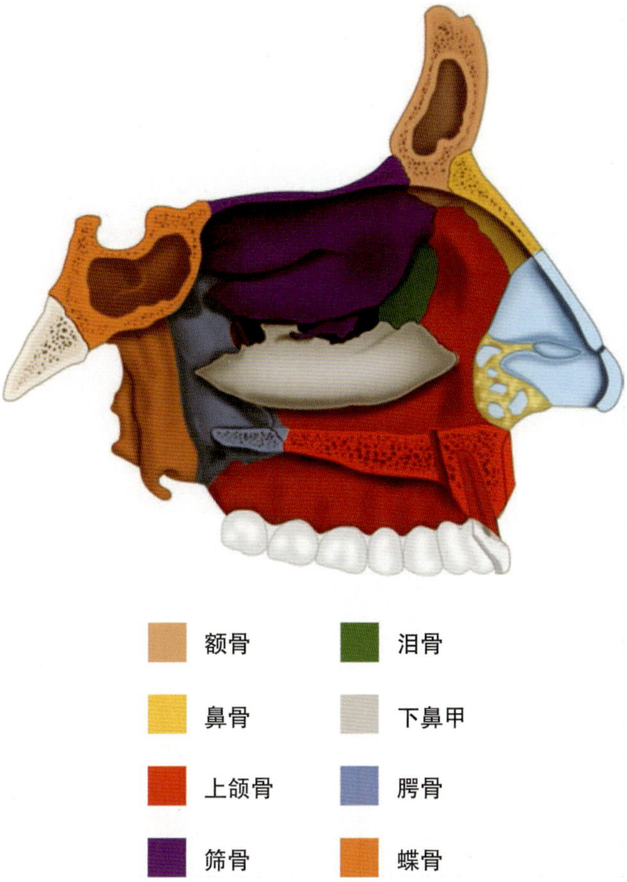

图 4.7　鼻腔骨性结构的内侧视图。

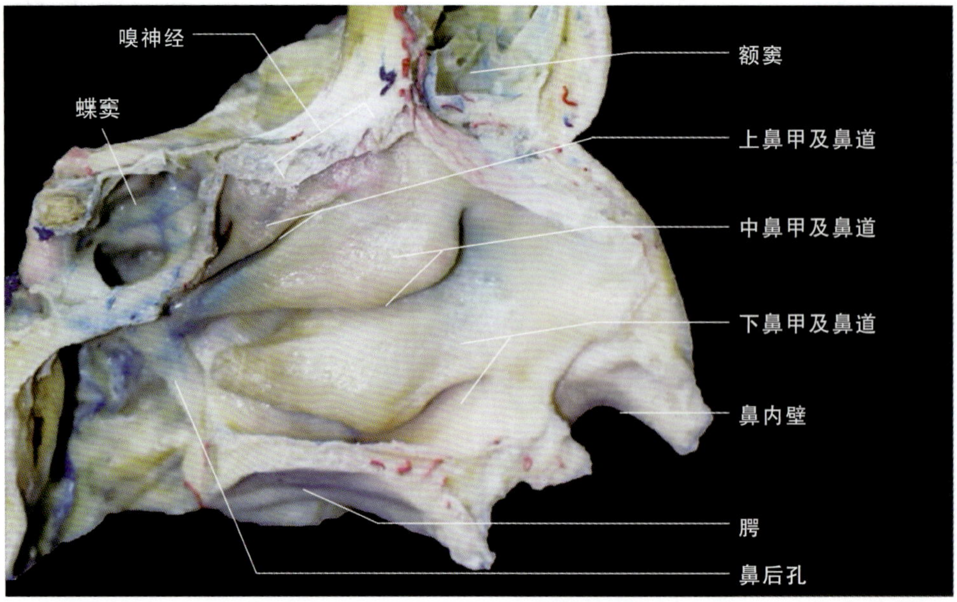

图 4.8 鼻腔内侧视图。

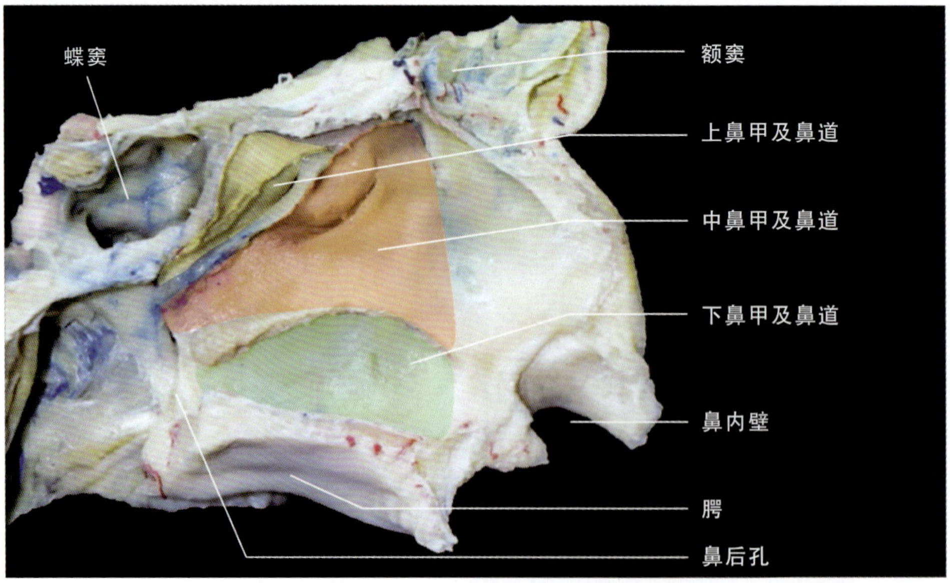

图 4.9 鼻腔内侧视图。注意上、中、下鼻甲均被切除。

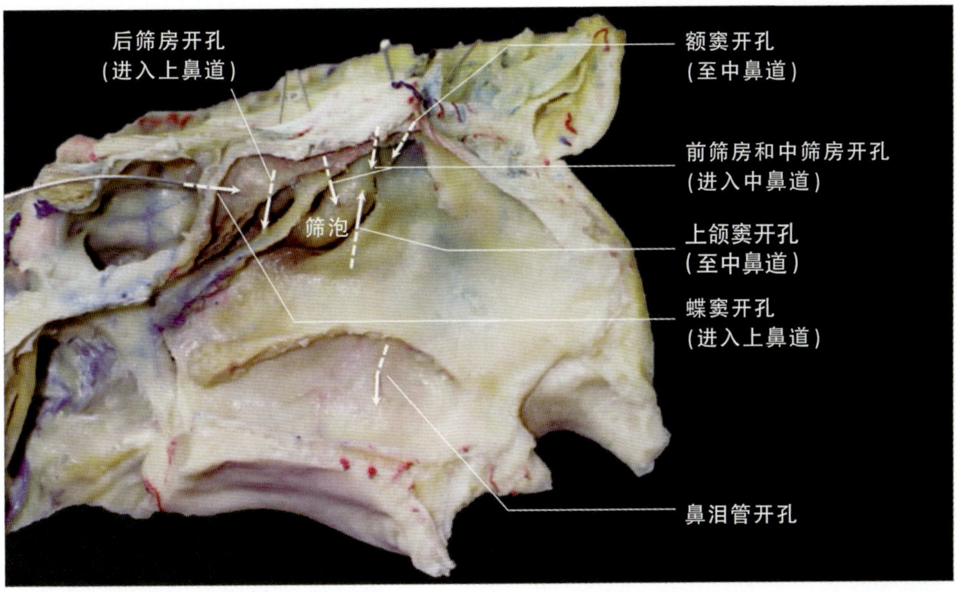

图 4.10　鼻腔内侧视图，显示鼻旁窦和鼻泪管开口。

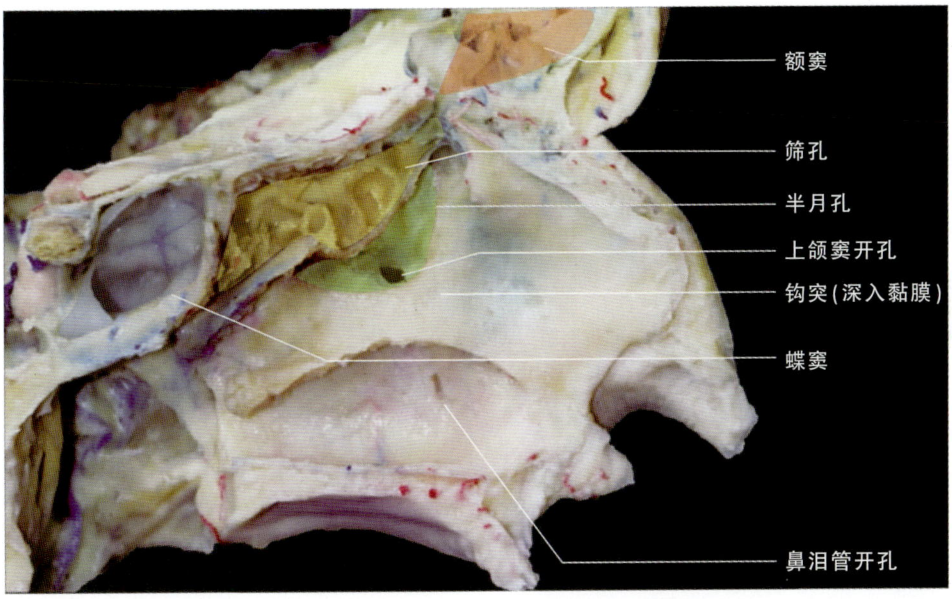

图 4.11　鼻腔的内侧视图。筛房的中侧壁和筛泡被切除。

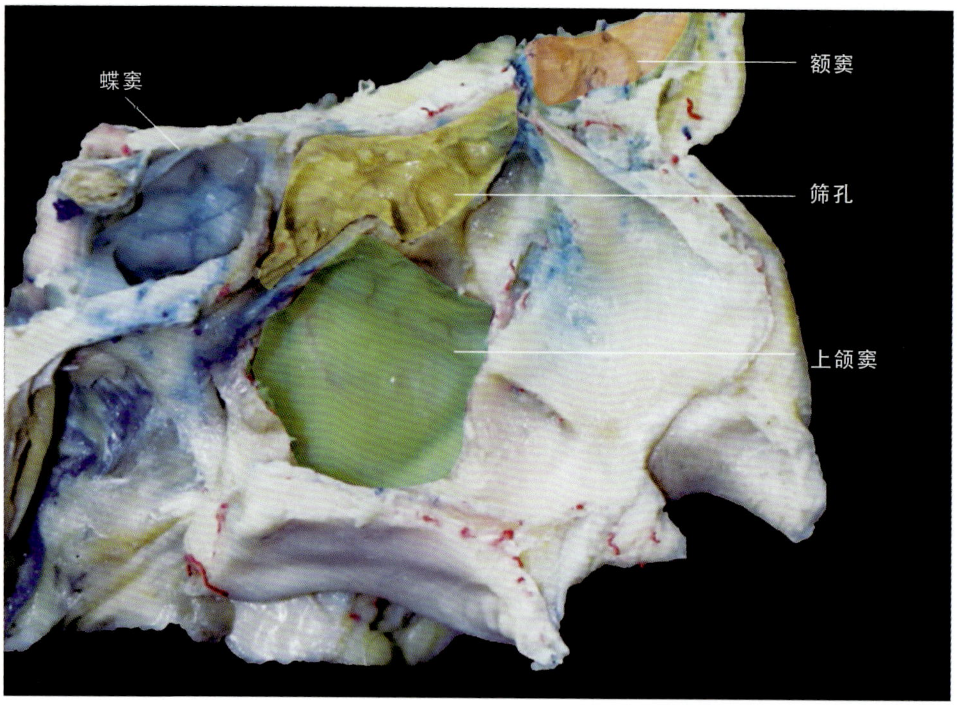

图 4.12 鼻腔内侧面。注意:图中显示了 4 个鼻旁窦。

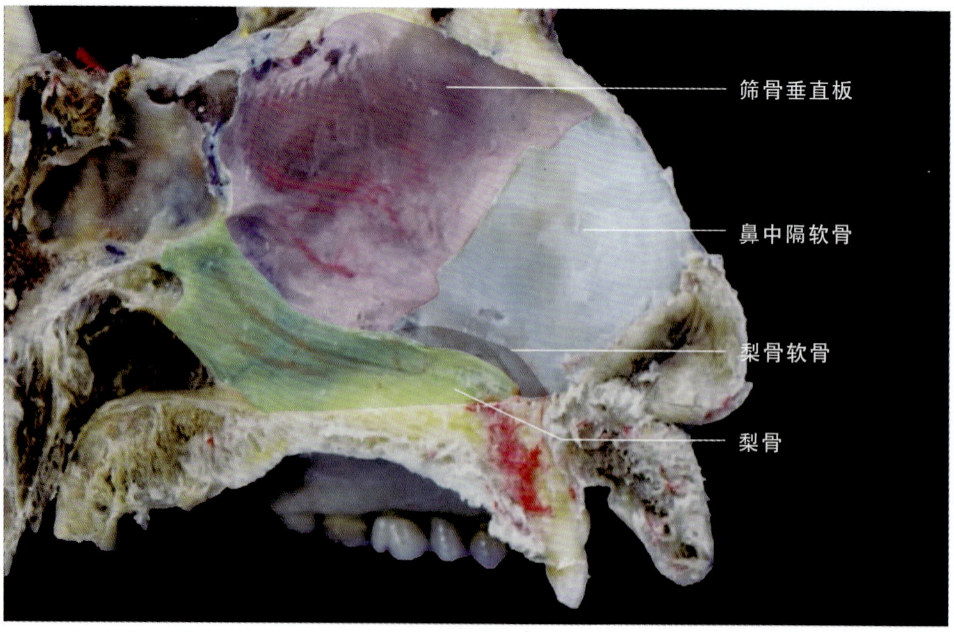

图 4.13 鼻中隔内侧视图。

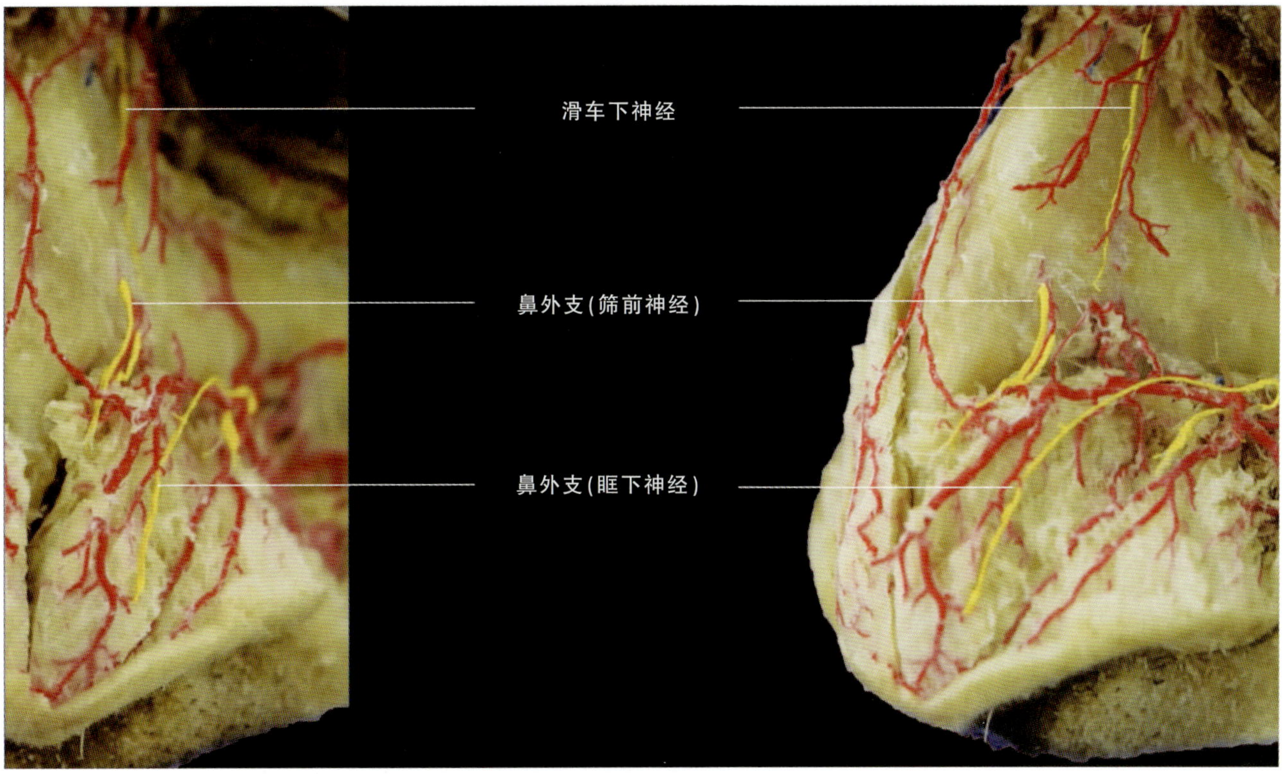

图 4.14　外鼻的神经支配。

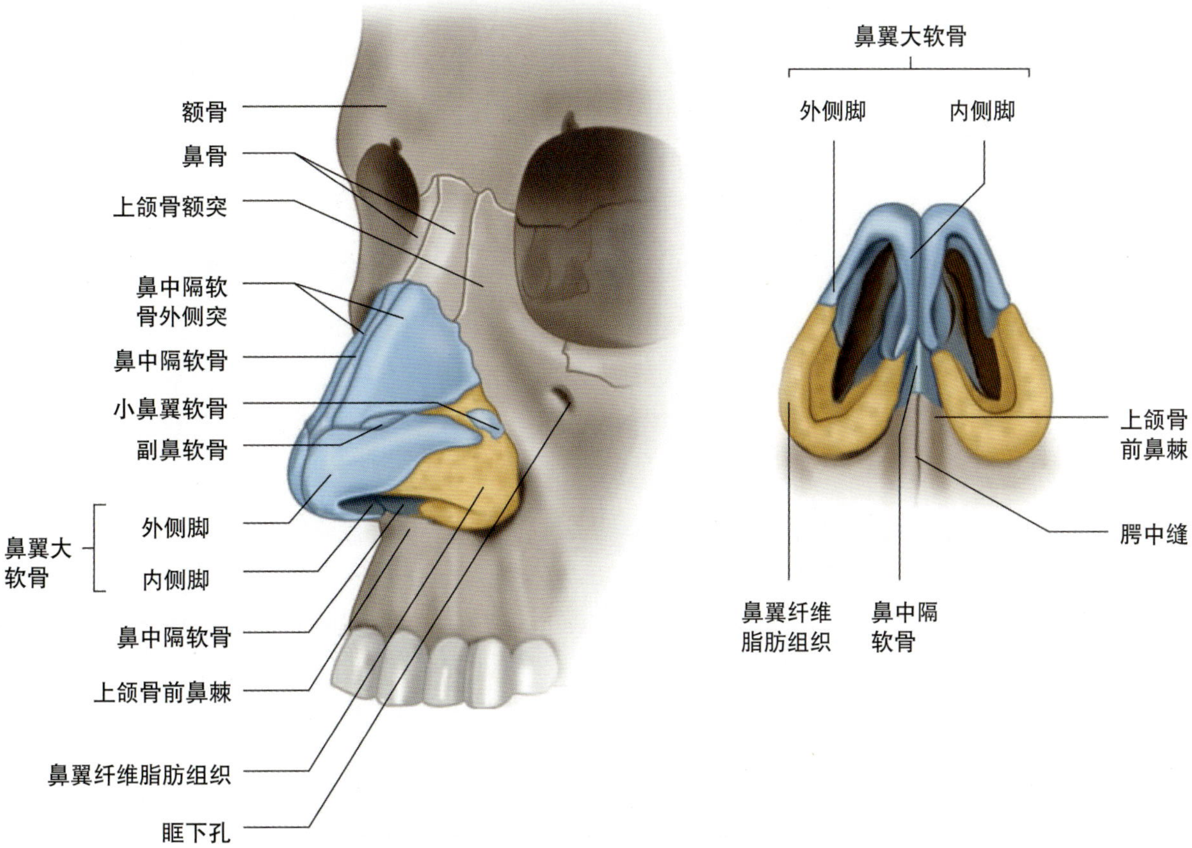

图 4.15　鼻软骨示意图。

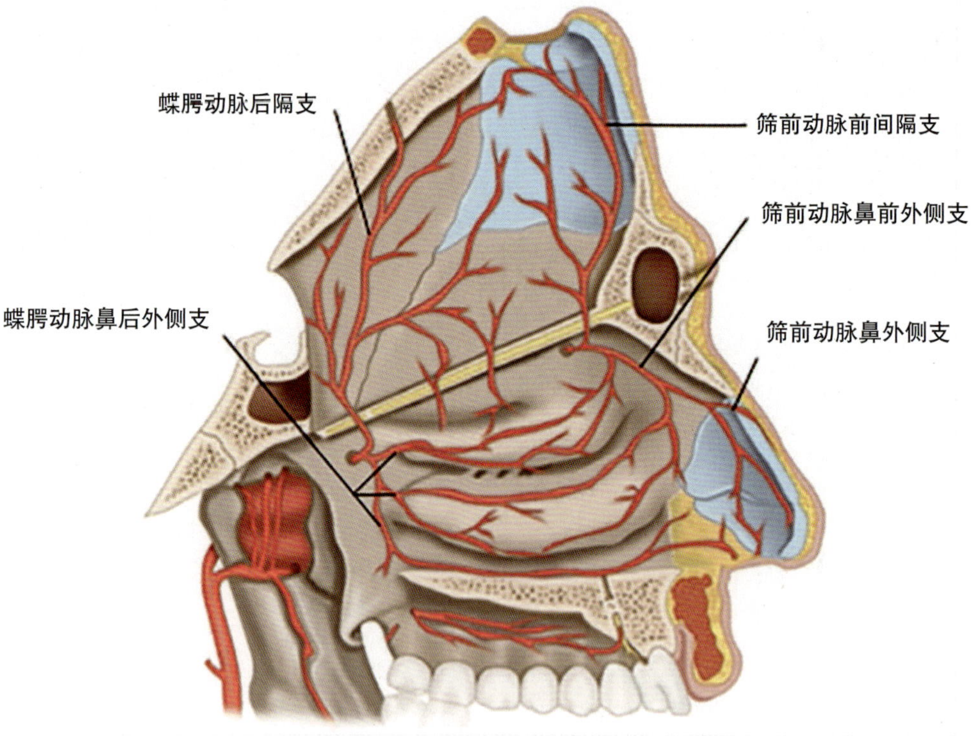

图 4.16 鼻腔的血液供应。

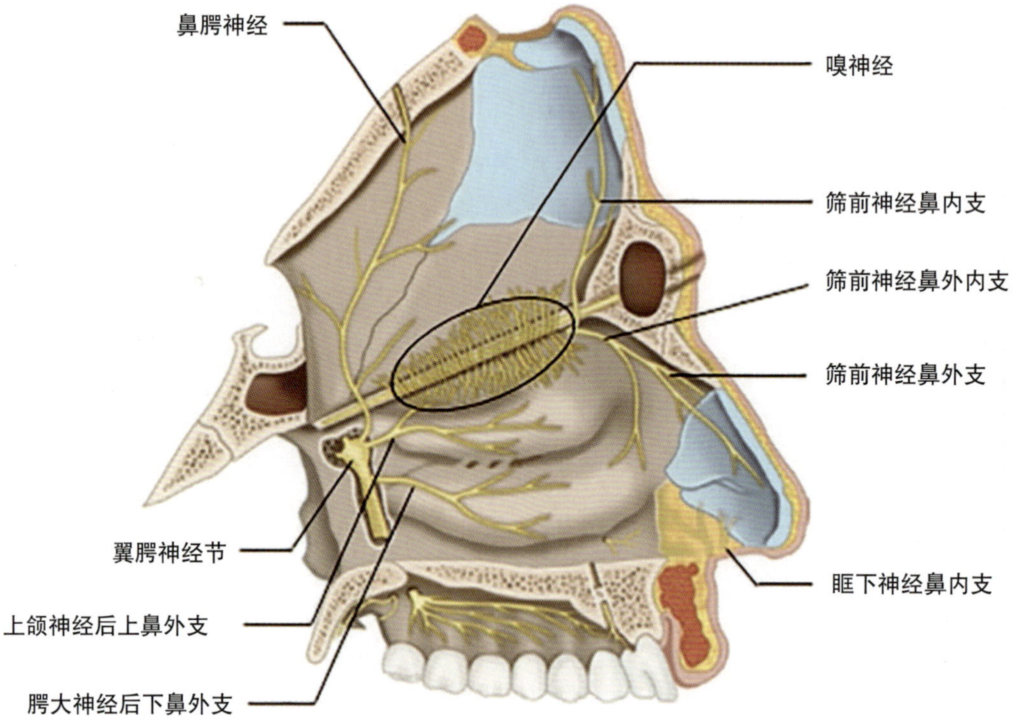

图 4.17 鼻腔和鼻中隔的神经支配。

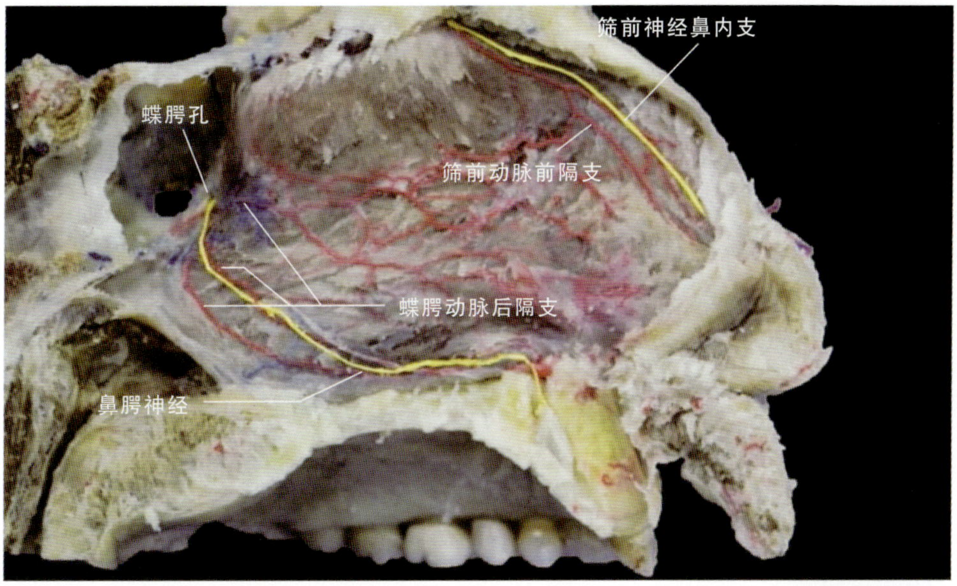

图 4.18　鼻腔的血供和神经支配。

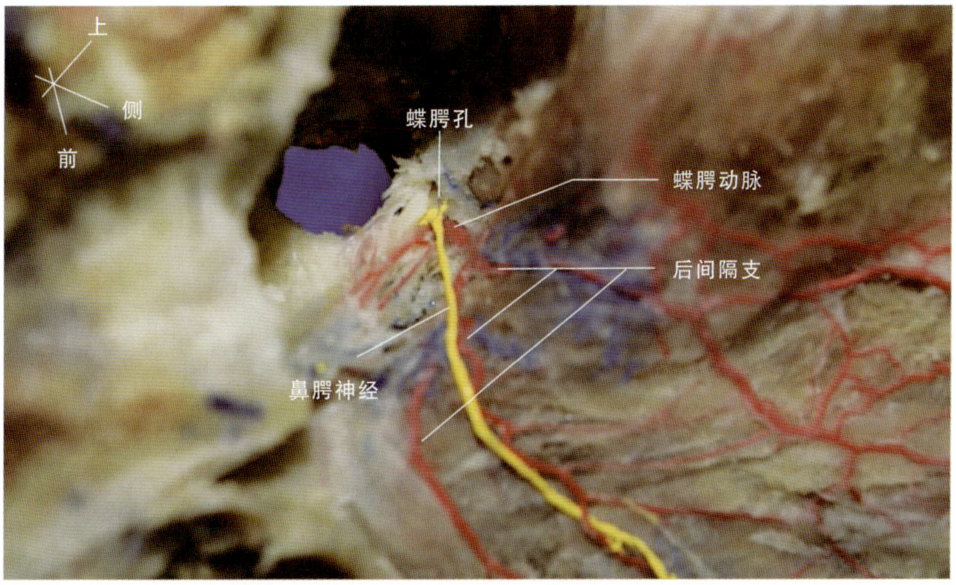

图 4.19　经蝶腭孔的蝶腭动脉和鼻腭神经的起源。

4.3　眼眶

总结

视觉是由视神经控制的。为使眼球运动，脑神经Ⅲ、Ⅳ和Ⅵ分支经由眶上裂进入眼眶进行支配。眼泪产生于泪腺，其功能是防止角膜干燥。多余的液体由位于内侧的鼻泪管所收集，随后排入下鼻道。眼眶接受来自眼动脉、面动脉和面横动脉的动脉分支。重要的是，眶上静脉和眶下静脉进入海绵窦，因此，眼眶感染可影响海绵窦。本节将展示眼眶的解剖结构(图 4.20 至图 4.40)。

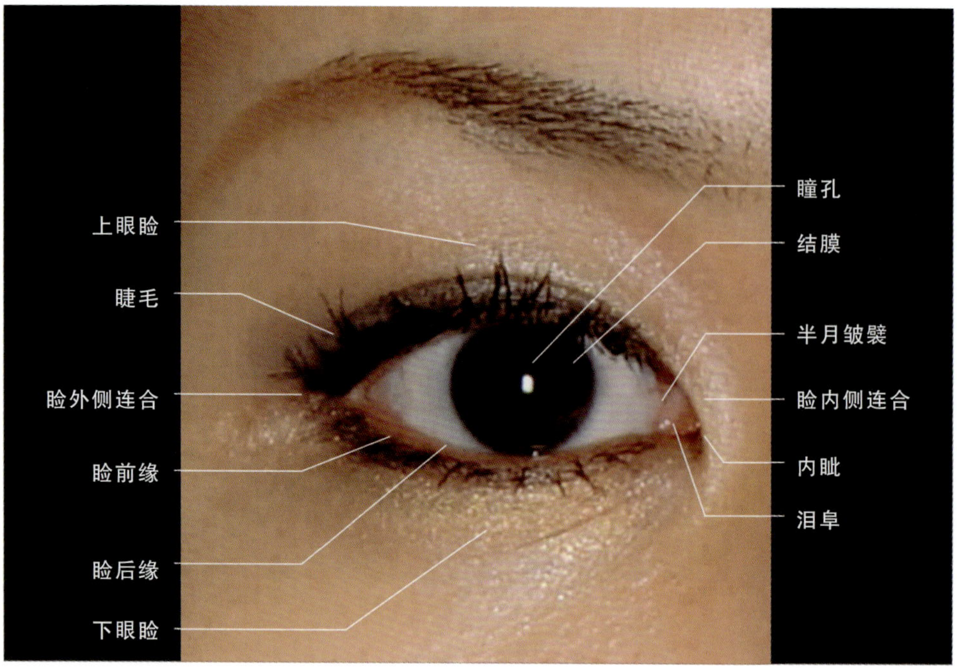

图 4.20 右眼前视图。1/3 健康的年轻北美高加索人(Farkas and Cheung,1979)和 50%~90%的韩国人和日本人(Lai et al. 2012)存在内眦赘皮(或内眦皱褶)。

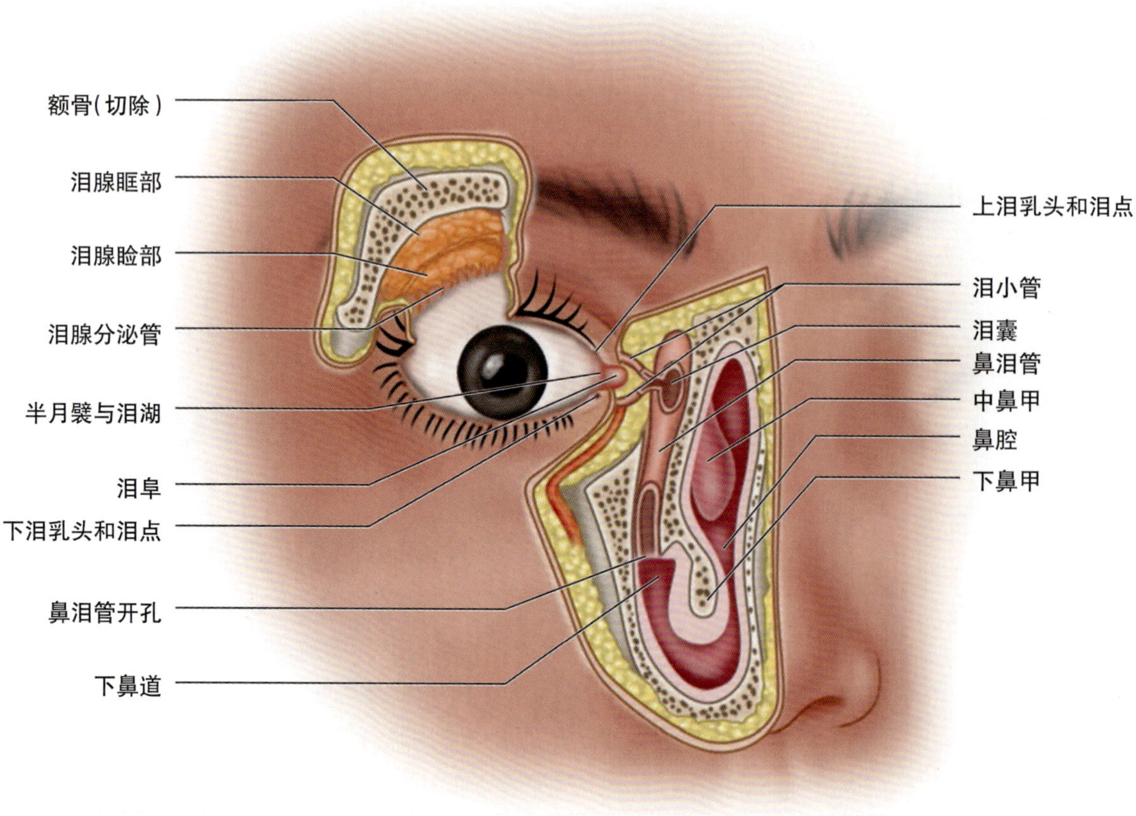

图 4.21 泪腺中产生泪液的通路,泪腺受泪腺神经(V1 的分支)支配。沿着泪腺神经到达泪腺的自主神经纤维来自面神经。

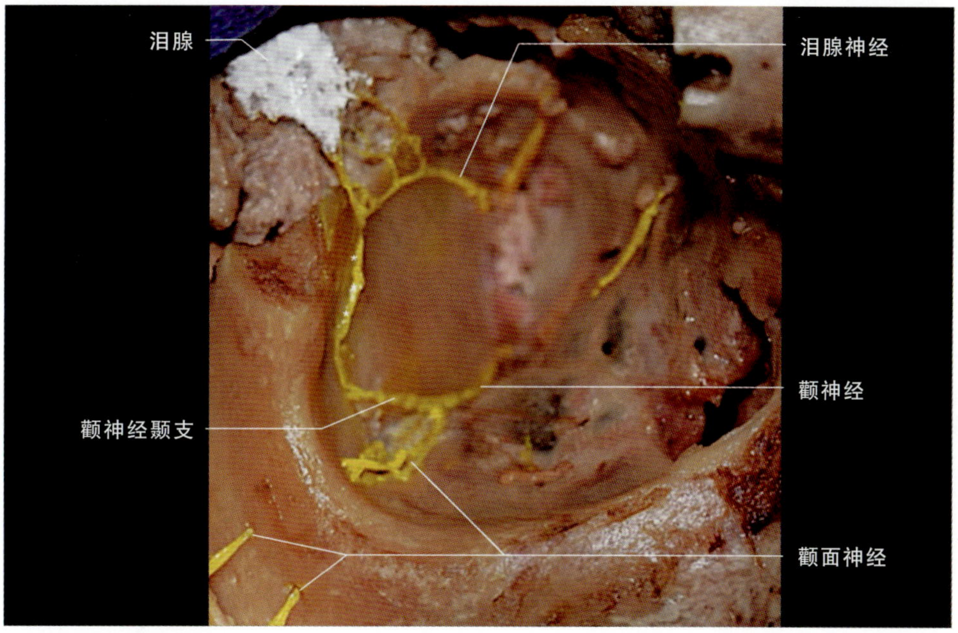

图 4.22　右侧眼眶前视图。泪腺的节后副交感神经纤维经由颧颞神经起源于翼腭神经节，颧颞神经向泪腺神经发送交通支以供应副交感神经纤维。

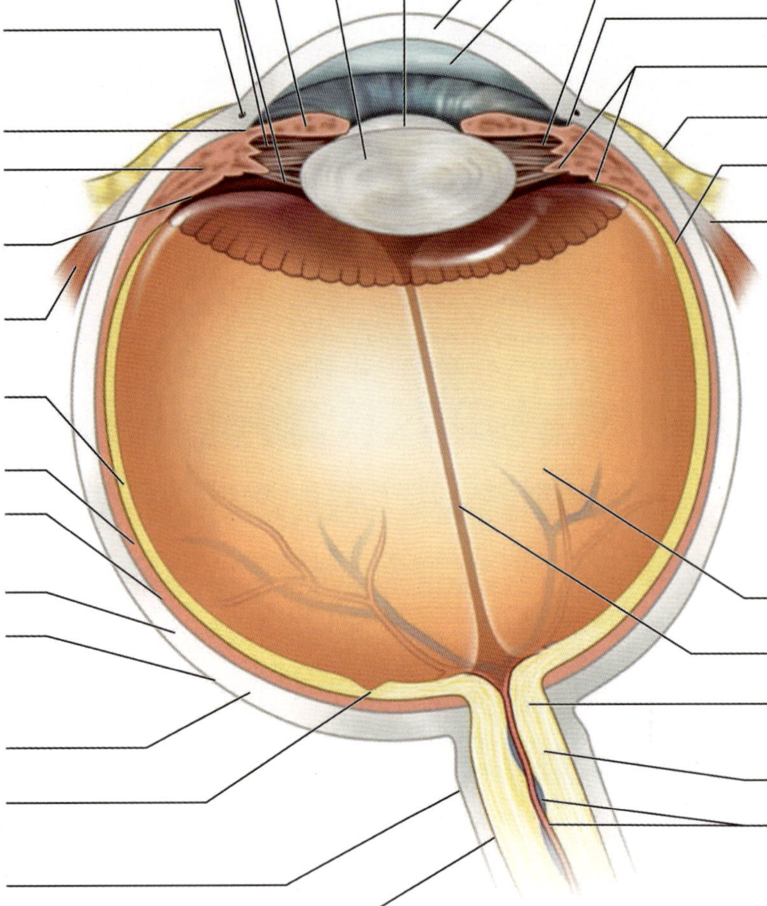

图 4.23 左眼球的轴向切面。

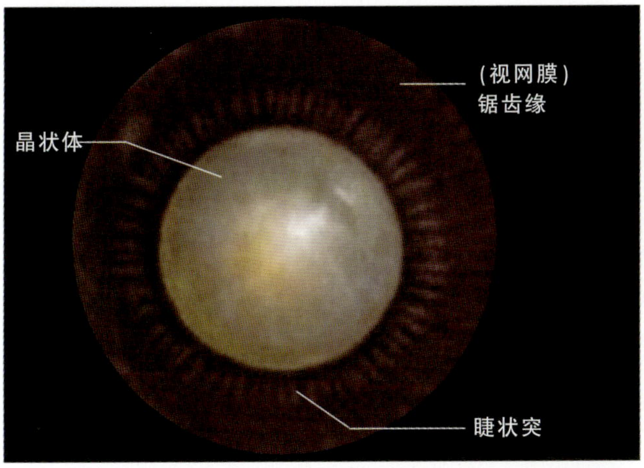

图 4.24　眼球冠状面图像，从后向前观察。

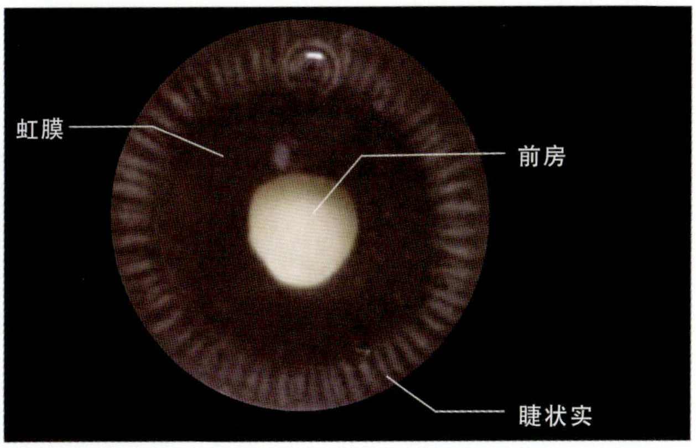

图 4.25　眼球冠状面图像，从后向前观察。晶状体已被移除。

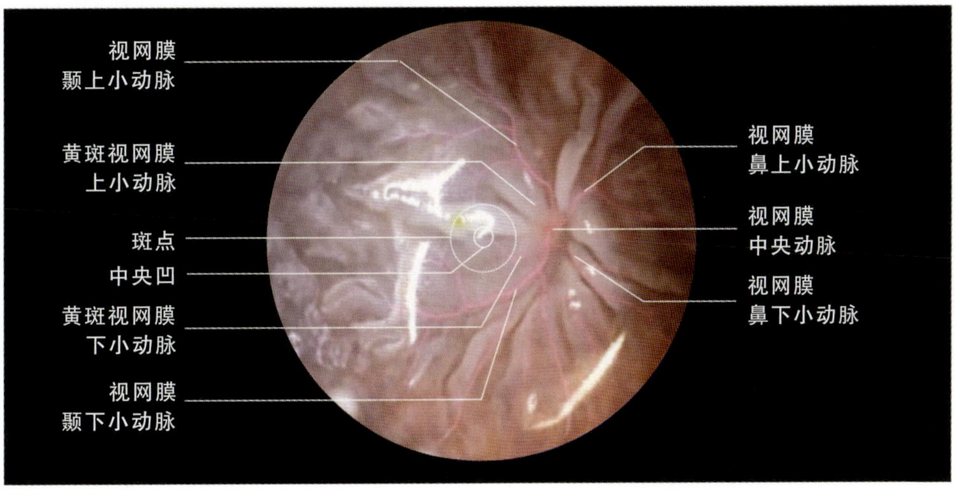

图 4.26　眼球冠状面图像，显示右视神经和视网膜小动脉。

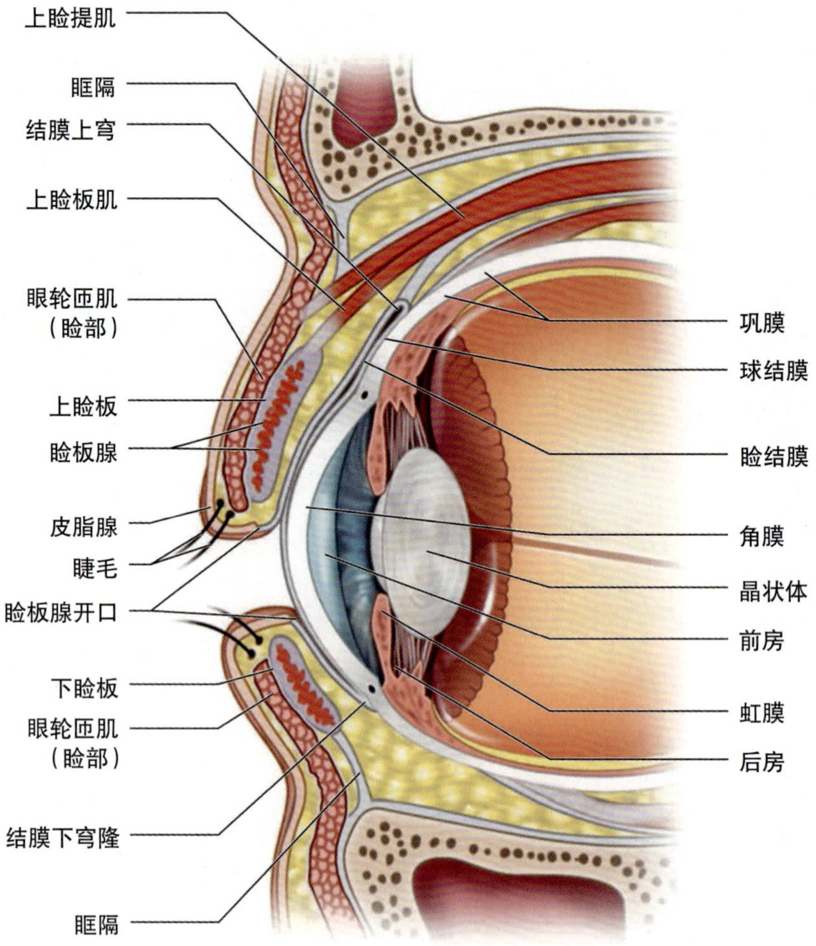

图 4.27 眼眶矢状面图像。

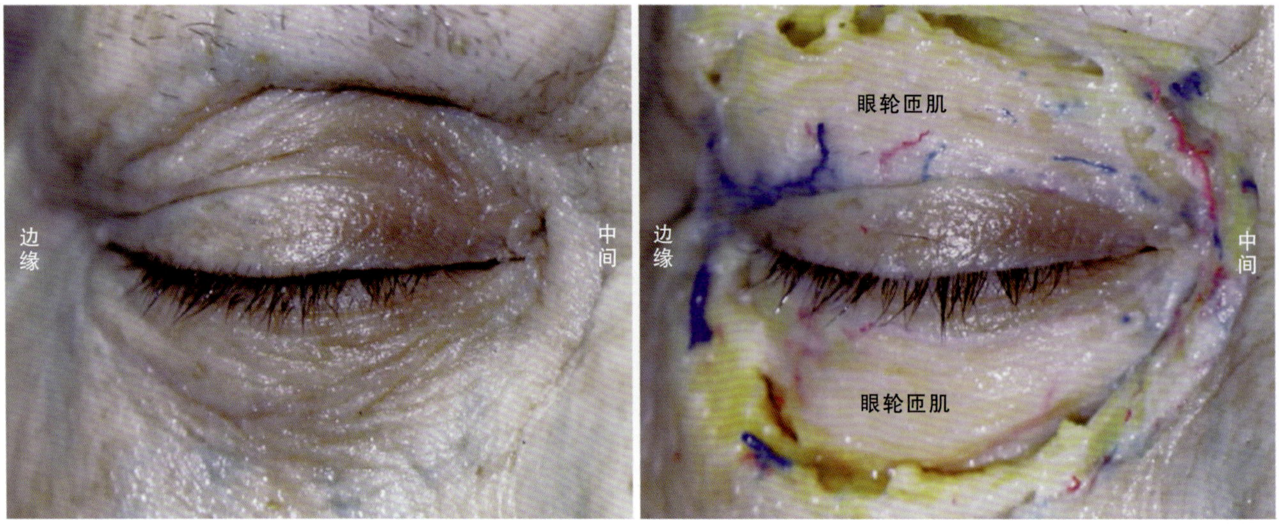

图 4.28 右眼睑前视图。

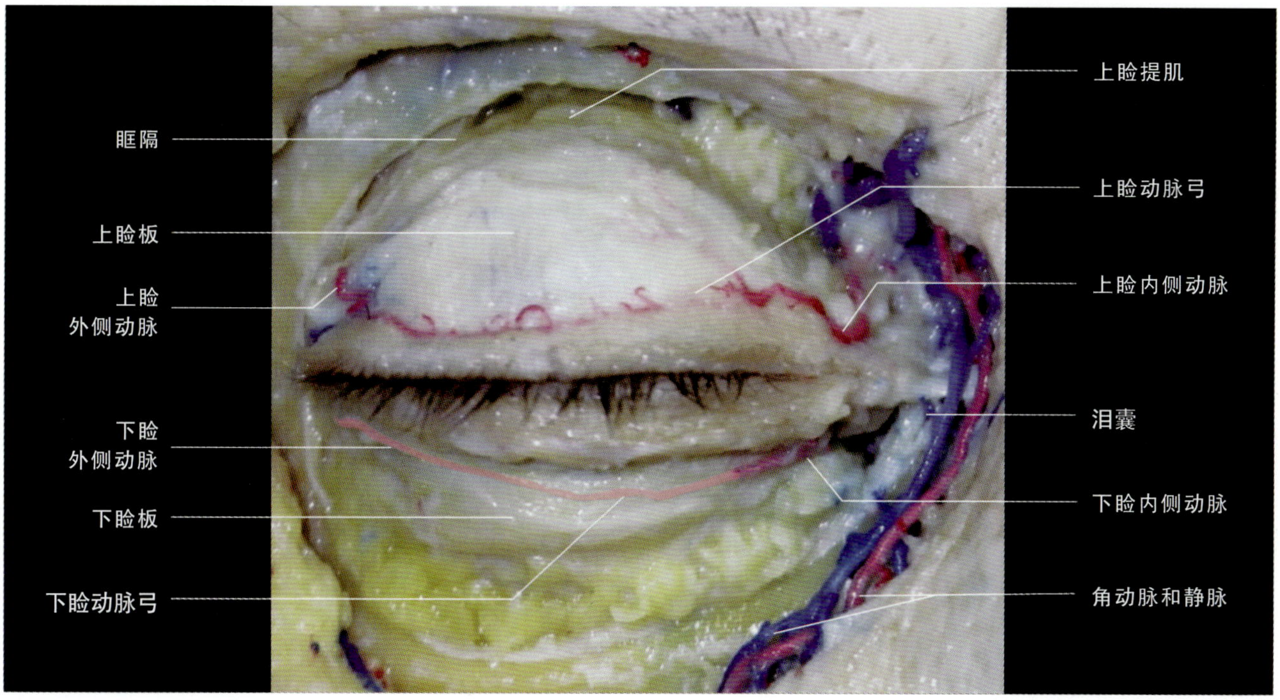

图 4.29　去除眼轮匝肌后的右眼正视图。

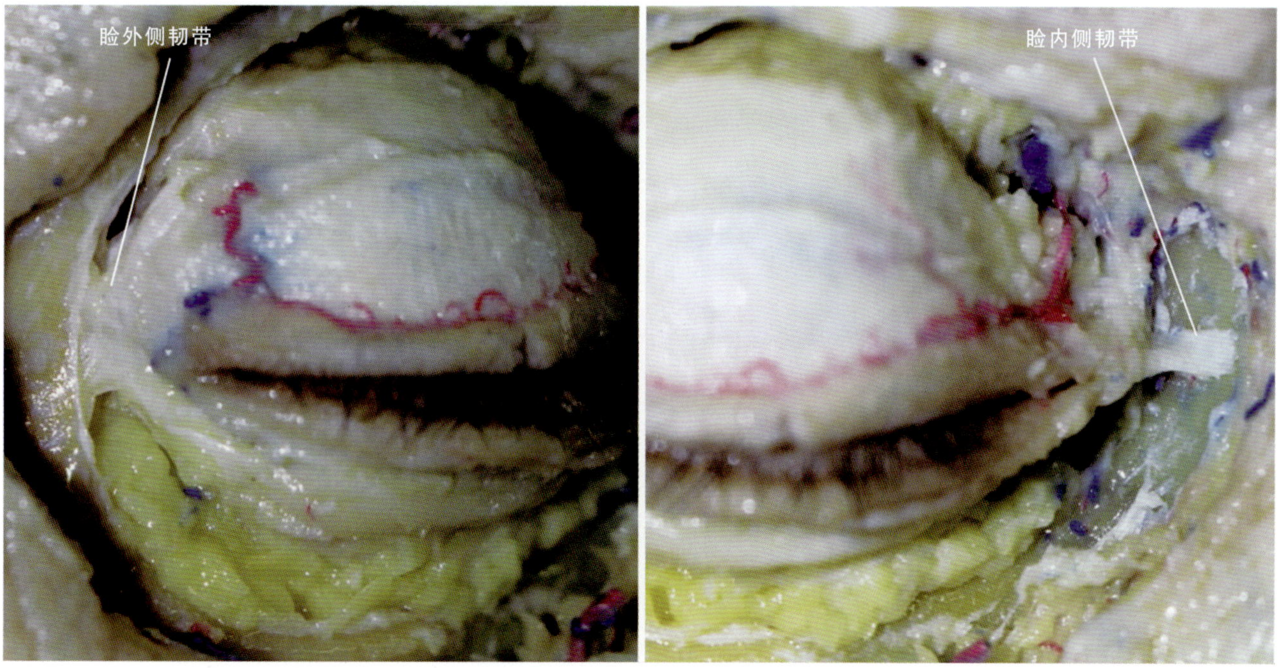

图 4.30　眼睑内侧和外侧韧带。

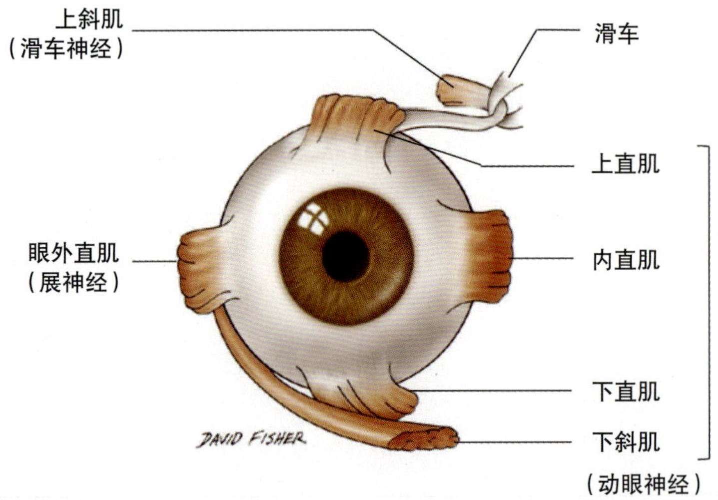

图 4.31 右眼外肌的正视图。（© Fisher/ Tubbs 2020. All Rights Reserved.）

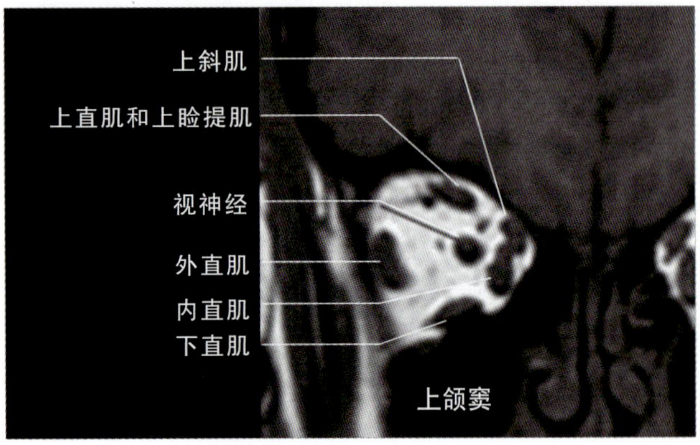

图 4.32 右侧眼眶（眼球后部）的冠状位 MRI 图像。

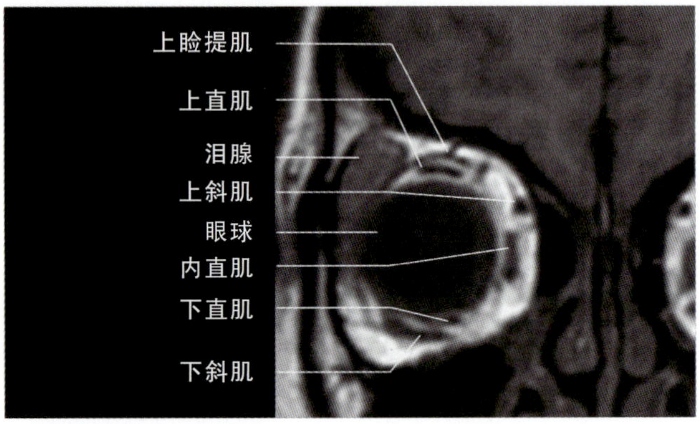

图 4.33 右侧眼眶（眼球中部）的冠状位 MRI 图像。

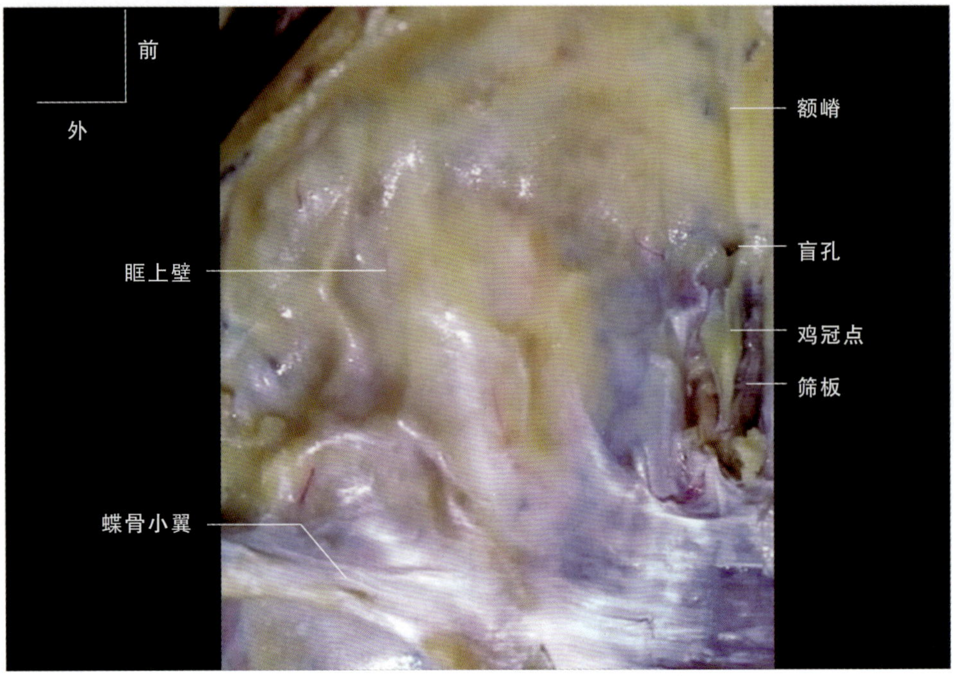

图 4.34 左侧前颅窝底部的俯视图。

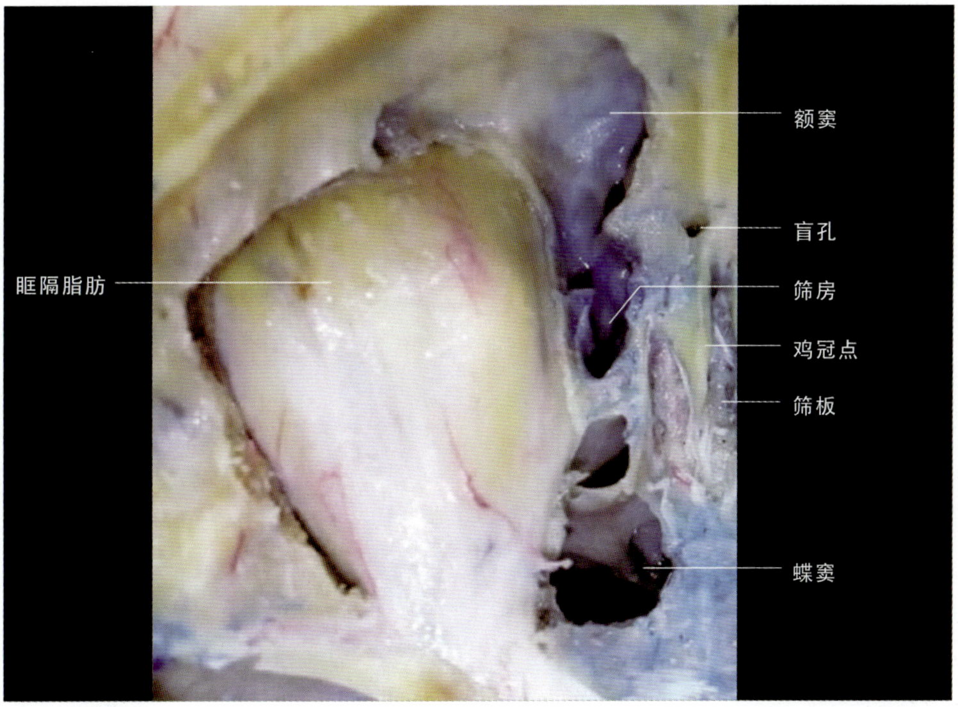

图 4.35　左眼的俯视图。眼眶上壁、额窦、筛房和蝶窦被切除。

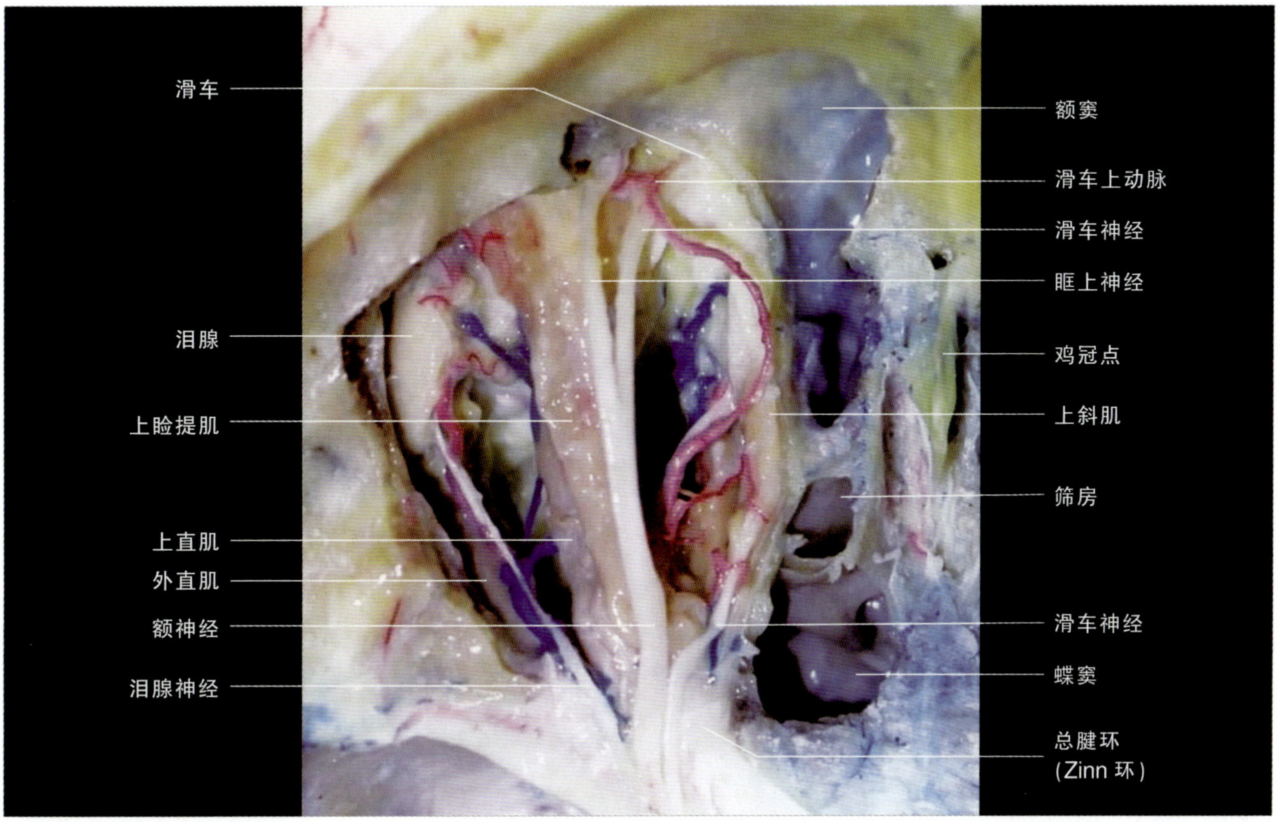

图 4.36　去除眼眶脂肪后左眼眶的俯视图。

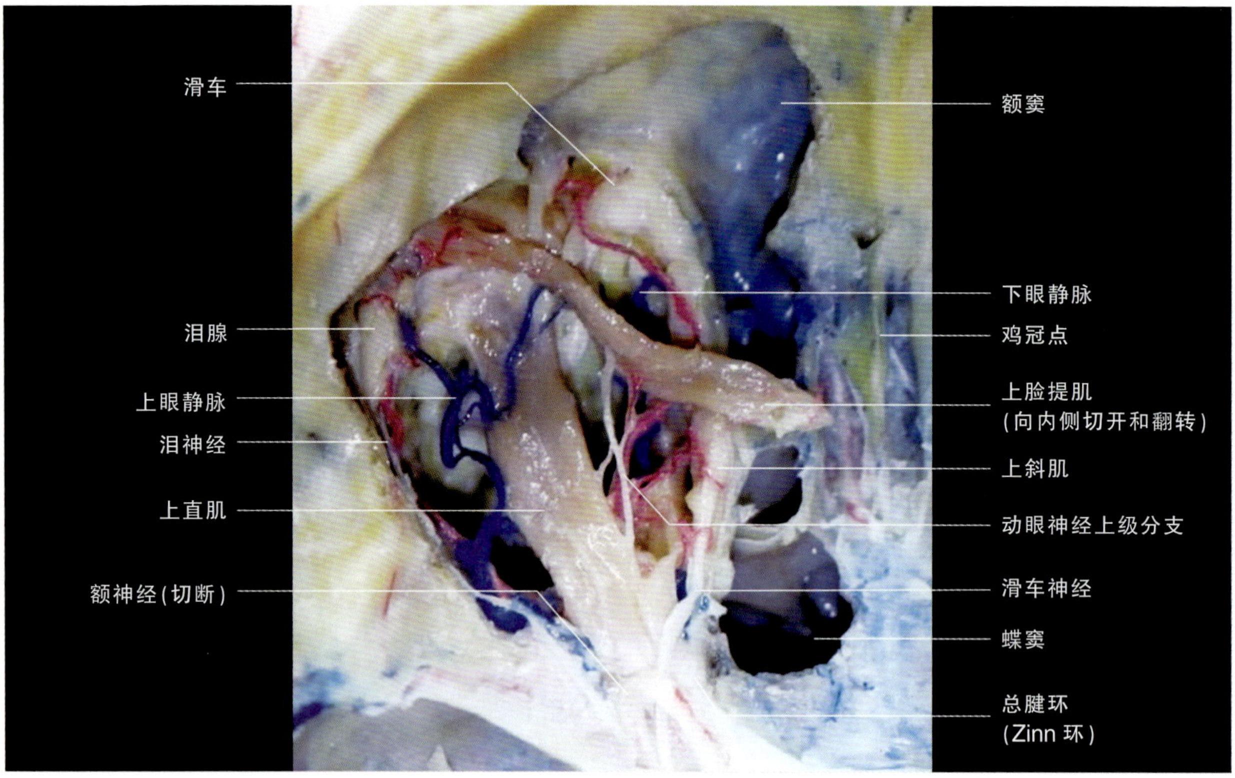

图 4.37　左眼球的俯视图。眶上神经和滑车上神经已被切除。上睑提肌向近端切开并向内翻转。

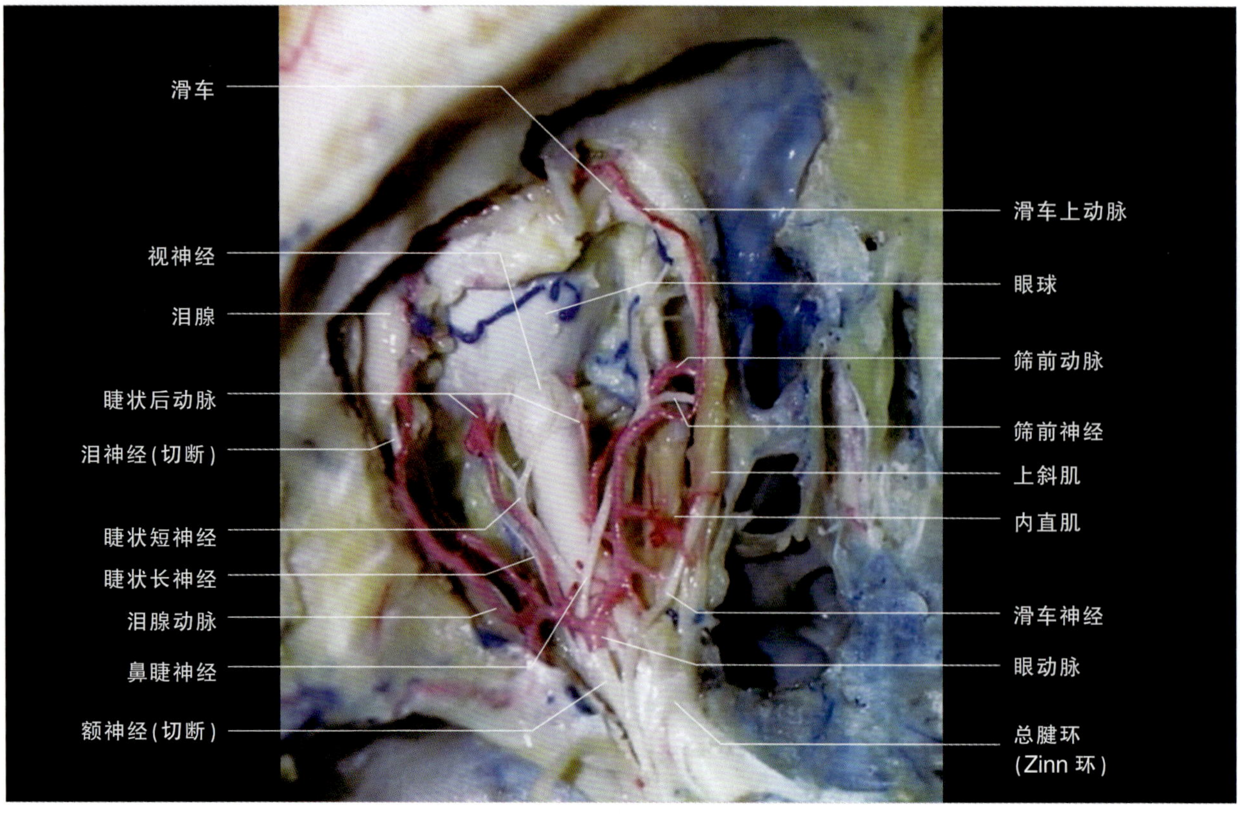

图 4.38　左侧眼眶的上视图。去除上睑提肌和上直肌。注意:眼动脉的分支和视神经在其脑膜鞘内。

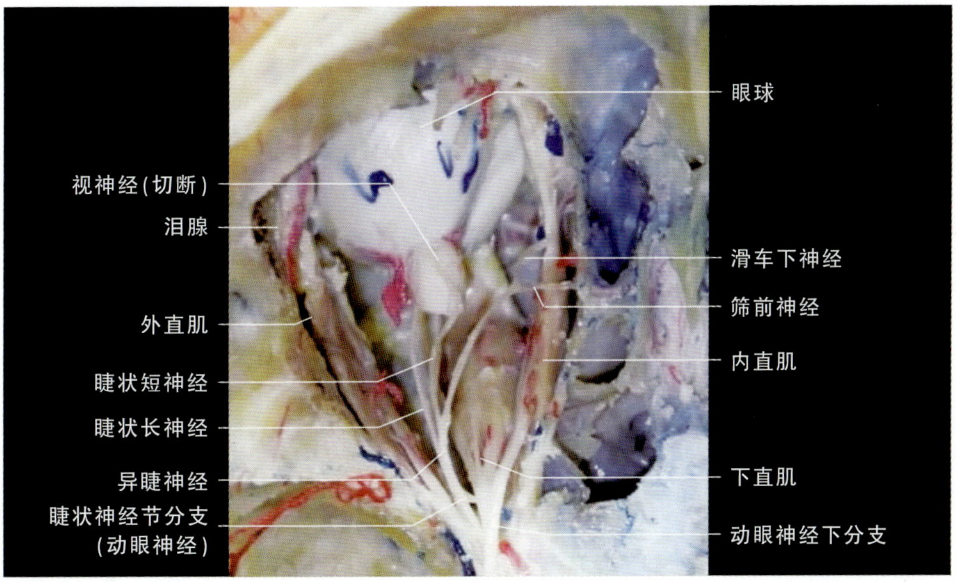

图 4.39 左侧眼眶的俯视图。视神经远端 2/3 被切断，下直肌在其深部显示。注意：动眼神经的上级分支被切断。

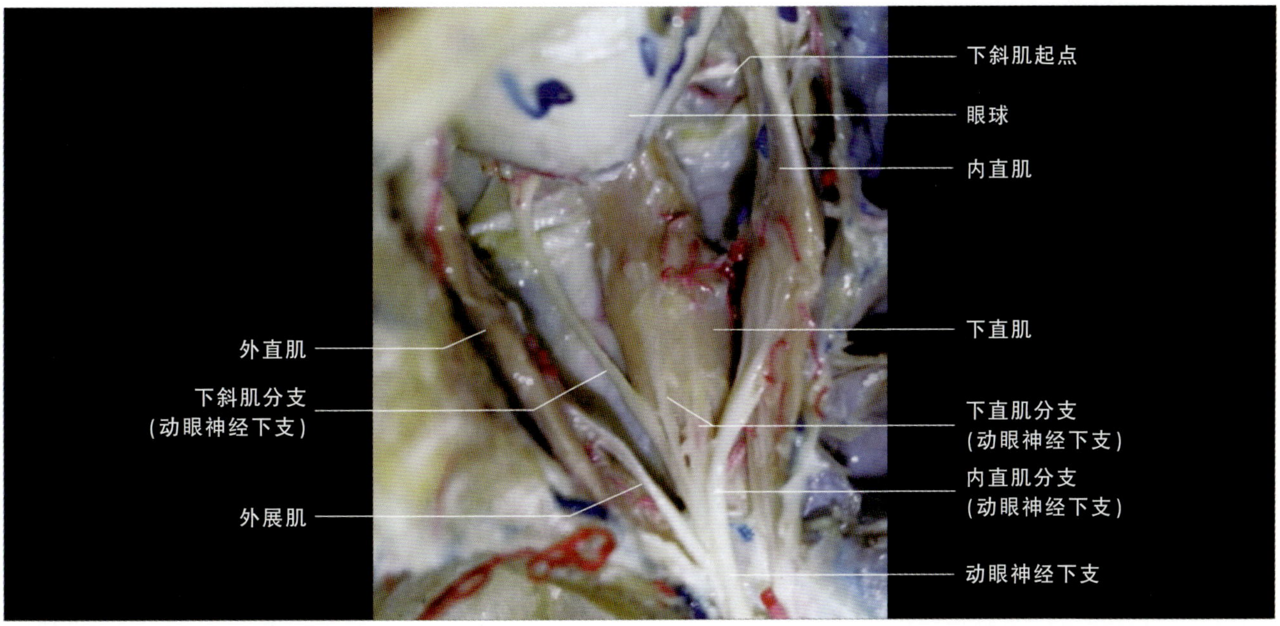

图 4.40 左侧眼眶的俯视图。视神经和鼻睫神经已被切除。展神经和动眼神经下支的分布如图所示。

4.4 耳

总结

耳由外、中和内部组成(图 4.41 至图 4.50)。耳的主要功能是听觉和平衡。外耳将声音引导至鼓膜。中耳(也称为鼓室)包含三个听小骨,即锤骨、砧骨和镫骨,听小骨将声音传送到内耳。咽鼓管起源于鼓室,连接到鼻咽,并帮助耳排出流体和平衡气压。内耳是耳朵最深的部分,有两种不同的结构和功能。前庭有助于平衡,耳蜗是听觉器官。

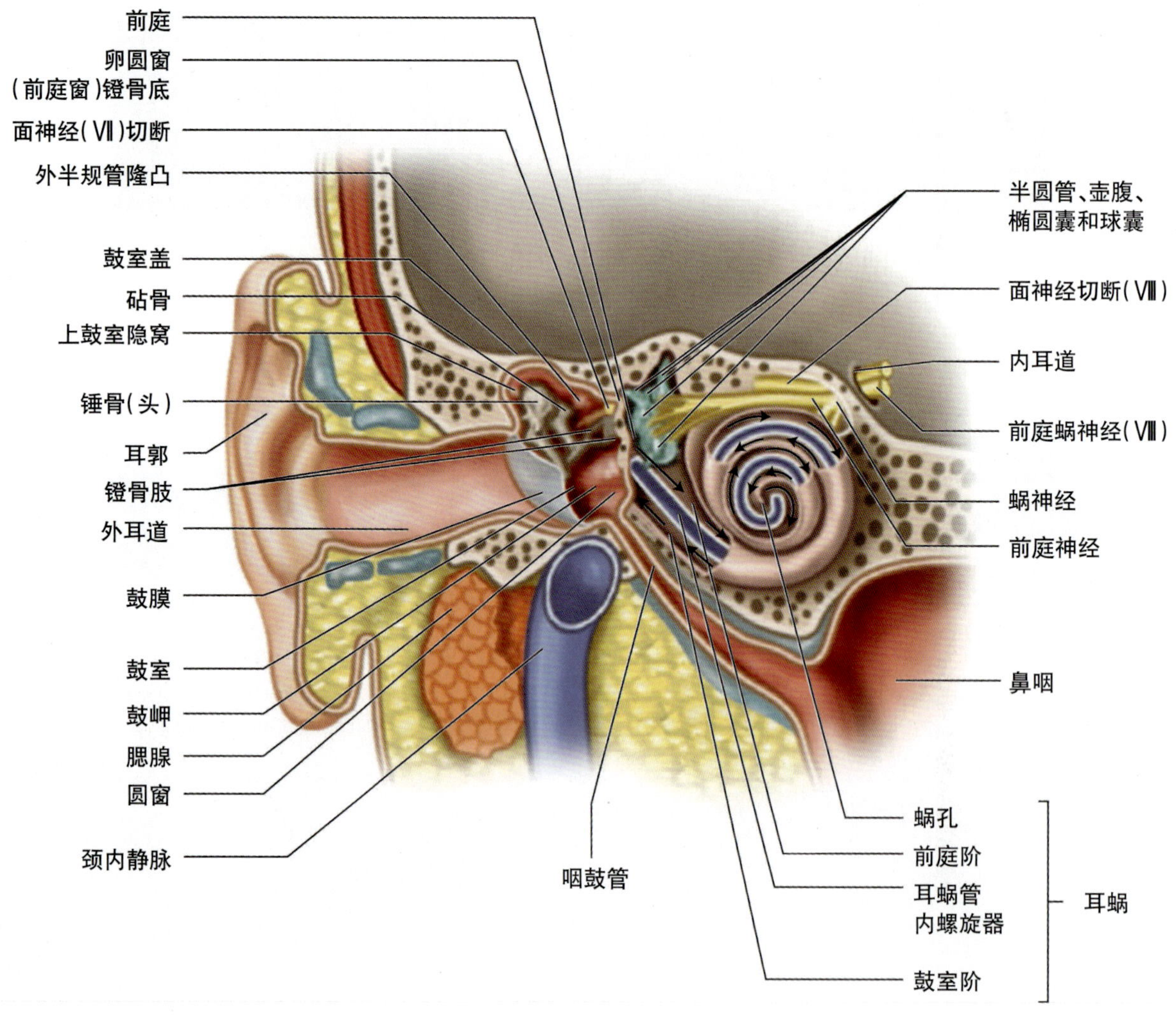

图 4.41 耳的前视图,分别为外耳、中耳、内耳。

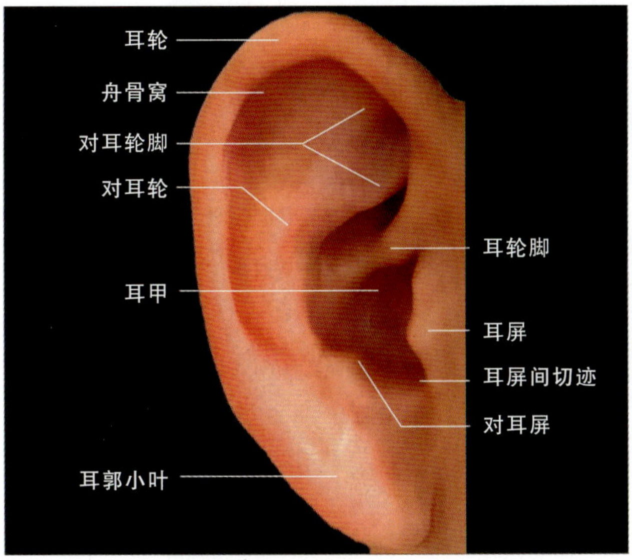

图 4.42　右耳的浅表解剖。

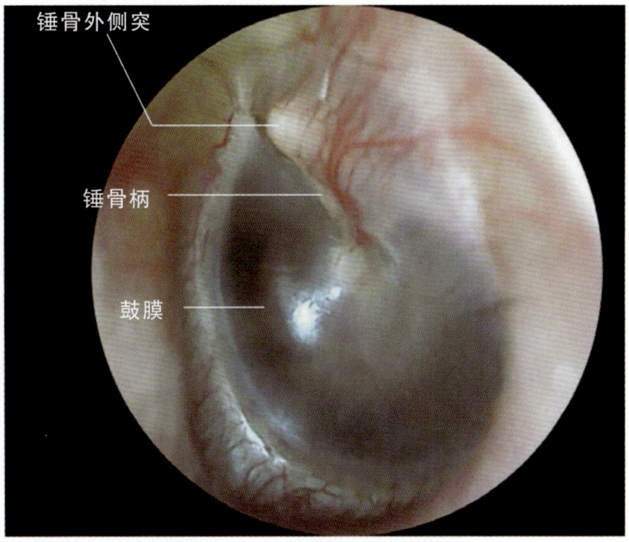

图 4.43　左侧鼓膜内镜视图。

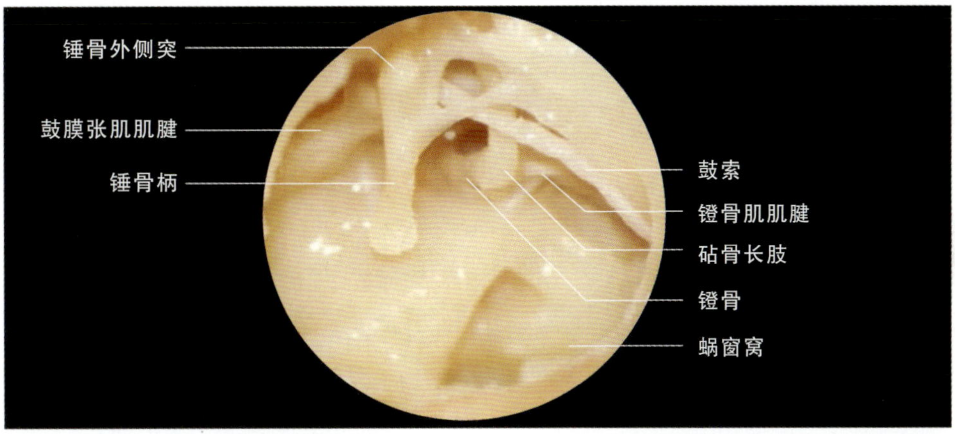

图 4.44　左侧中耳内镜视图(鼓膜被去除)。

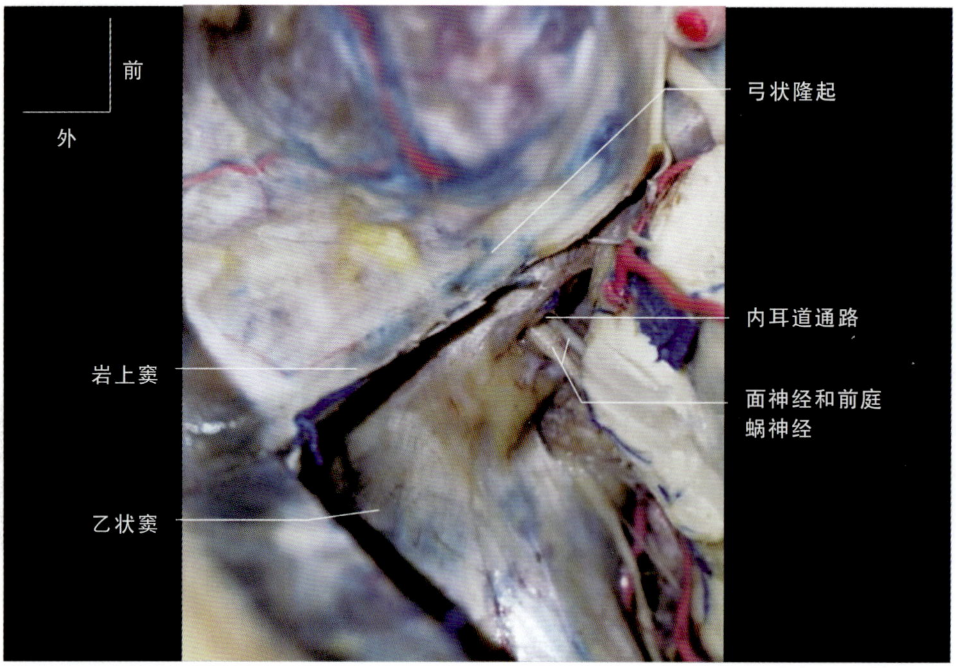

图 4.45 颞骨左侧岩部俯视图。

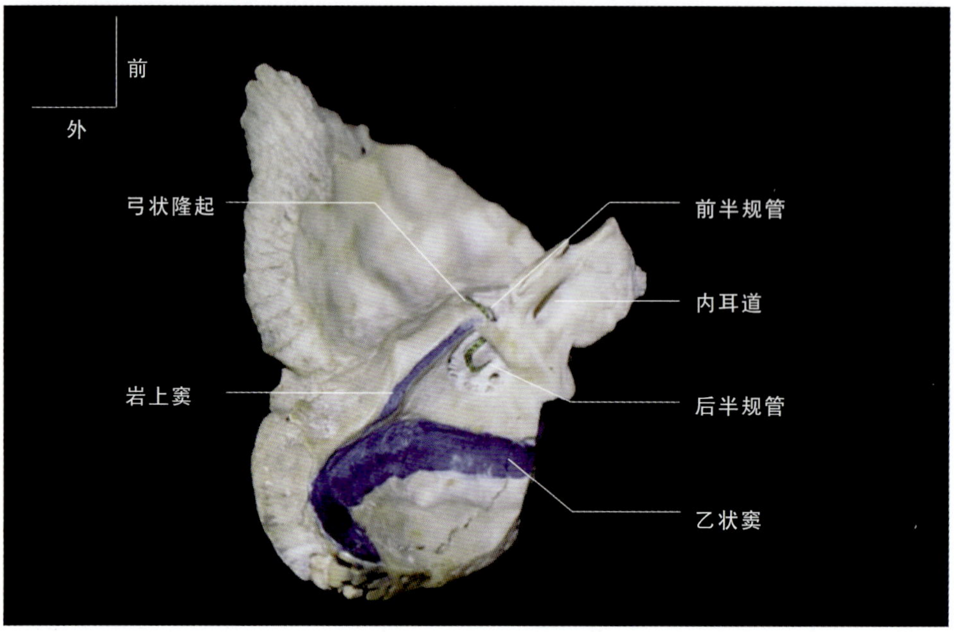

图 4.46 左侧颞骨俯视图。

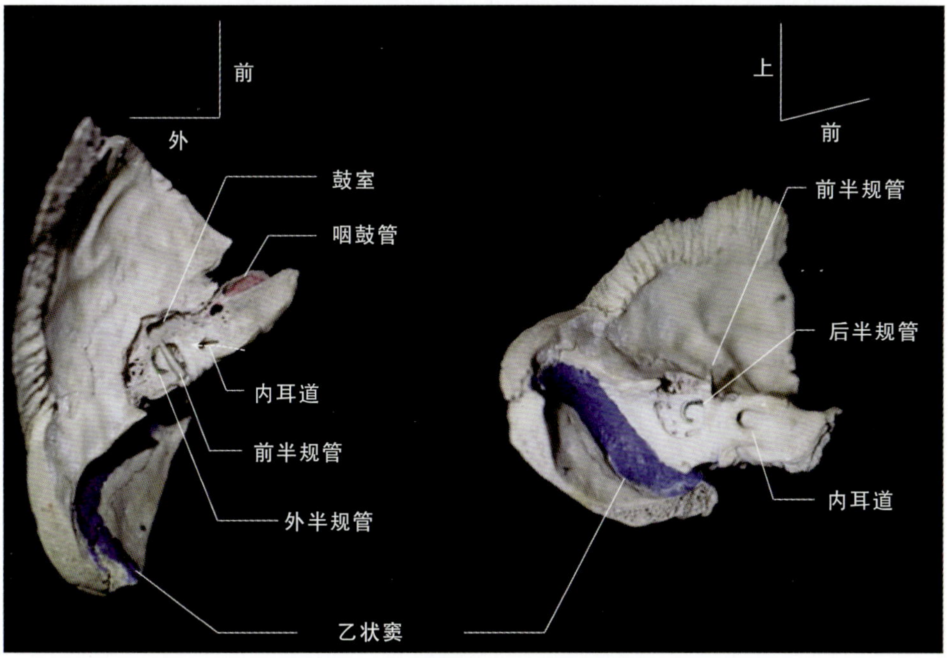

图 4.47 左侧颞骨上视图和内侧视图。

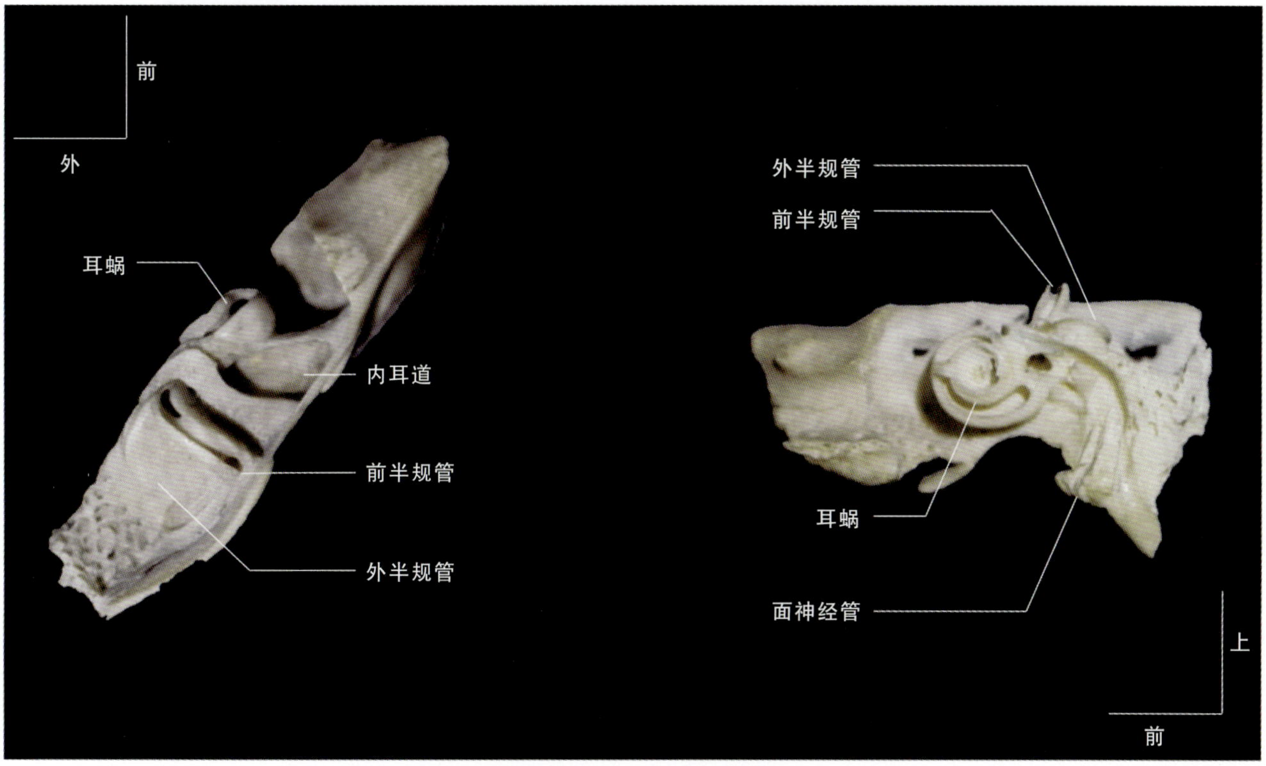

图 4.48 颞骨左侧岩部俯视图。

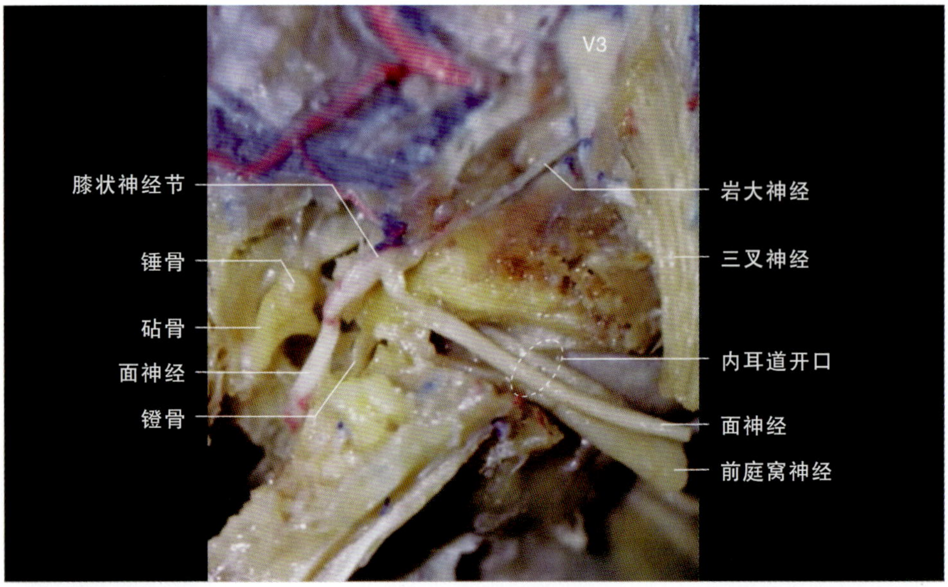

图 4.49 颞骨左侧岩部俯视图。

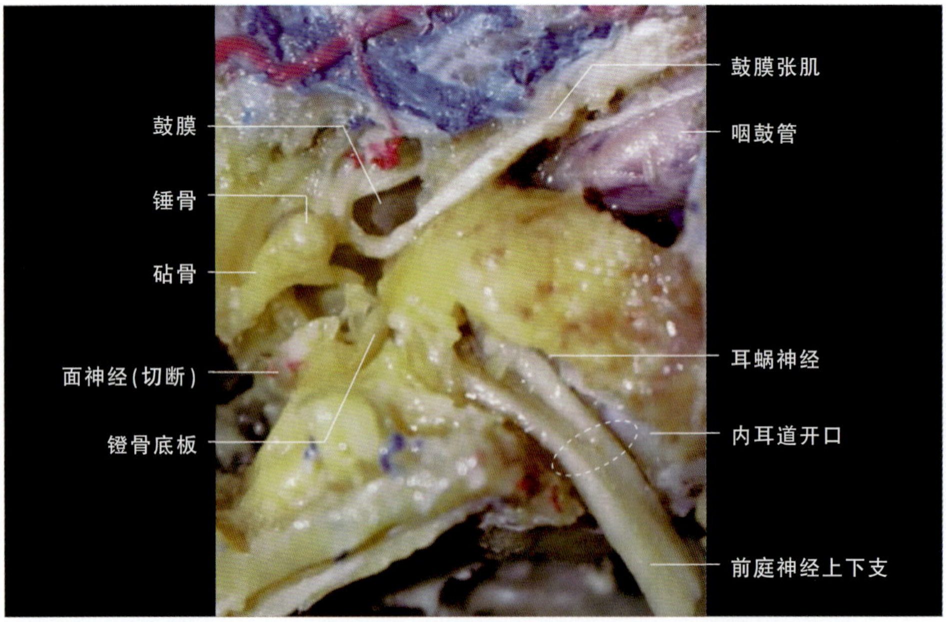

图 4.50 左侧岩部俯视图(已切断面神经、膝状神经节和岩大神经)。

4.5　咽

总结

咽是上呼吸系统的一部分,可分为鼻咽、口咽和咽喉三部分(图 4.51 至图 4.77)。咽作为呼吸系统的一部分,其功能包括加温、加湿和过滤吸入的空气。作为消化系统的一部分,3 个咽缩肌有助于推动食物进入食管。咽部包含一个被称为 Waldeyer 环的淋巴组织环,它由舌扁桃体、腭扁桃体和咽扁桃体组成。咽部的大部分血液由咽升动脉,以及面动脉、舌动脉和上颌动脉的分支供应。咽部由滑车神经、三叉神经和迷走神经的分支支配。咽旁间隙是主要血管、脑神经和其他解剖结构的通路。咽鼓管将鼻咽连接到中耳,从而可以平衡中耳中的气压。

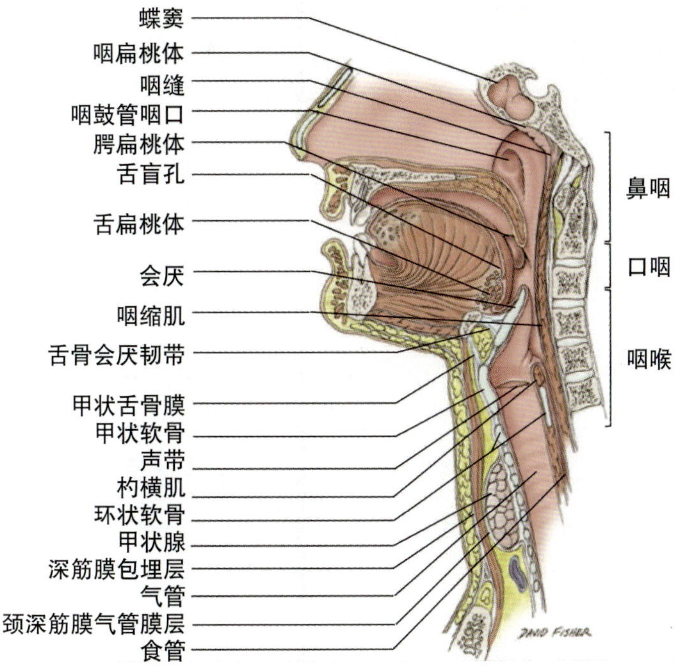

图 4.51　咽部正中视图。咽部分为鼻咽、口咽和咽喉。鼻咽上与颅底交界,下与悬雍垂下缘交界;口咽在下方与会厌的上边缘交界;咽的边界是环状软骨的下缘。Waldeyer 环由舌扁桃体、腭扁桃体和咽扁桃体组成。

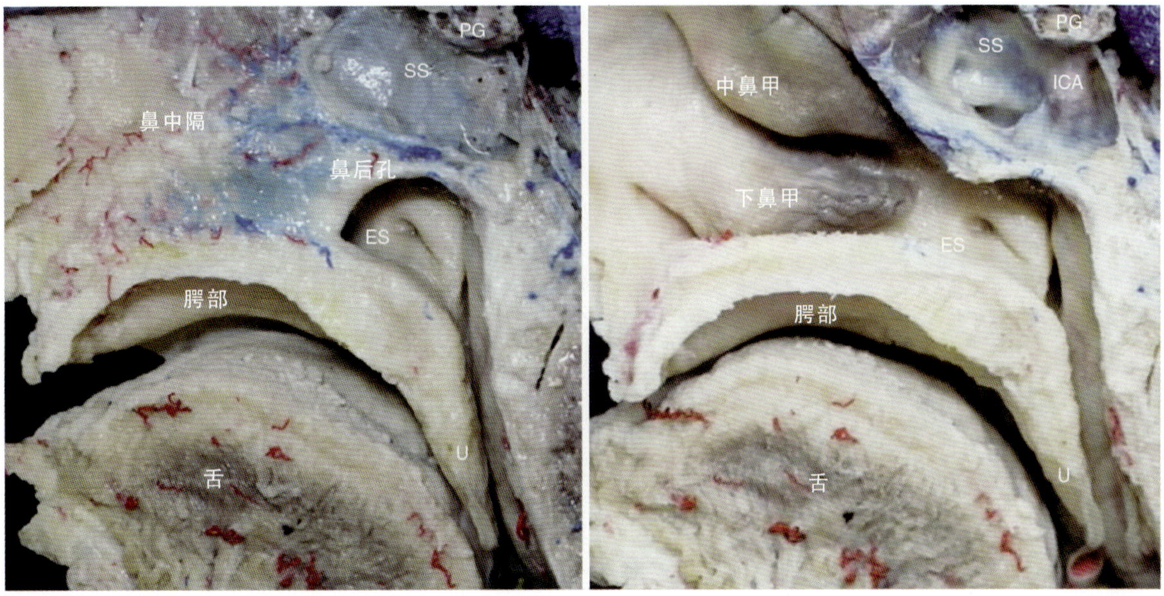

图 4.52　鼻咽及周围结构的正中视图。鼻中隔切除术前(左图)和切除术后(右图)。ES,咽鼓管;PG,垂体;SS,蝶窦;U,悬雍垂;ICA,颈内动脉。

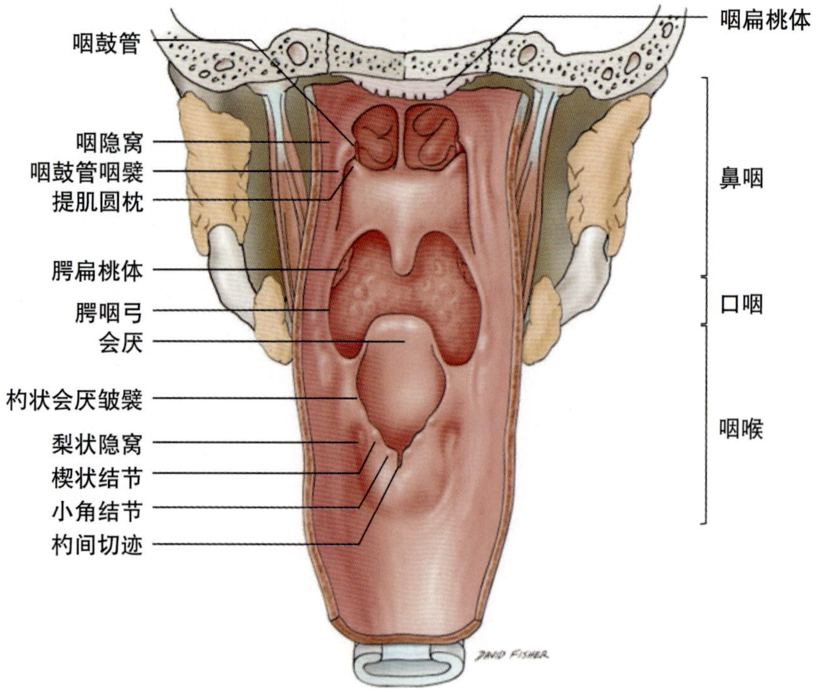

图 4.53 咽部后视图。(© Fisher/ Tubbs 2020. All Rights Reserved.)

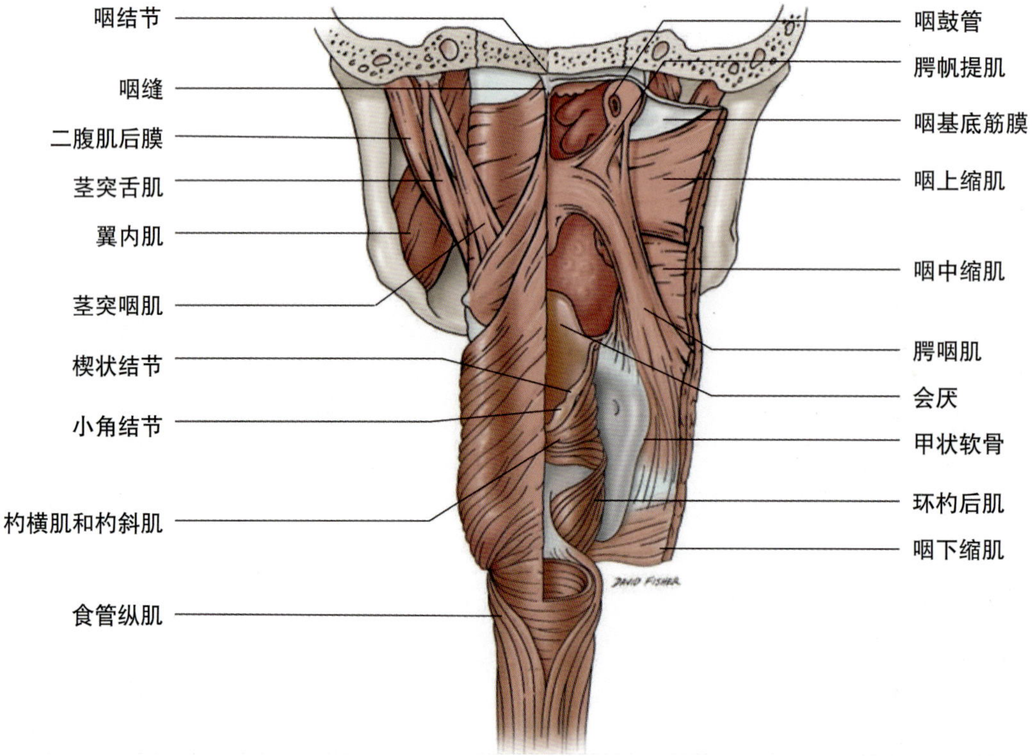

图 4.54 咽部后视图。咽缩肌全部由迷走神经通过咽丛支配。虽仍存在争议,但咽下缩肌的环咽部分可以由喉上神经和喉返神经的外支支配。

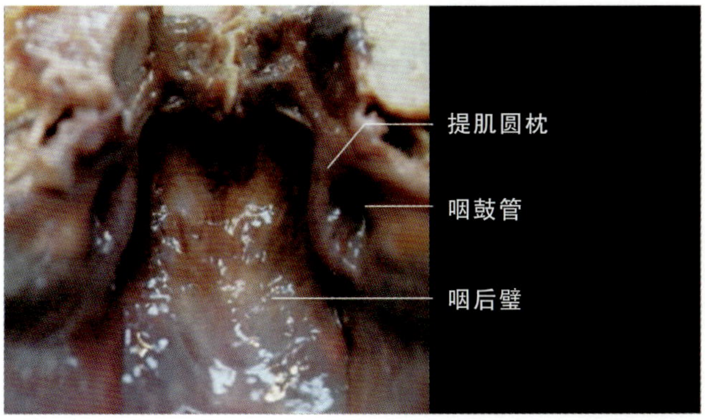

图 4.55　咽后壁的前视图。

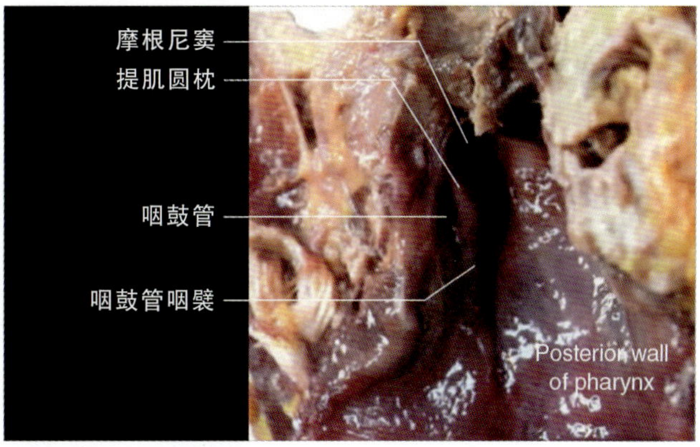

图 4.56　咽后壁和侧壁的前内侧图。

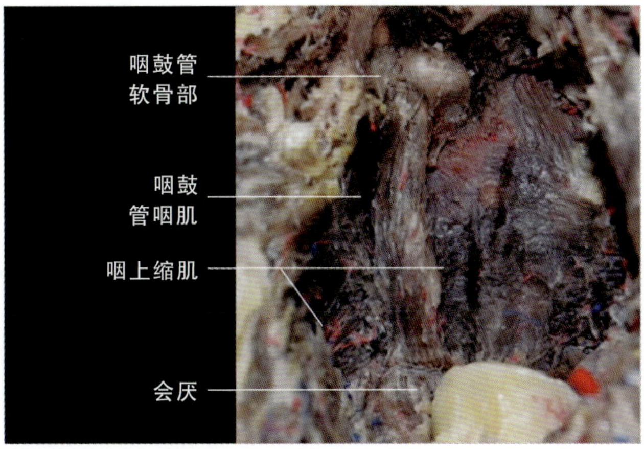

图 4.57　咽后壁和侧壁的前内侧视图。注意：覆盖的黏膜已经被移除。

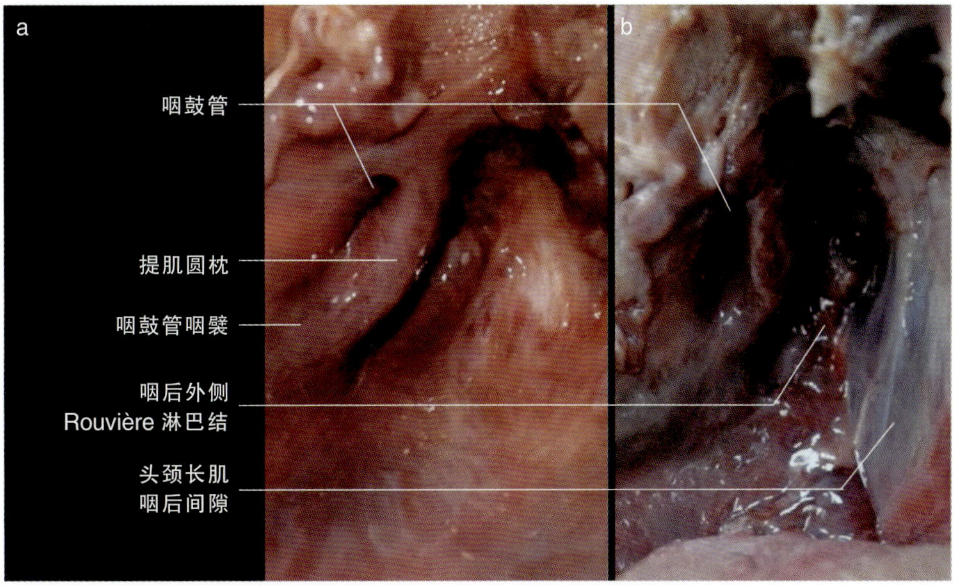

图 4.58　咽后壁和侧壁的前内侧视图。去除上覆黏膜之前(a)和之后(b)。

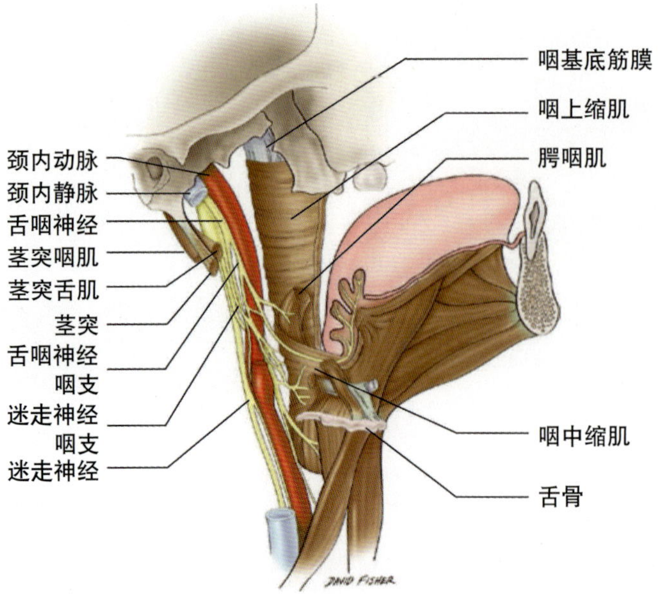

图 4.59 咽丛侧视图。(© Fisher/ Tubbs 2020. All Rights Reserved)

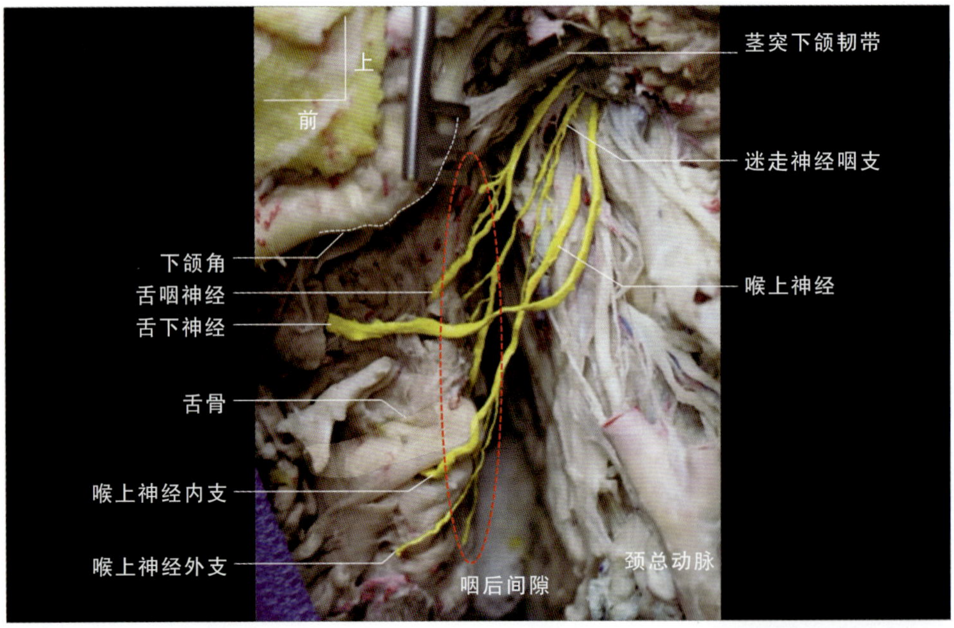

图 4.60 咽部侧视图。迷走神经和舌咽神经的咽支形成咽丛(红色虚线所示)。

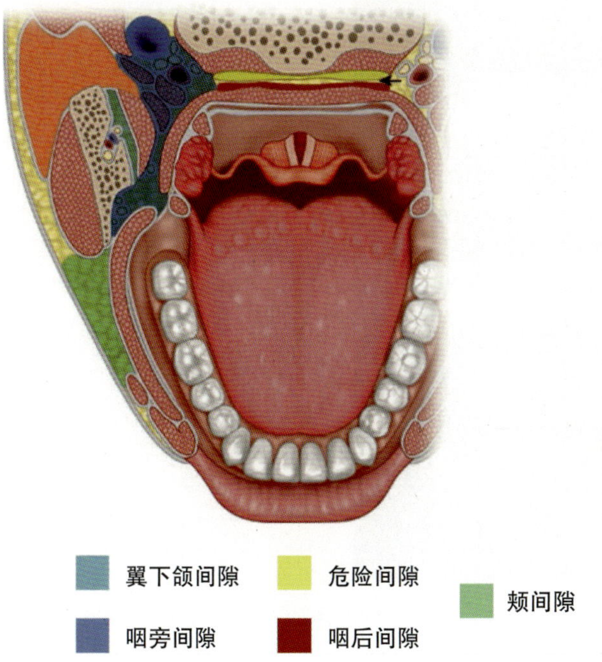

图 4.61　颌面间隙的轴向视图。注意，鼻翼筋膜（箭头所示）将位于咽后壁后方的间隙分为咽后间隙和“危险”间隙。咽旁间隙基于茎突肌之间的关系进一步分为茎突前间隙和茎突后间隙，即茎突舌骨肌、茎突舌肌和茎突咽肌。

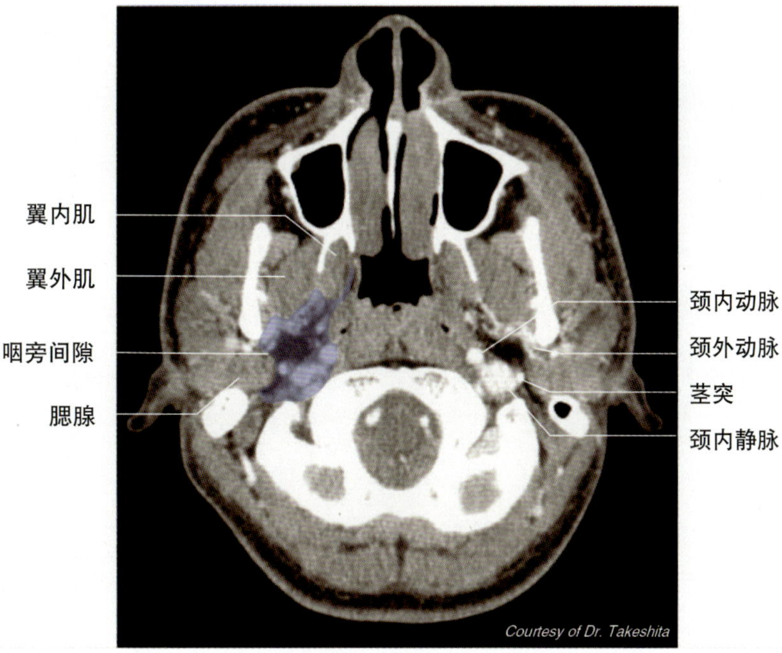

图 4.62　咽旁间隙（蓝色区域）和相关结构的增强 CT 轴位图像。

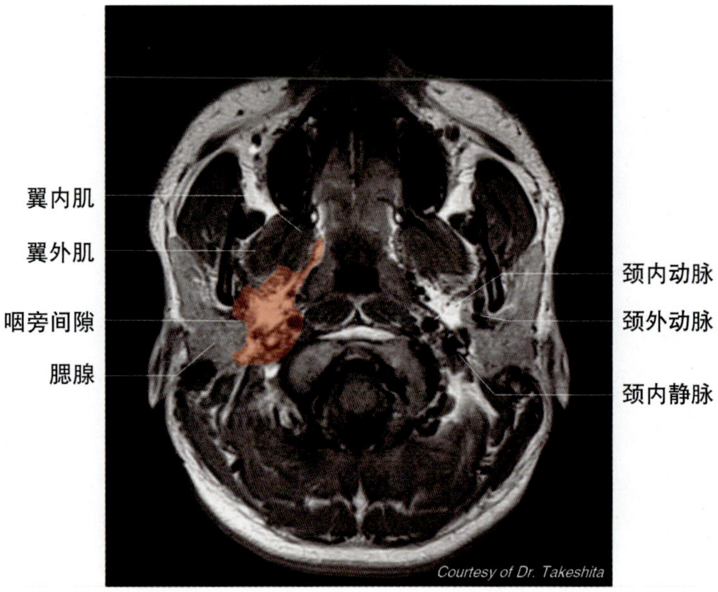

图 4.63 咽旁间隙的轴向截面(红色区域)和磁共振图像上的相关结构(T1WI)。注意:咽旁间隙的脂肪组织会增强。

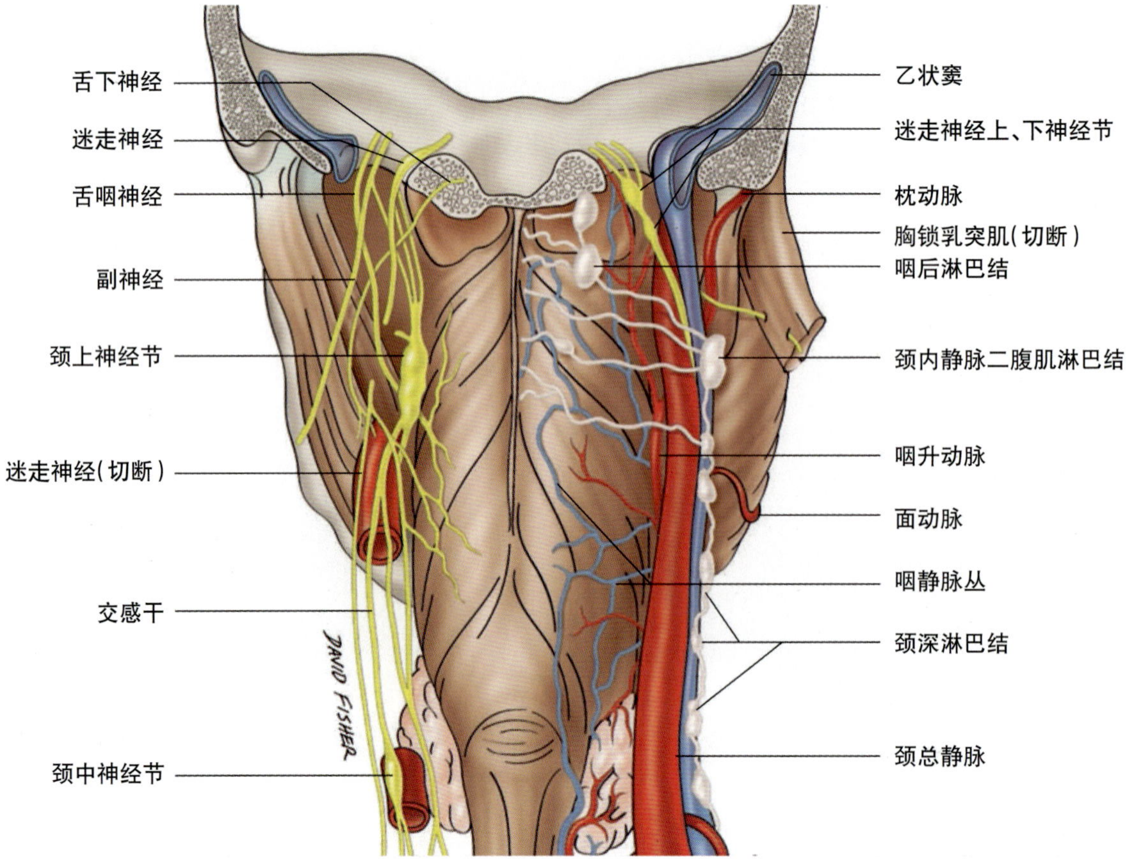

图 4.64 咽部和咽旁/咽后间隙的后视图。

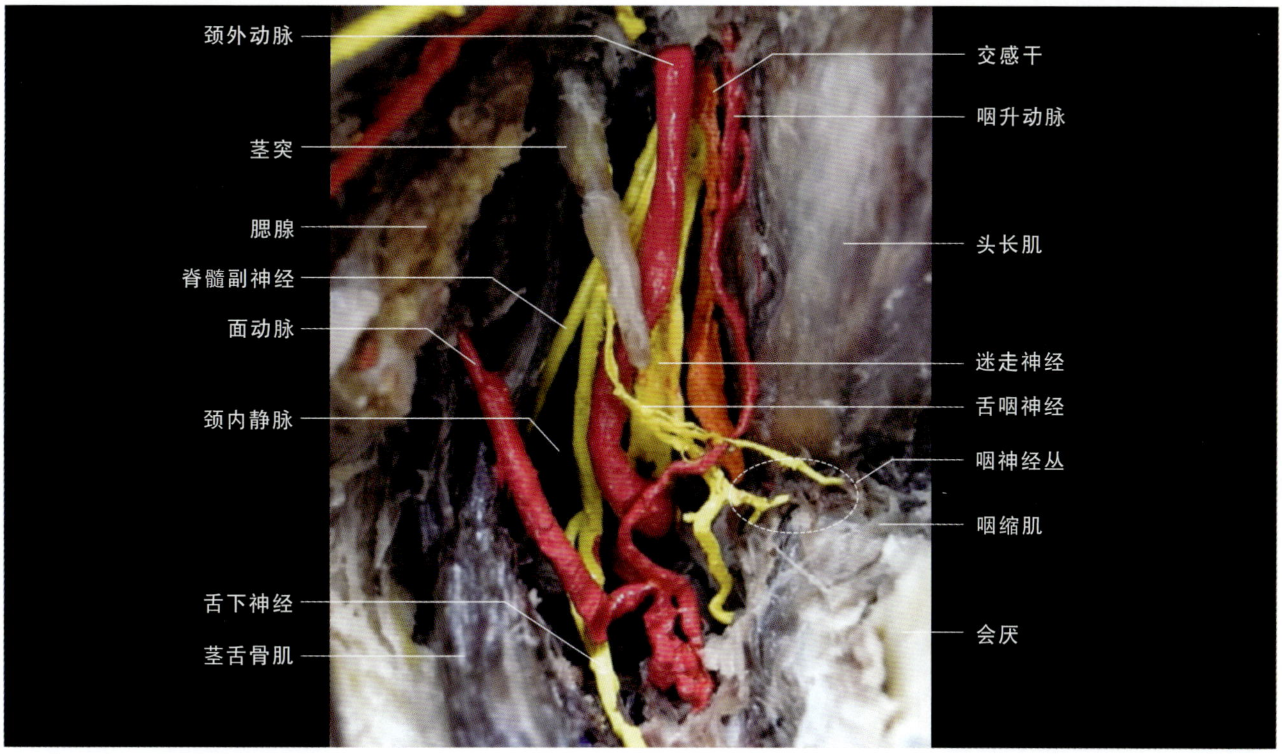

图 4.65 右咽旁间隙的前视图(经口视图)。

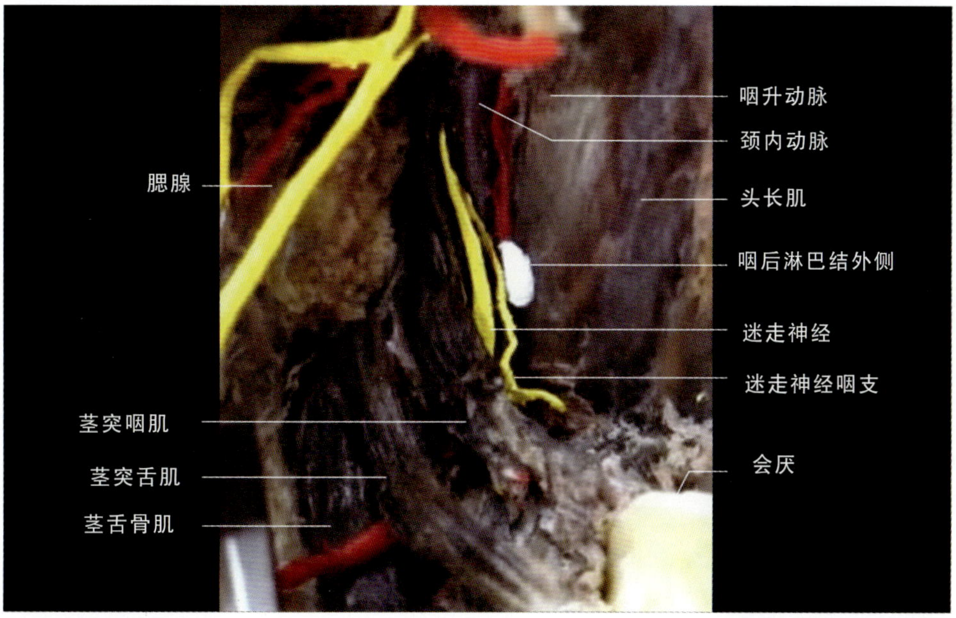

图 4.66 右咽旁间隙的前视图(经口视图)。茎突前(茎突外侧)间隙中的大部分结构已被移除。注意:Rouvière 淋巴结位于头长肌外侧缘表面和颈内动脉内侧。Rouvière 淋巴结位于颈动脉管开口附近的 C1 或 C2 椎体水平的颊咽筋膜内,并汇入颈内静脉二腹肌淋巴结。

4.6 喉

总结

喉是从舌部延伸到气管的气道，开口于喉咽部，形成其前壁 。喉由 5 块软骨组成,即会厌软骨、甲状腺软骨、环状软骨、角质软骨、杓状软骨和舌骨。喉的固有肌由迷走神经分支(喉上神经外支或喉返神经)支配。 内在肌功能障碍可导致声音嘶哑或张力丧失。喉上神经的内支供应喉的感觉纤维。喉由颈外动脉的甲状腺上支和甲状颈干的甲状腺下支（锁骨下动脉分支）供血。

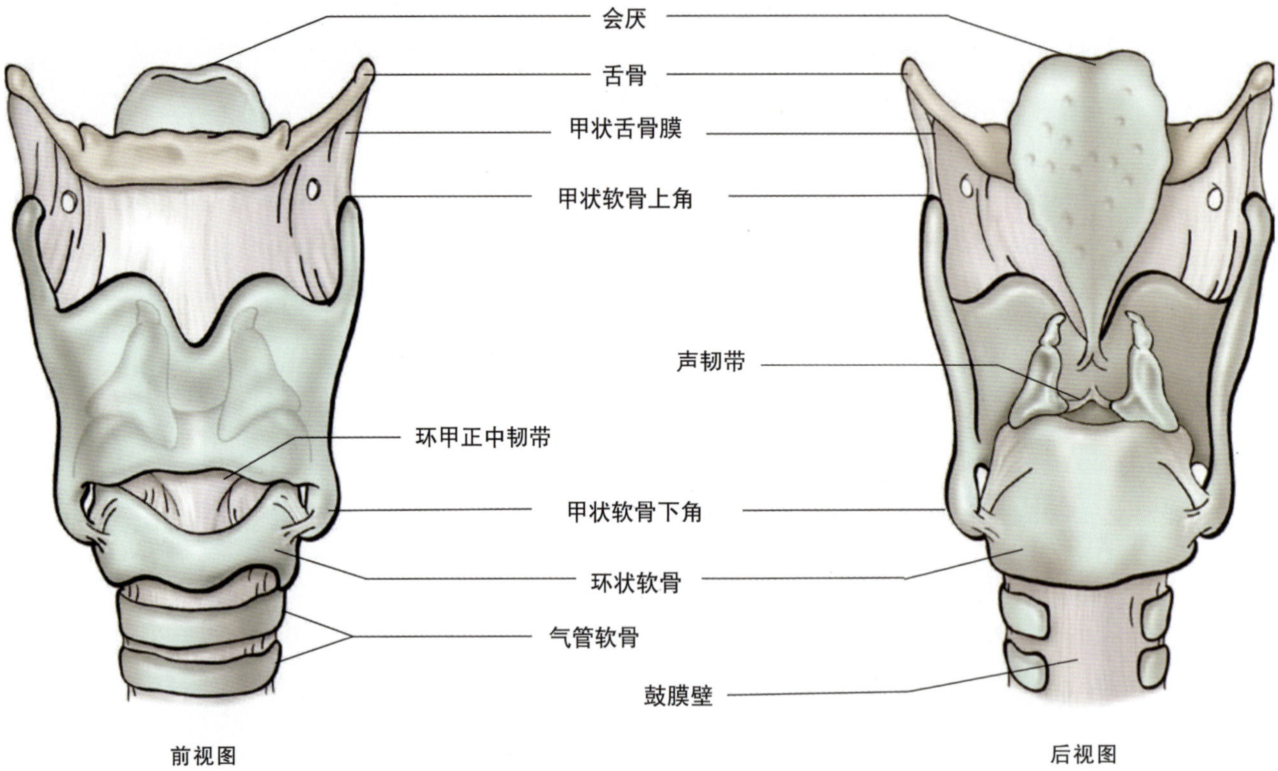

图 4.67 喉的前后视图。

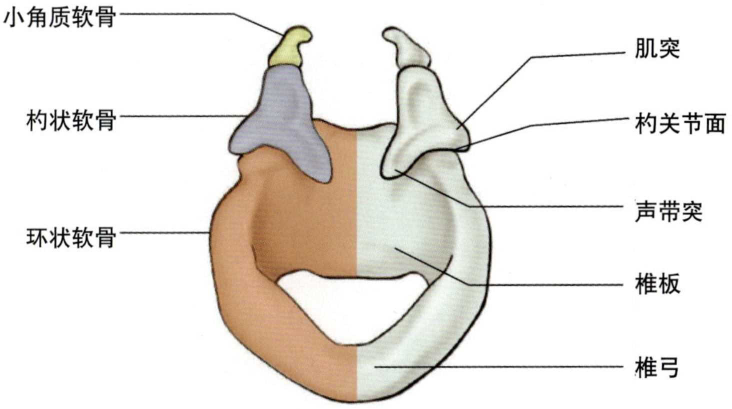

图 4.68 环状软骨、杓状软骨和小角质软骨的前上视图。

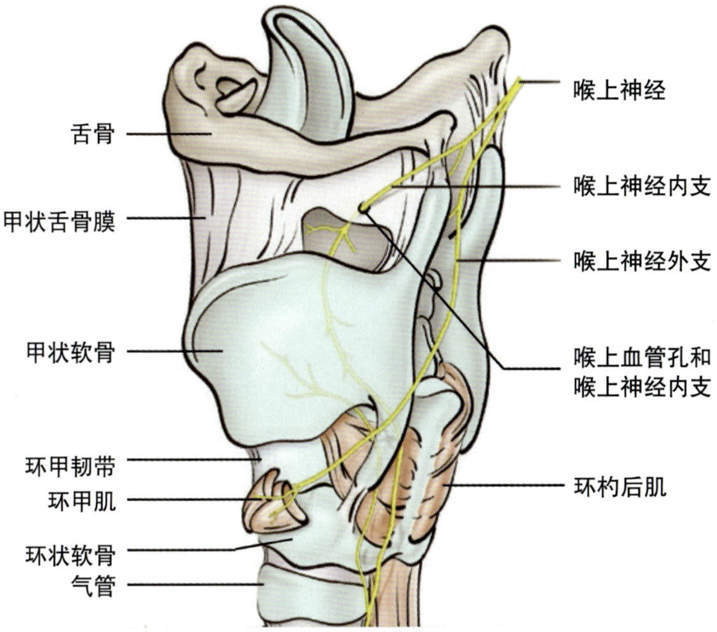

图 4.69 喉部侧视图。喉上神经的外支支配环甲肌，使发声韧带的张力增加。内支主要由感觉纤维组成，与喉返神经前支相通，在甲状软骨内侧形成 Galen 神经。

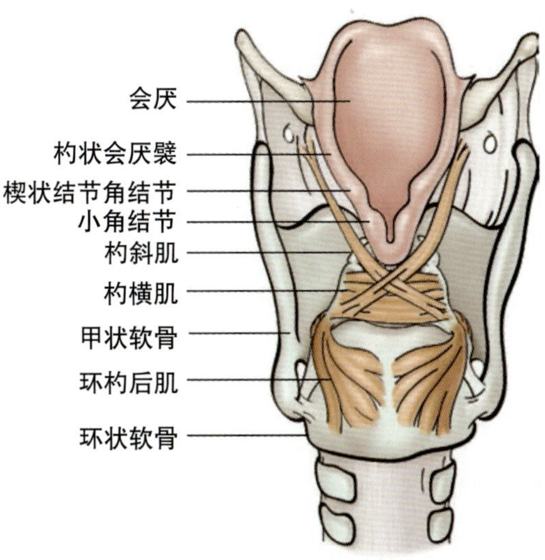

图 4.70 喉部后视图。

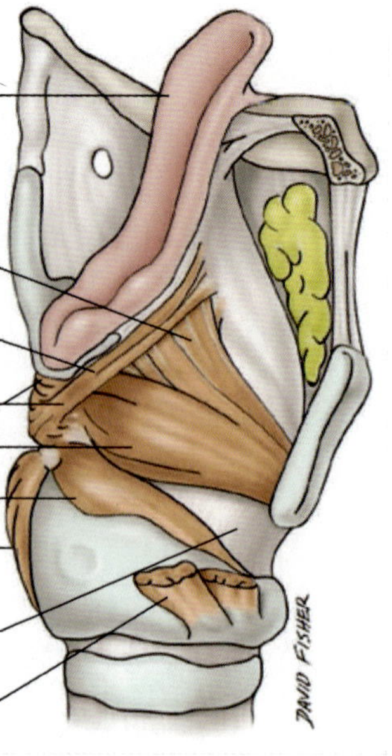

图 4.71 喉部后侧视图。右侧甲状软骨已被切除。

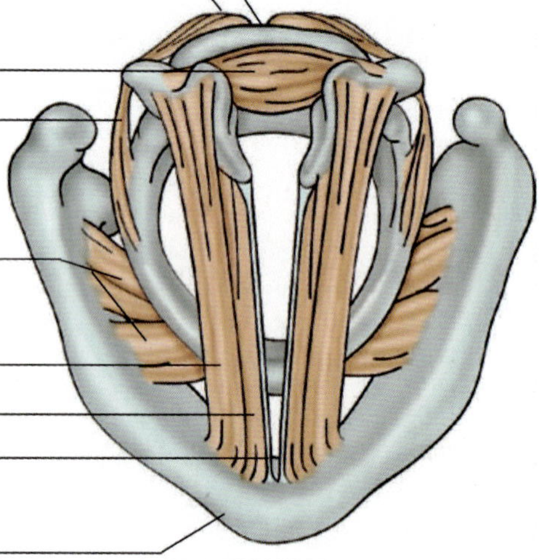

图 4.72 喉部上视图。

作用	外展	内收	内收	缩短（松弛）	延长（张力增加）
图示	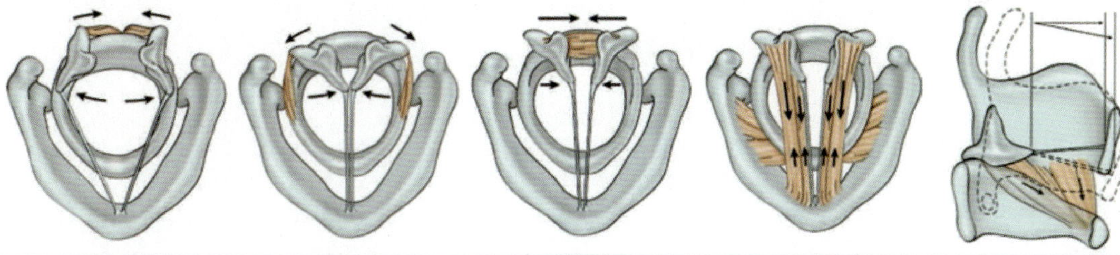				
肌肉	环杓后肌	环杓侧肌	杓横肌	甲杓肌	环甲软骨肌
神经支配	喉返神经	喉返神经	喉返神经	喉上神经外支	

图 4.73　喉内肌对声带的作用。

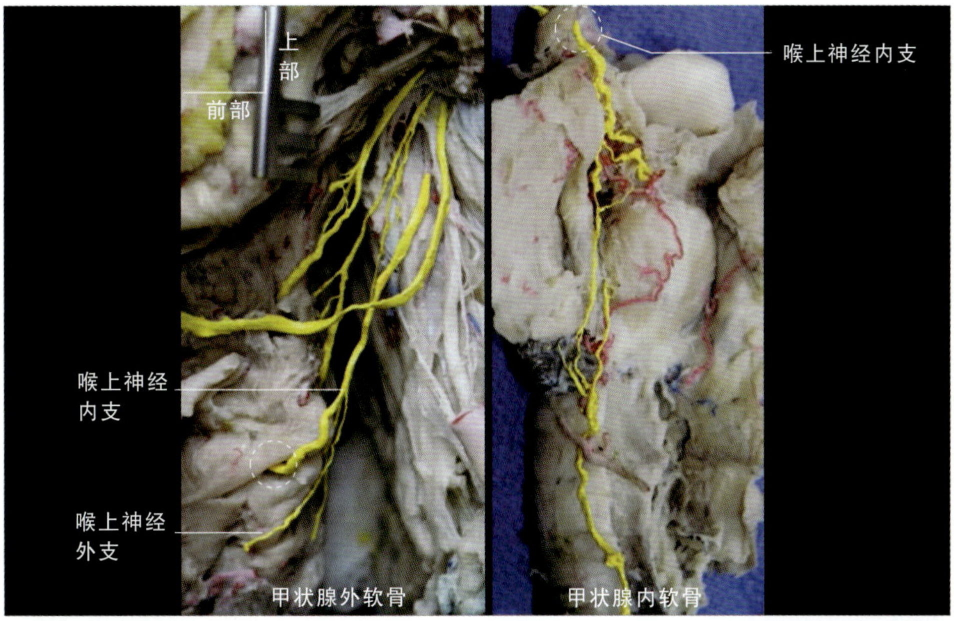

图 4.74　喉上神经的外支支配环甲肌和咽下缩肌的环咽部分。喉上神经内支穿喉上血管孔和喉上神经内支为喉提供感觉纤维。（Sakamoto 2013；Standring 2020）

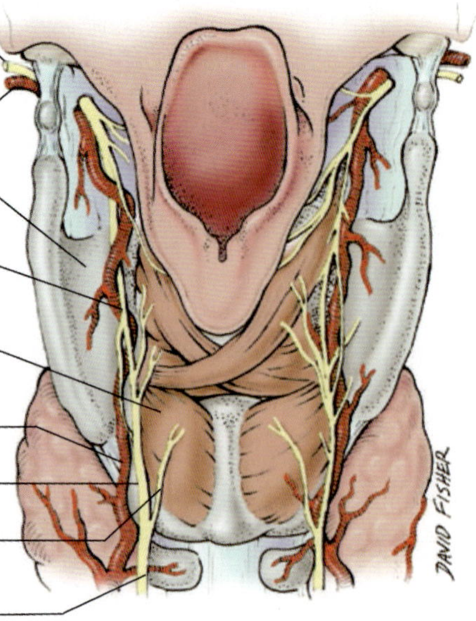

图 4.75 喉上神经内支为声带上方的喉提供感觉支，并与喉返神经的前支相通，在甲状软骨内侧形成 Galen 神经。（© Fisher/Tubbs 2020. All Rights Reserved.）

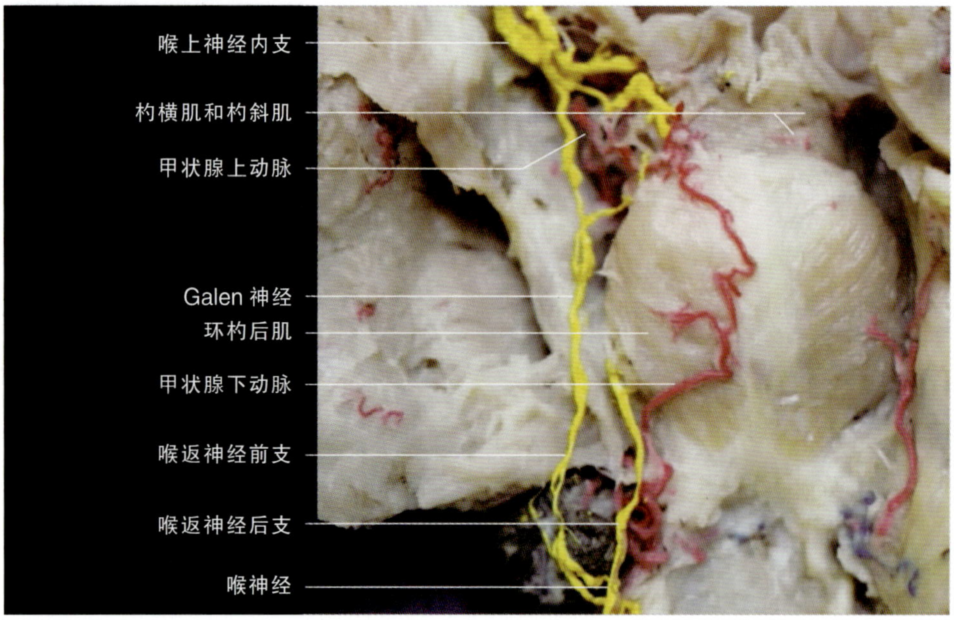

图 4.76 喉上神经内支与喉返神经前支相通，在甲状软骨内侧形成 Galen 神经。除环甲肌外，所有喉肌均由喉返神经支配。

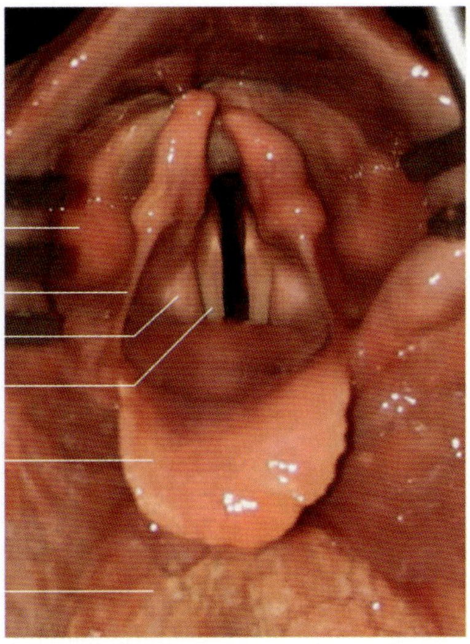

图 4.77 喉部上视图。

4.7 颞下和翼腭窝(图 4.78 至图 4.86)

总结

翼腭窝(PT 窝)的上界为蝶骨大翼,后界为翼突,前界为上颌骨颞下面。

颞下窝(IT 窝)位于颧弓的内侧和下方,不完全以骨性结构为界。其边界包括上方的蝶骨颞下嵴、前方的上颌骨颞下面、后方的颞骨关节结节、内侧的翼突外侧板、下方的翼内肌和外侧的下颌支。

PT 窝主要与 V2 及其分支有关,IT 窝与 V3 及其分支有关。两窝均由上颌动脉及其分支供血。

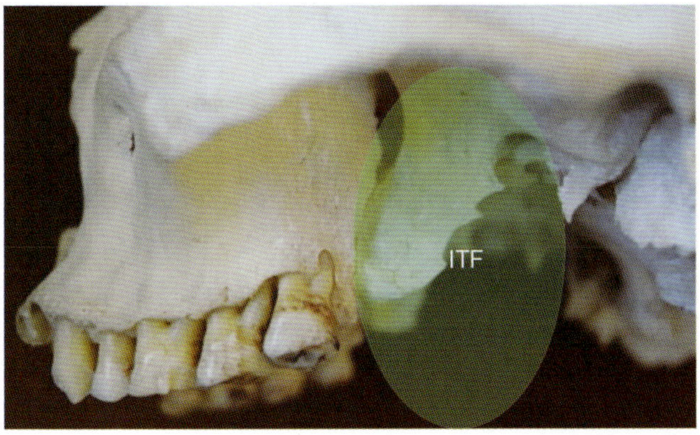

图 4.78 左侧颞下窝(ITF)侧视图。

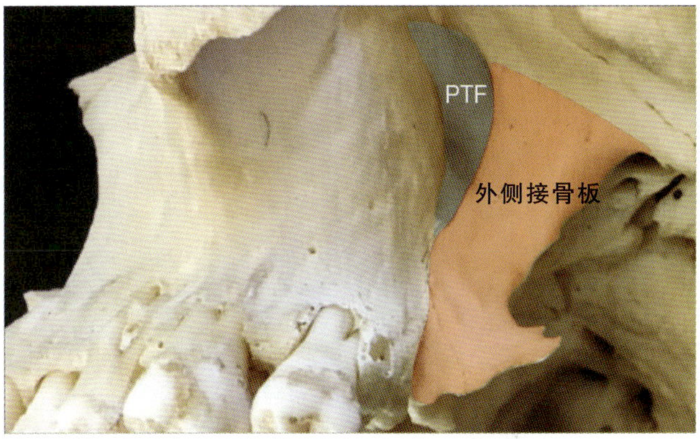

图 4.79 左侧翼腭窝(PTF)侧视图。

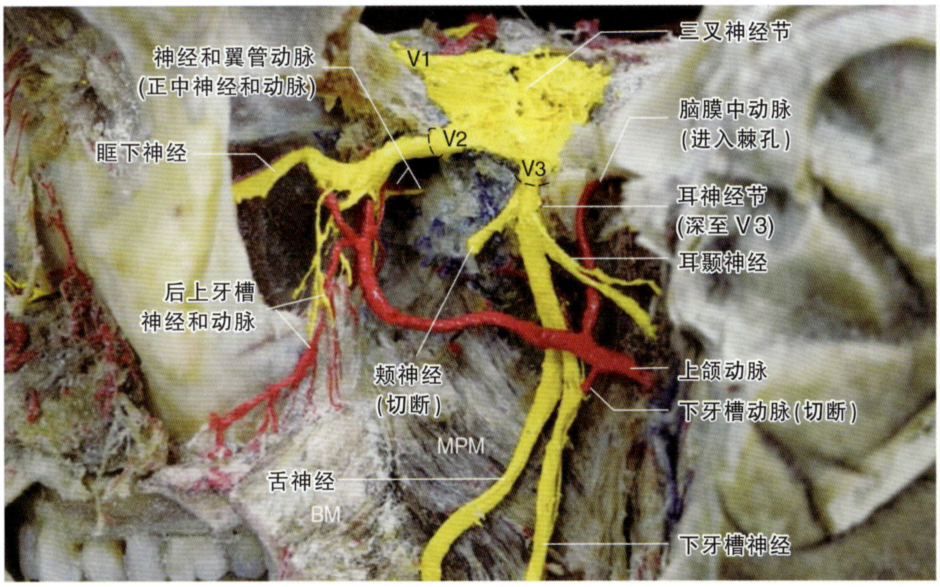

图 4.80 左侧颞下窝和翼腭窝侧视图。下颌支、翼外肌、上颌骨后壁、眶下管壁、卵圆孔(虚线所示)和圆孔(虚线所示)均被切除。未显示肌支。BM,颊肌;MPM,翼内肌。

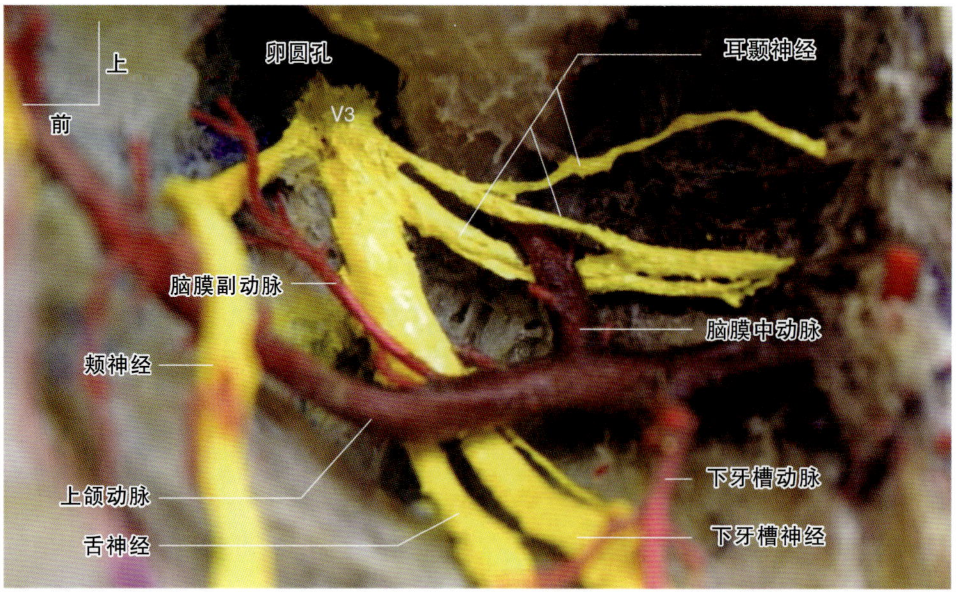

图 4.81 左侧颞下窝的侧位放大视图。

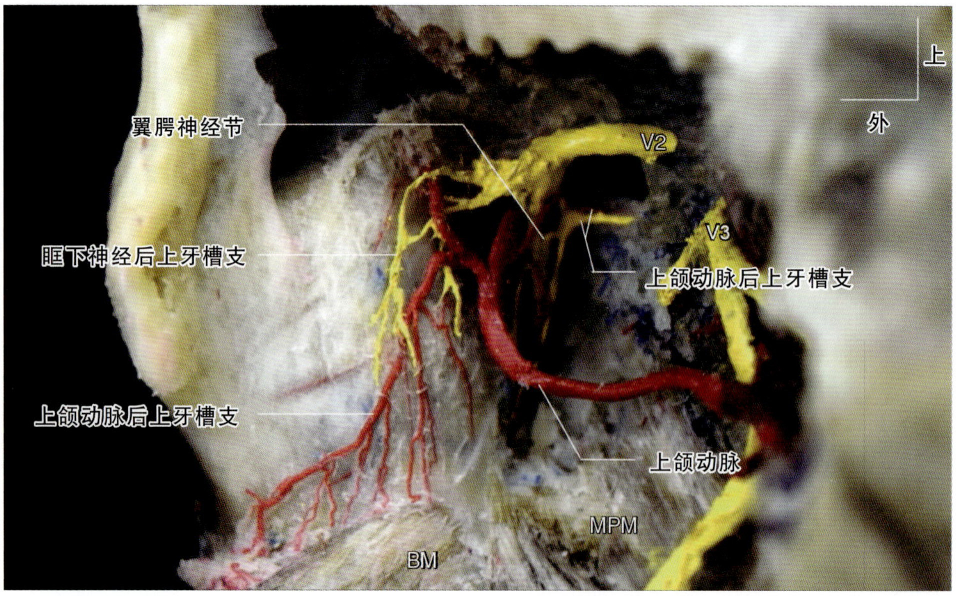

图 4.82 左侧翼腭窝和颞下窝后视图。BM,颊肌;MPM,翼内肌。

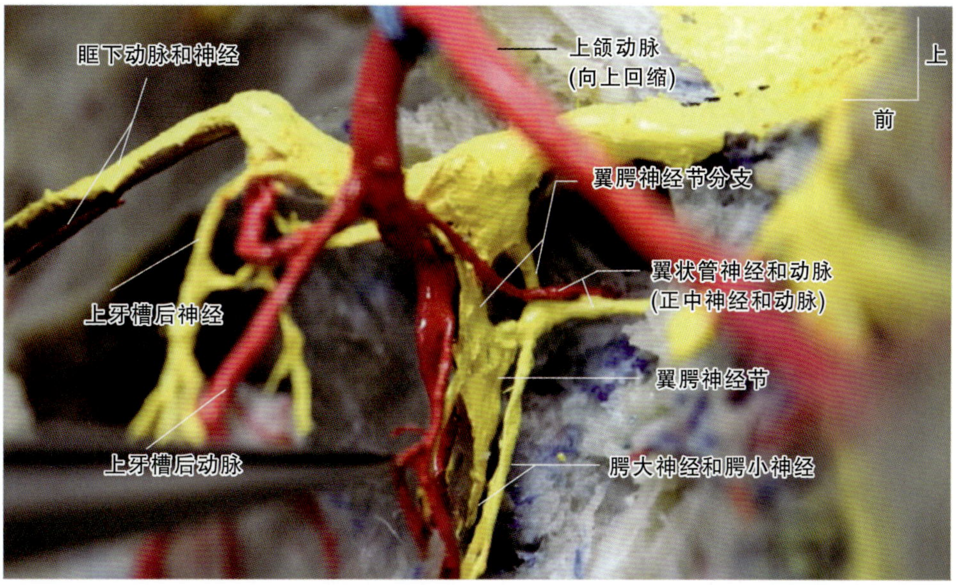

图 4.83　左侧翼腭窝的侧位放大视图。

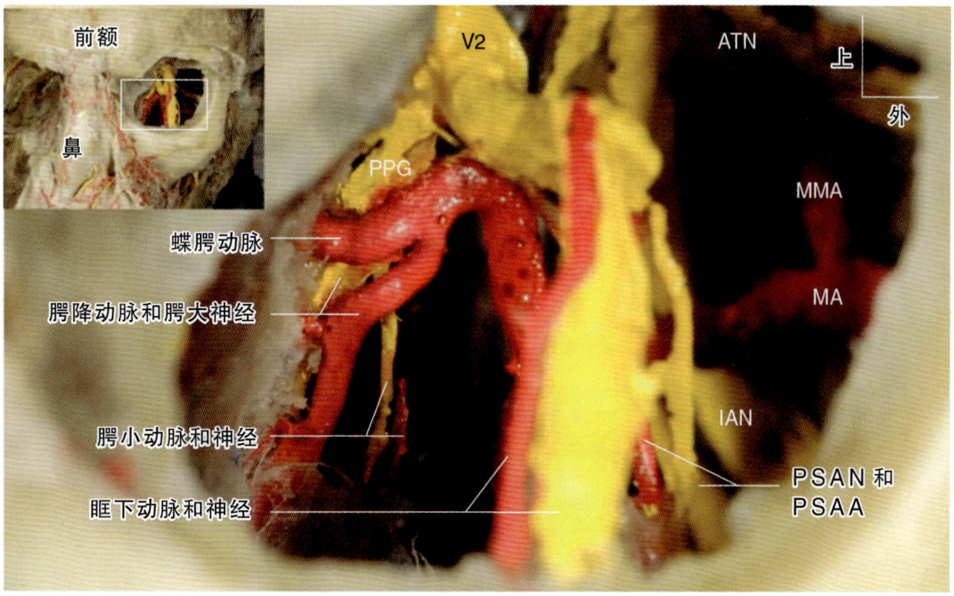

图 4.84　通过眼眶观察的左侧翼腭窝的前放大视图(左上图中的矩形区域)。已切除上颌骨后壁和眶下管。ATN,耳颞神经;IAN,下牙槽神经;MA,上颌动脉;MMA,脑膜中动脉;PPG,翼腭窝;PSAA,上牙槽后动脉;PSAN,上牙槽后神经。

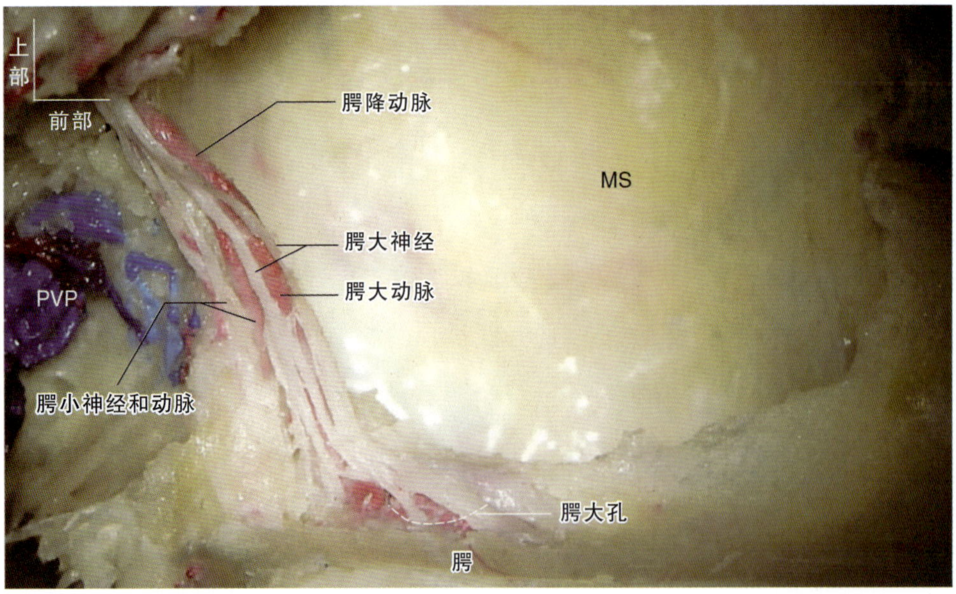

图 4.85 左侧翼腭窝下部和腭大管的内侧放大视图。已切除腭大管。MS,上颌窦;PVP,翼静脉丛。

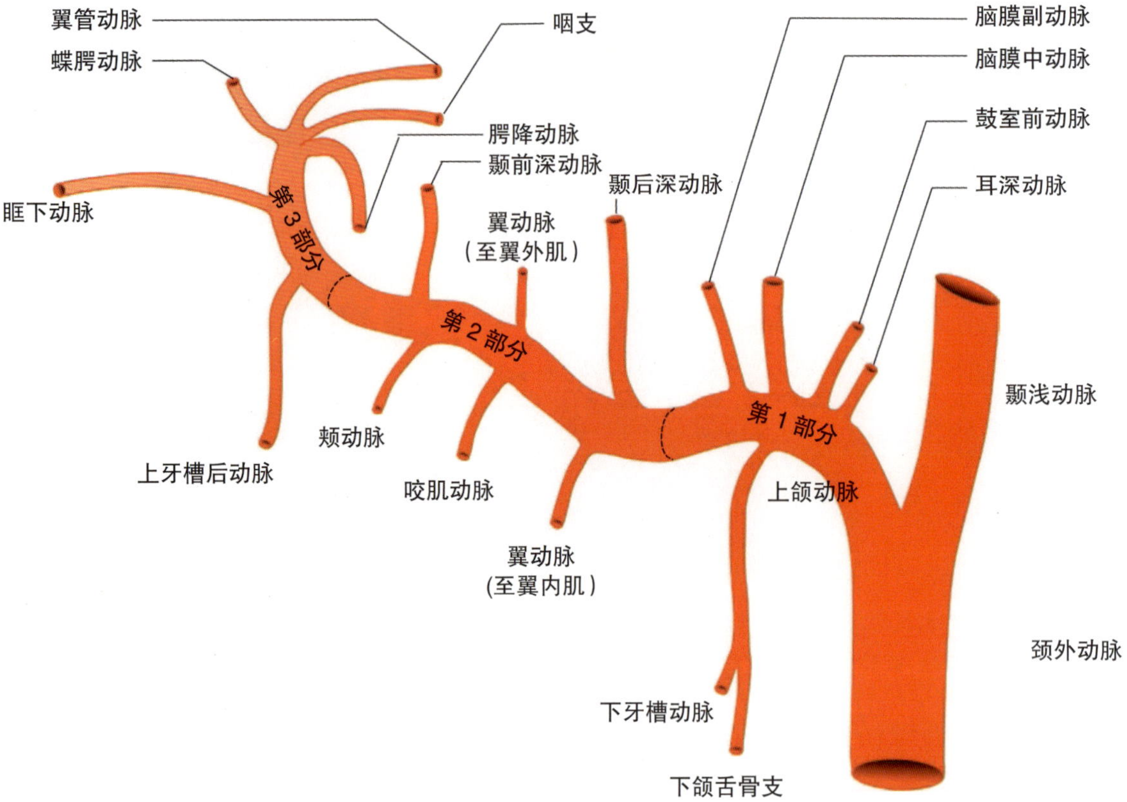

图 4.86 上颌动脉分支示意图。

4.8　颈部(颏下间隙、颌下等)

总结

颈部的解剖结构包括颌面部、咽部和喉部。考虑到外科医生逐层切开/反射颈部组织,更好地了解颈部的解剖结构应遵循相同顺序,即从浅表到深部。更好地理解筋膜、间隙、三角形及其边界有助于外科医生识别需要牺牲或保存的结构 。为了避免手术并发症、安全有效地进行手术，了解颈部的解剖结构非常重要。在本节中,将回顾颈部解剖结构,尤其是包括下颌下区在内的侧颈部(图 4.87 至图 4.107)。

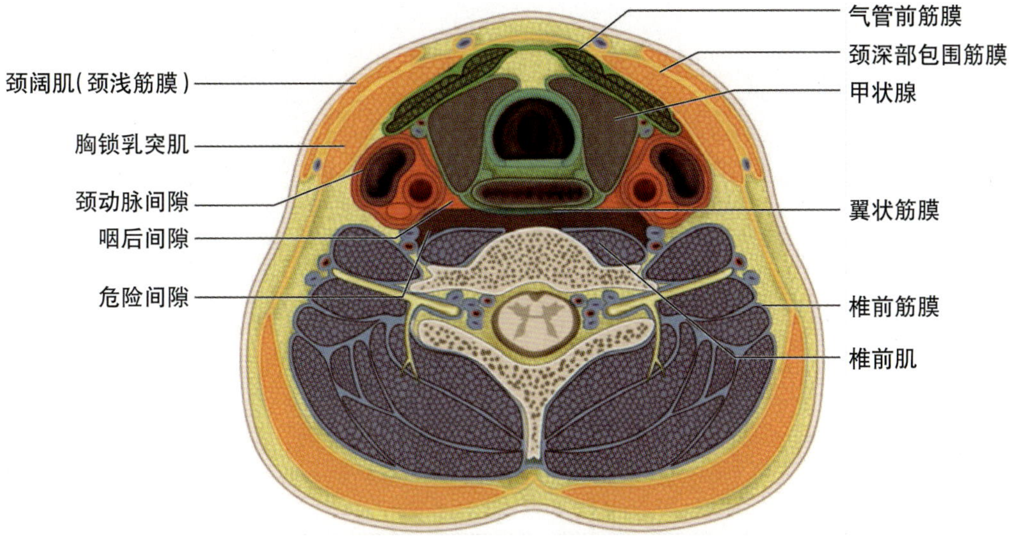

图 4.87　颈部轴向截面(C6~C7 椎体水平)。颈部的各种筋膜存在争议。目前认为颈浅筋膜含有颈阔肌。颈深筋膜包括颈前筋膜、气管前筋膜和椎前筋膜。食管后方的解剖间隙由鼻翼筋膜分为咽后间隙和“危险”间隙。

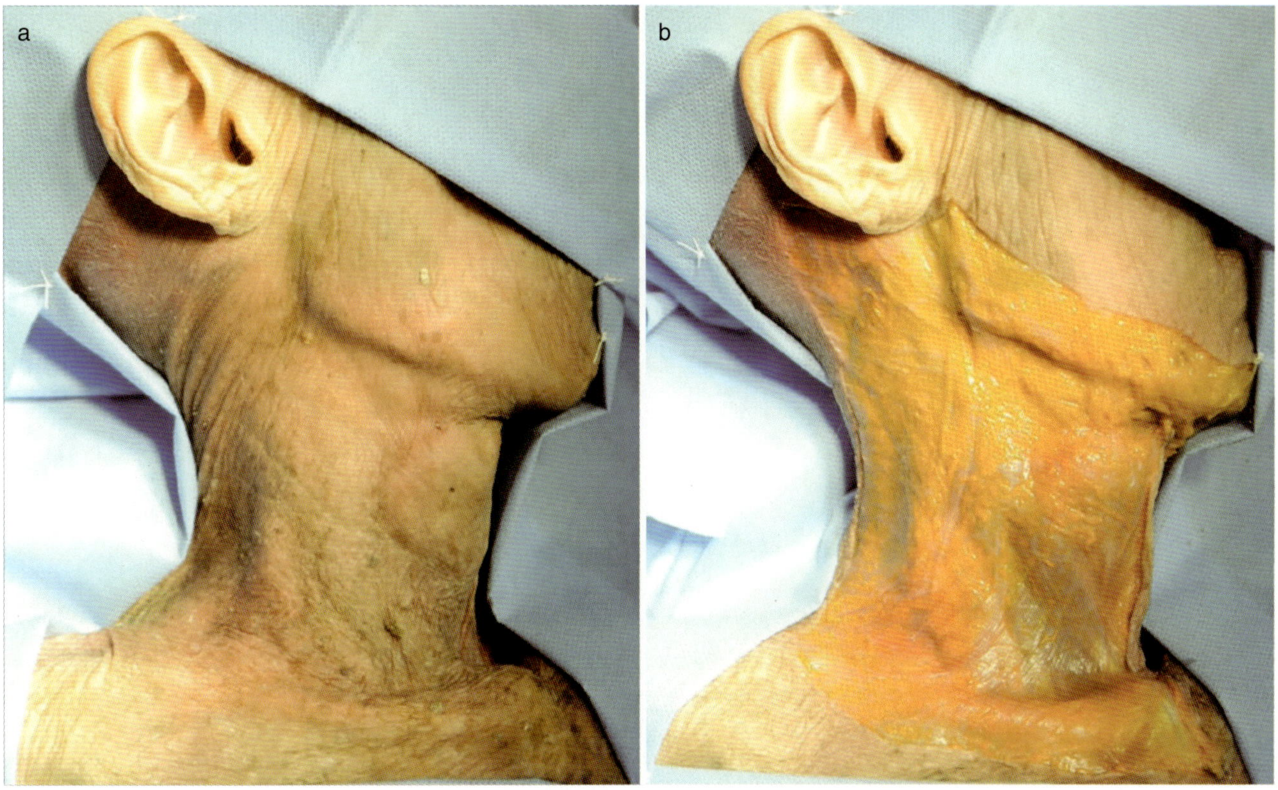

图 4.88　右侧颈阔肌外侧分离。颈阔肌(b)是一块薄的肌肉,特别是在颈部较薄的患者中,最初的皮肤切口很容易刺穿该肌肉,到达颈深筋膜。

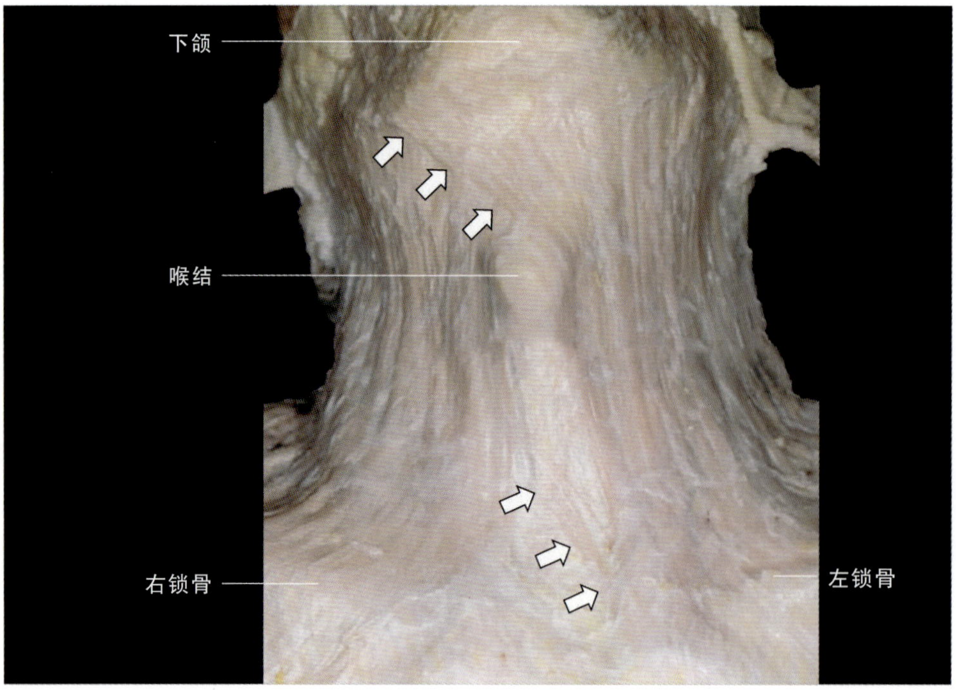

图 4.89 颈阔肌前分离。注意:左侧颈阔肌的肌纤维连接右侧。同侧和对侧颈阔肌常与降肌下角相连(正常变异)。颈阔肌由面神经颈支支配。

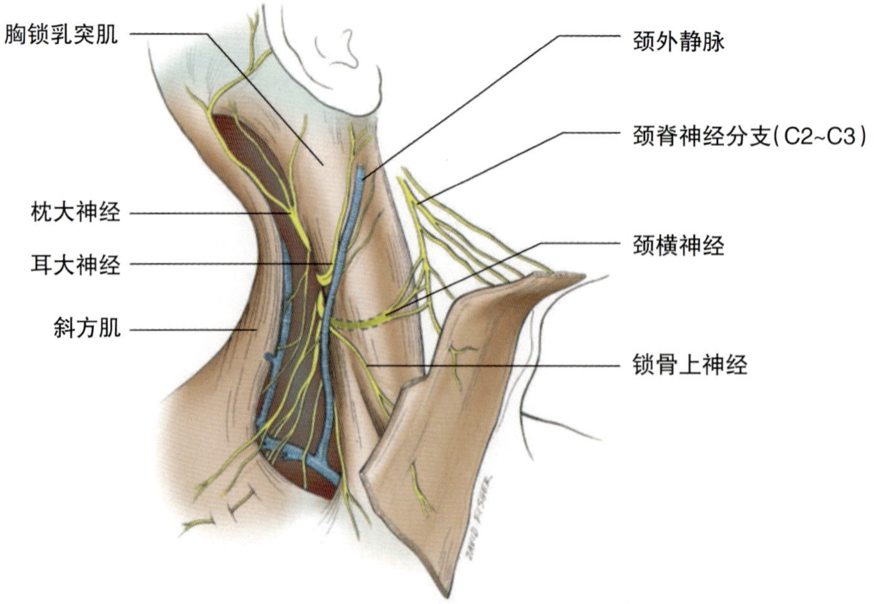

图 4.90 左颈的浅表结构(深达颈阔肌)。作为解剖标志,耳大神经到颈外静脉、乳突下缘、耳下缘的平均距离分别为 13.3mm、27.7mm 和 31.0mm。(Altafulla et al. 2019)斜方肌由脊髓副神经和颈丛(通常为 C3~C4)支配,胸锁乳突肌由脊髓副神经和颈丛(通常为 C2~C3)组成。(© Fisher/Tubbs 2020. All Rights Reserved.)

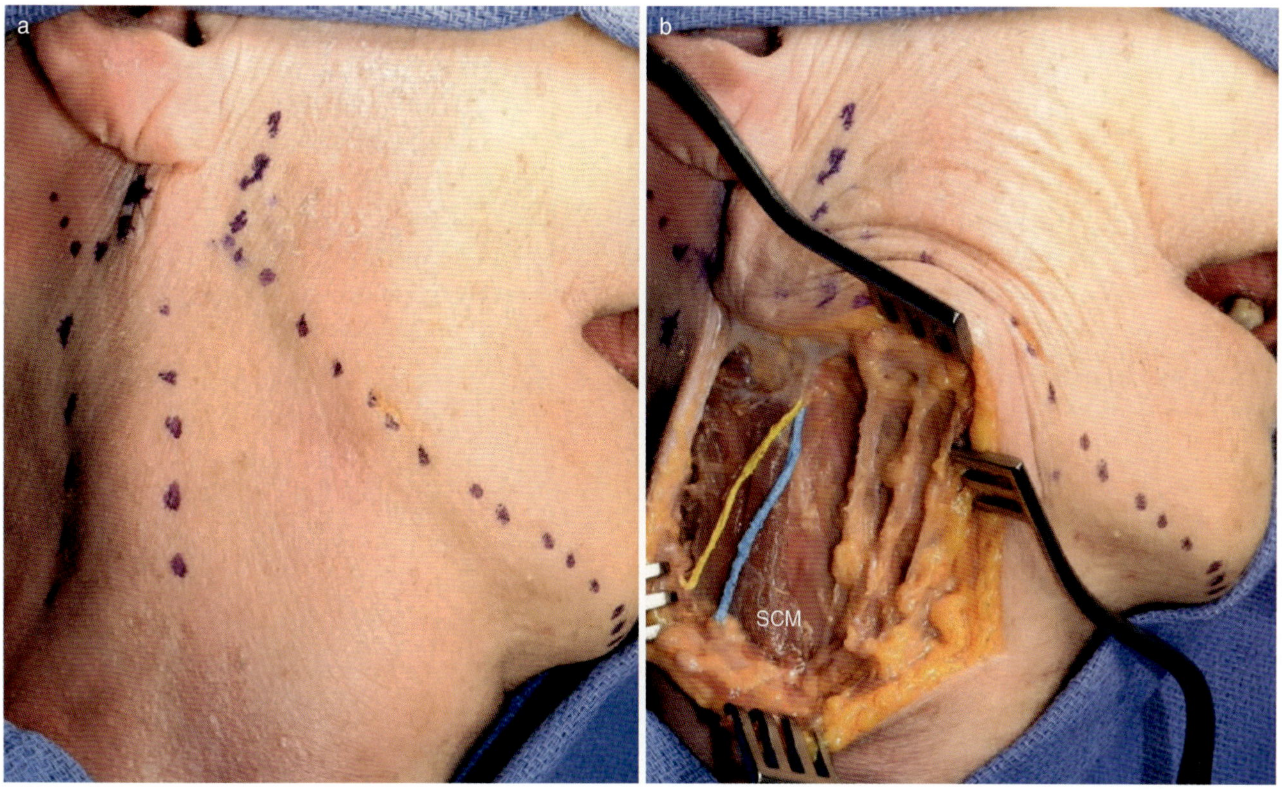

图 4.91　右颈外侧清扫。(a)勾画下颌骨边缘、胸锁乳突肌(SCM)和乳突。(b)切除颈阔肌，在耳大神经(黄色)和颈外静脉(蓝色)深处可观察到 SCM。

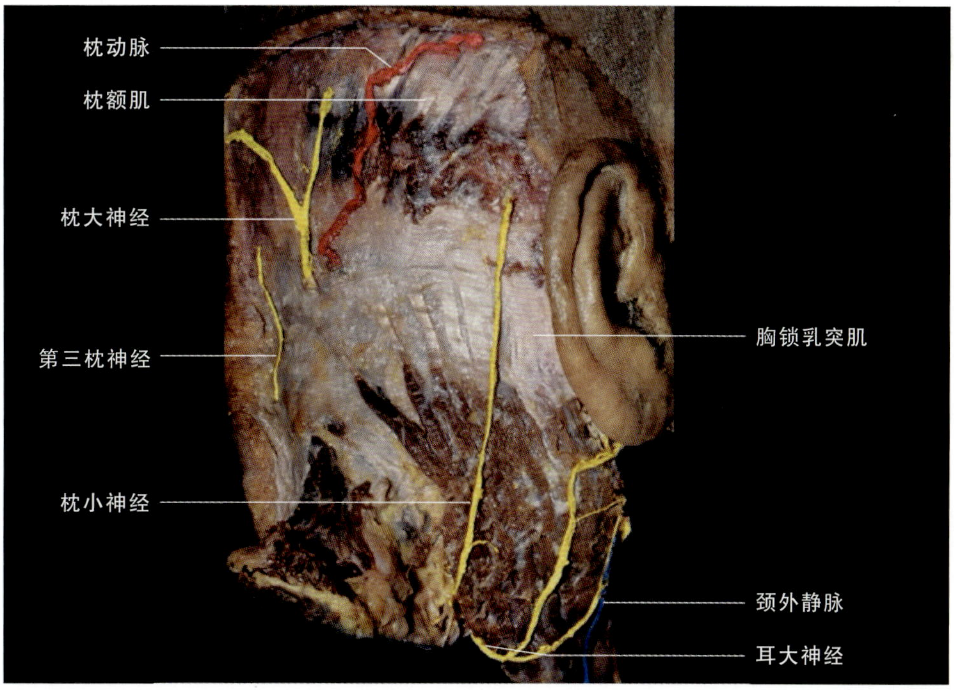

图 4.92　右颈后外侧剥离。

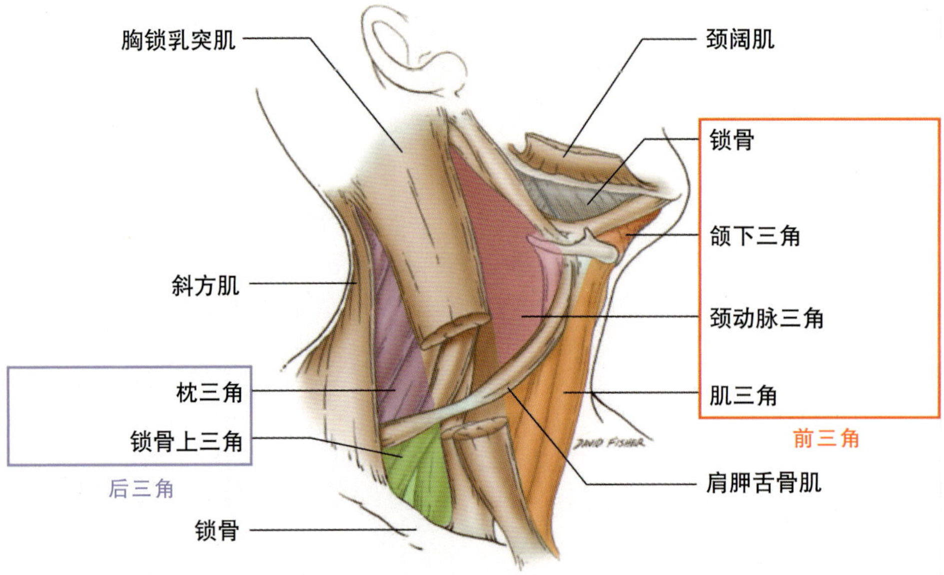

图 4.93 颈三角。多个三角形被用作识别各种解剖结构的标志。例如，后三角是脊髓副神经可以识别的部位，颈动脉在颈动脉三角内行进。在颌下三角可观察到颌下腺、面动脉、面静脉，甚至面神经下颌缘支。(© Fisher/Tubbs 2020.All.)

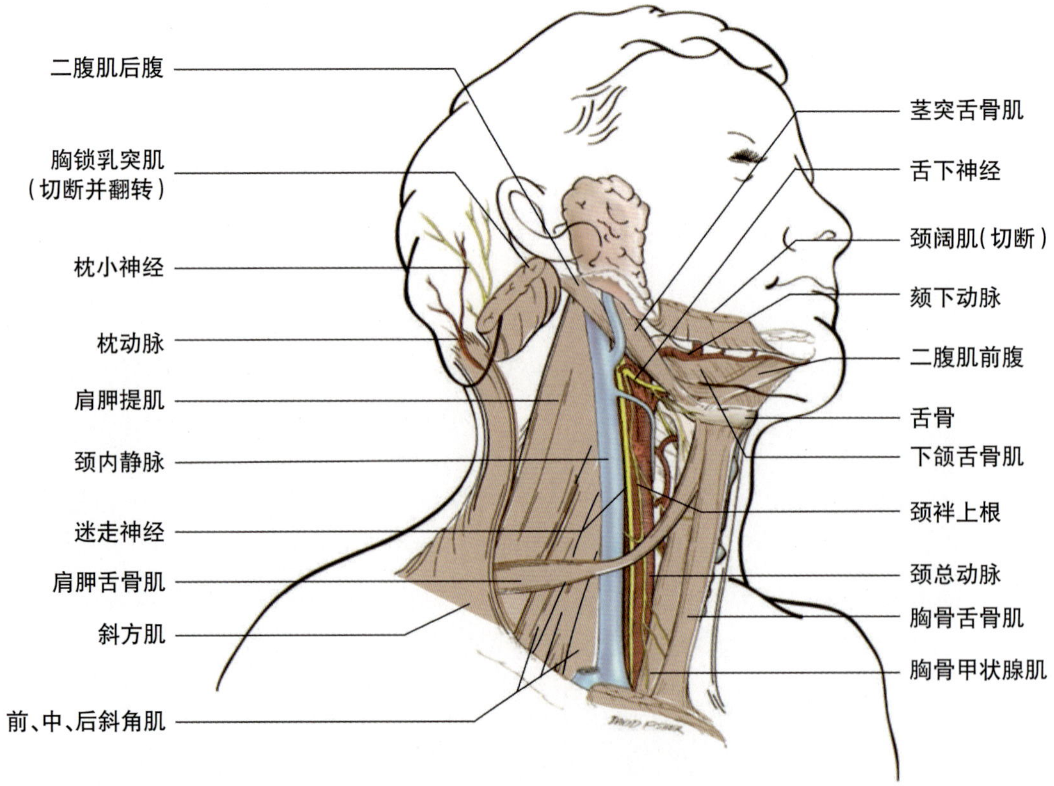

图 4.94 右颈深达胸锁乳突肌的示意图。

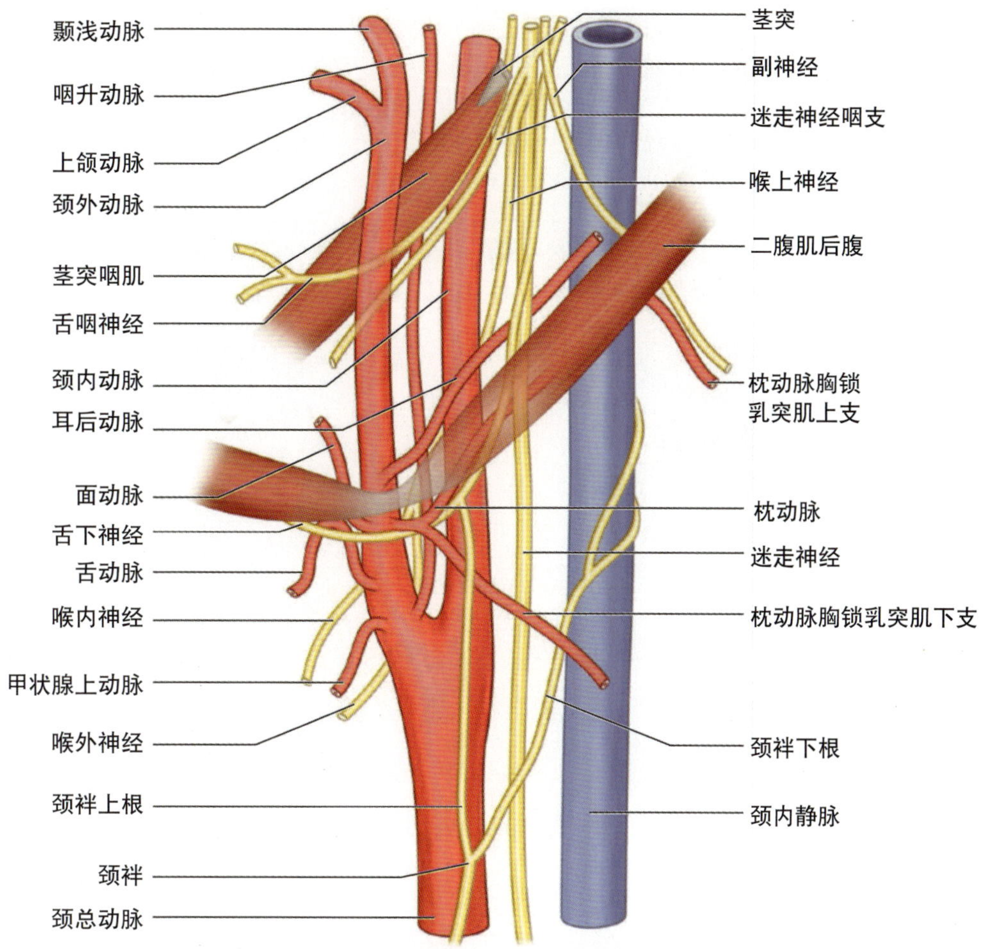

图 4.95　颈动脉、颈内静脉和相关结构的示意图。

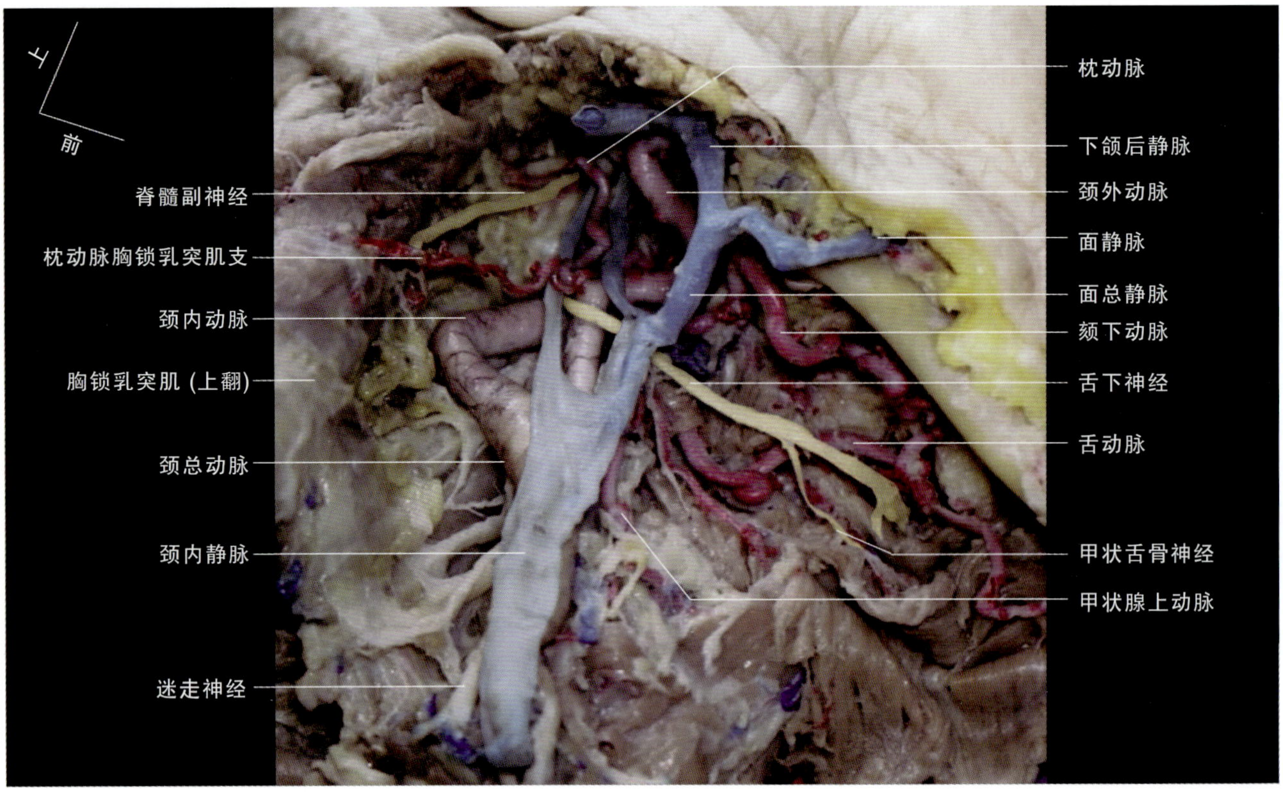

图 4.96 右颈外侧剥离。

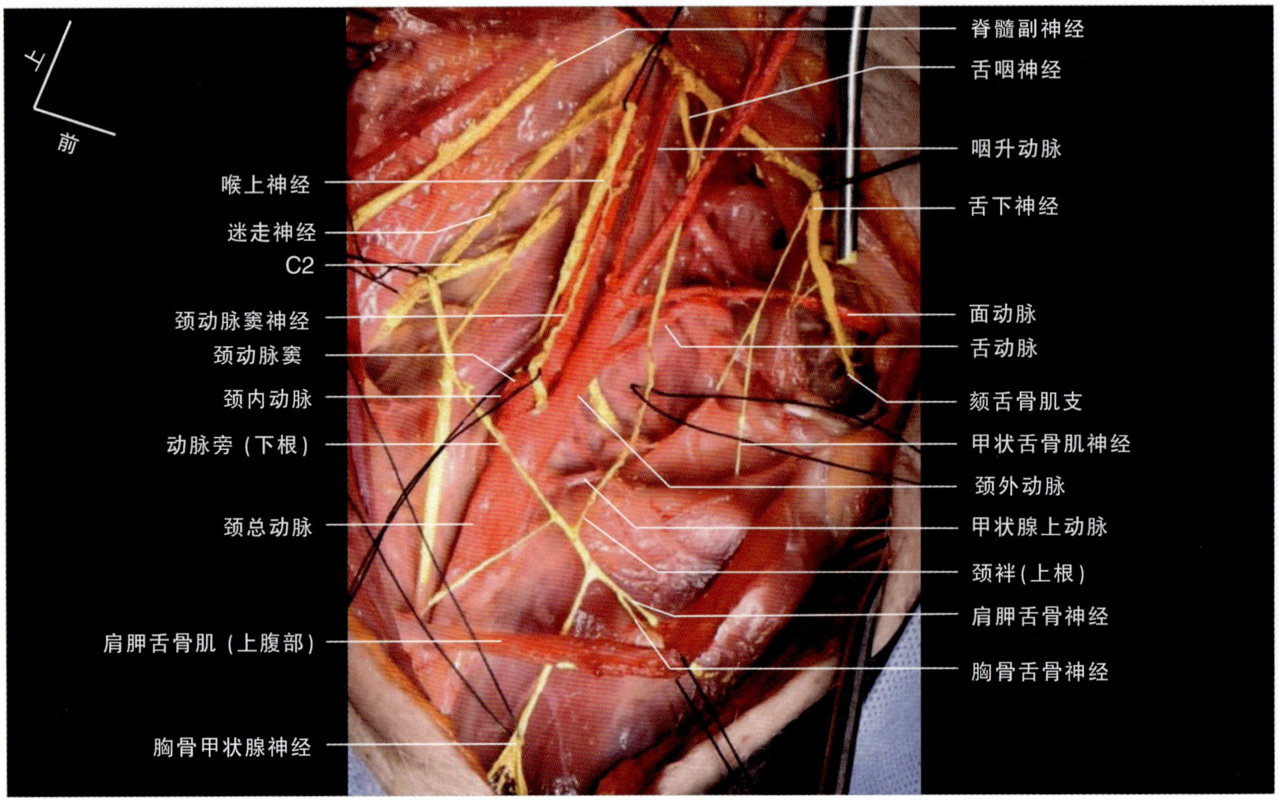

图 4.97 右颈外侧剥离。注意，颈袢为所有舌骨下肌（胸骨舌骨肌、胸骨甲状腺肌、肩胛舌骨肌和甲状舌骨肌）提供分支。

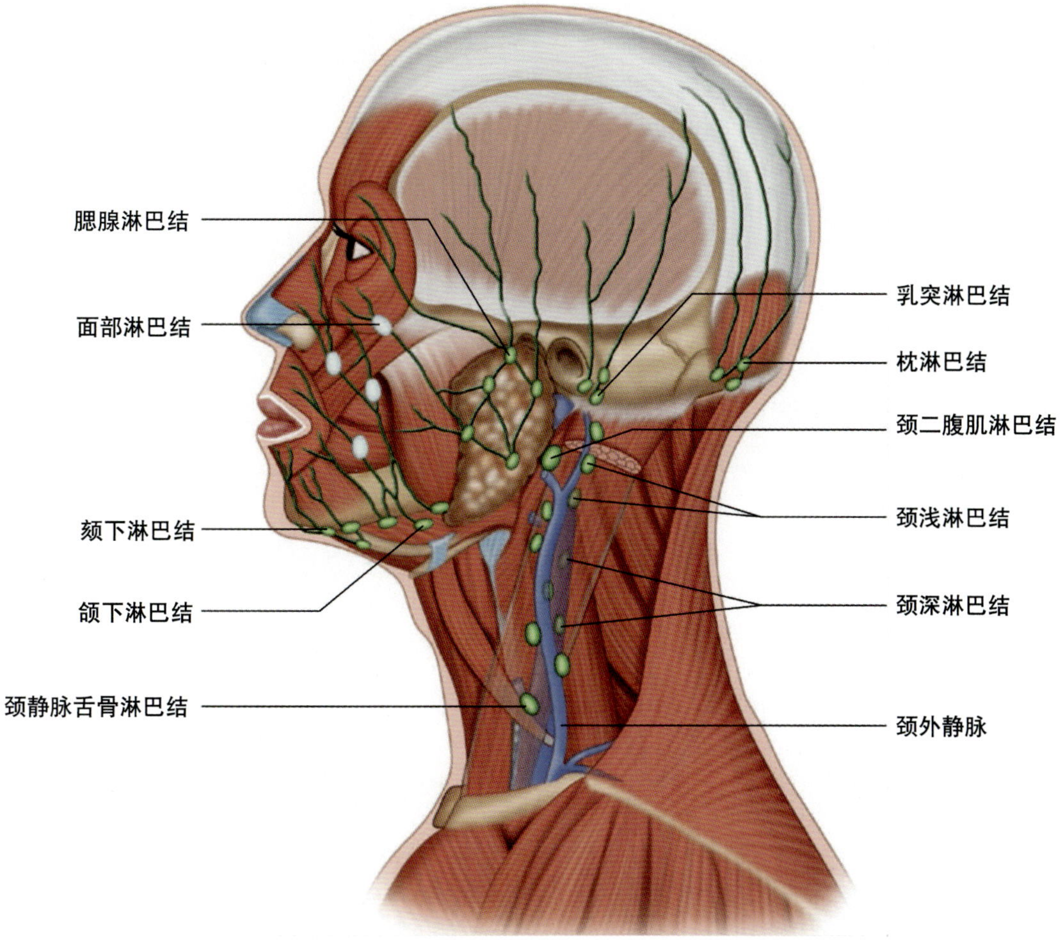

图 4.98　头颈部淋巴系统。淋巴管通过左侧胸导管,终止于静脉角。

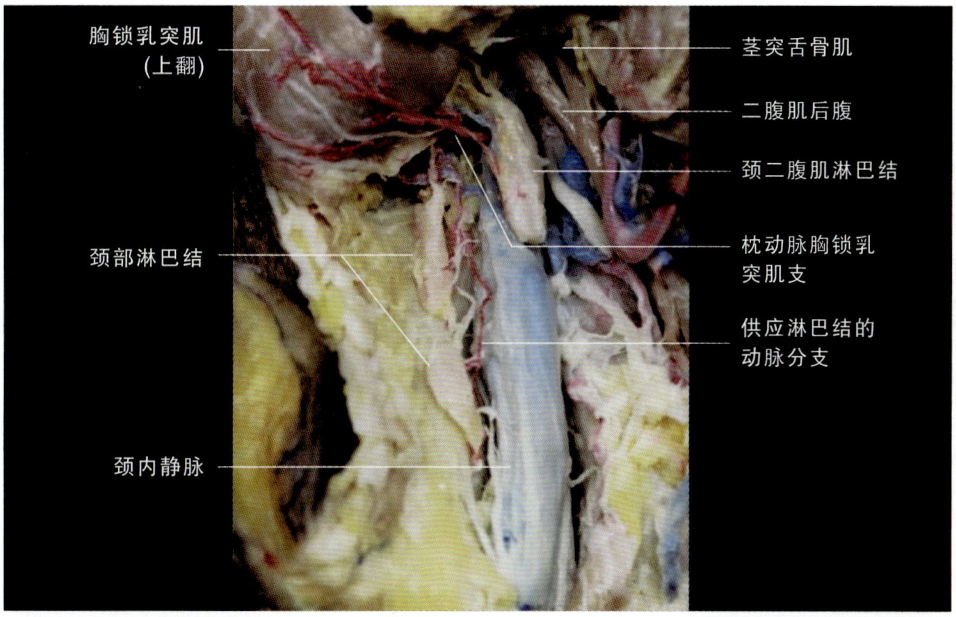

图 4.99　右颈外侧清扫。注意:颈二腹肌淋巴结位于二腹肌后腹的下方。颈二腹肌淋巴结是接受口腔颌面部淋巴管的主要淋巴结。部分颈部淋巴结由枕动脉胸锁乳突肌支分支供血。

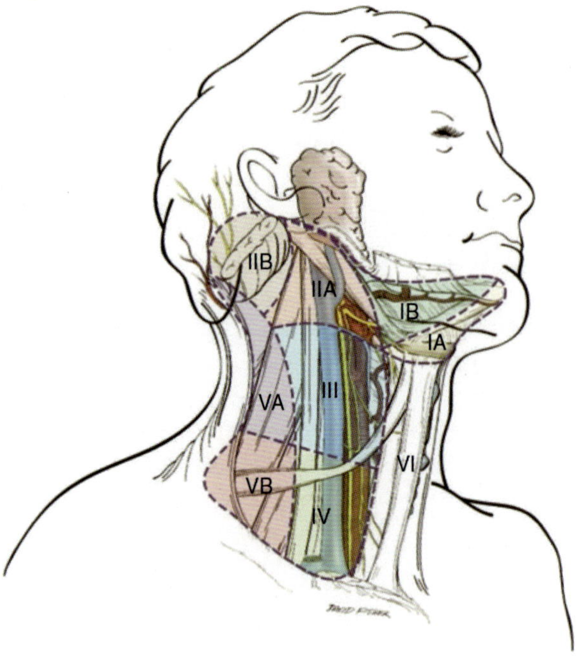

图 4.100 头颈癌及其转移瘤的颈部淋巴结水平和亚水平。(© Fisher/Tubbs 2020.All Rights Reserved.)

	水平	亚水平	前(内侧)	后(横向)
ⅠA	下颌联合	舌骨体	对侧二腹肌前腹	同侧二腹肌前腹
ⅠB	下颌体	二腹肌后腹	对侧二腹肌前腹	茎突舌骨肌
ⅡA	颅底	舌骨下体界定的水平平面	茎突舌骨肌	脊副神经界定的垂直平面
ⅡB	颅底	舌骨下体界定的水平平面	脊副神经界定的垂直平面	胸骨肌外侧缘
Ⅲ	舌骨下体水平面	环状软骨下缘界定的水平平面	胸骨舌骨肌外侧缘	胸锁乳突肌外侧缘或颈丛感觉分支
Ⅳ	环状软骨下缘水平平面	锁骨	胸骨舌骨肌外侧缘	胸锁乳突肌外侧缘或颈丛感觉分支
ⅤA	胸锁乳突肌和斜方肌汇合的顶点	环状软骨下缘界定的水平平面	胸锁乳突肌外侧缘或颈丛感觉分支	斜方肌前缘
ⅤB	环状软骨下缘界定的水平平面	锁骨	胸锁乳突肌外侧缘或颈丛感觉分支	斜方肌前缘
Ⅵ	舌骨	胸骨上	颈总动脉	颈总动脉

图 4.101 颈部淋巴结的水平和亚水平及其解剖边界。[After Robbins et al.(2002).]

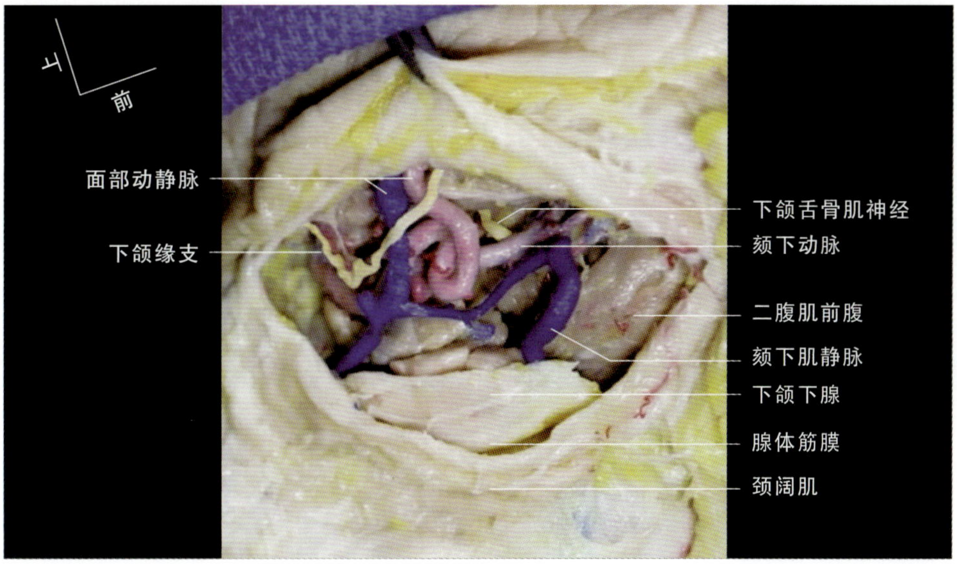

图 4.102　右侧颌下区侧视图。在颈阔肌做一个小的横切口，到达颌下间隙。下颌缘支(MMB)走行于颌下腺浅表，如果皮瓣与颌下腺筋膜向上抬高，神经不受损。注意：在抬高的角膜瓣内切开 MMB，以便在该照片中更好地观察。

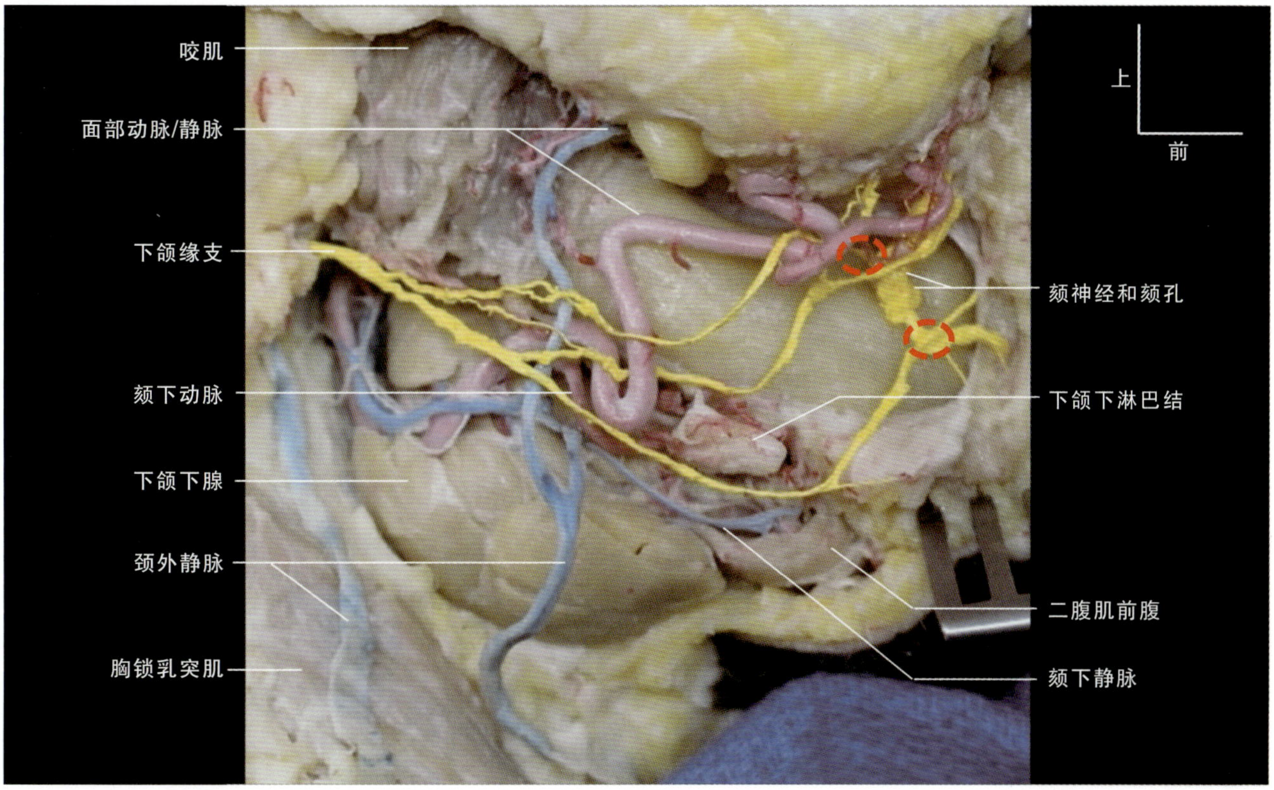

图 4.103　左侧颌下区侧视图。可观察到颏神经和面神经下颌缘支有交通支(红色圆圈所示)。

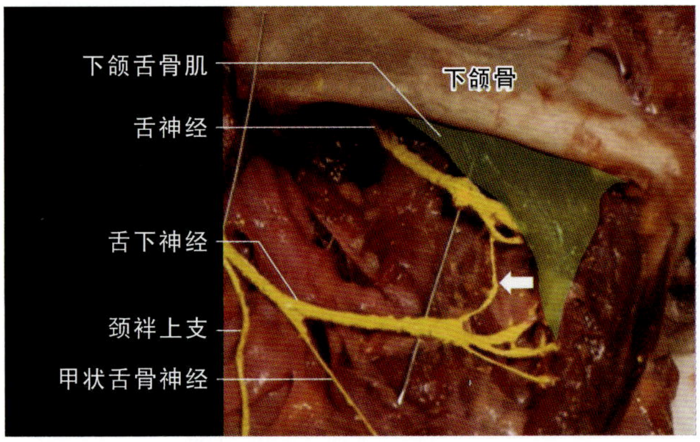

图 4.104 右侧颌下区的下侧位视图。可见颏神经和面神经下颌缘支有交通支(箭头所示)。

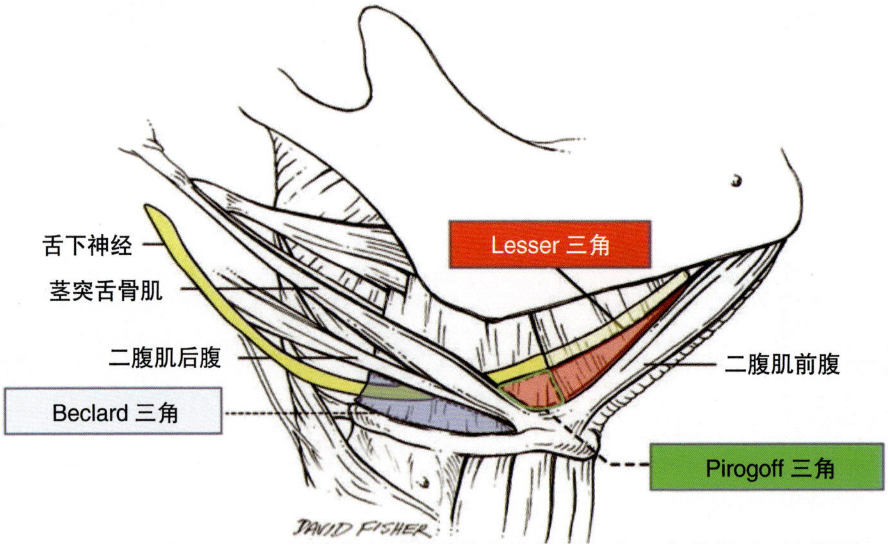

图 4.105 颌下区三角。Lesser 三角和 Pirogoff 三角可用于识别舌动脉,Beclard 三角可用于识别舌动脉和舌下神经。(Kikuta et al. 2019)(© Fisher/Tubbs 2020.All Rights Reserved.)

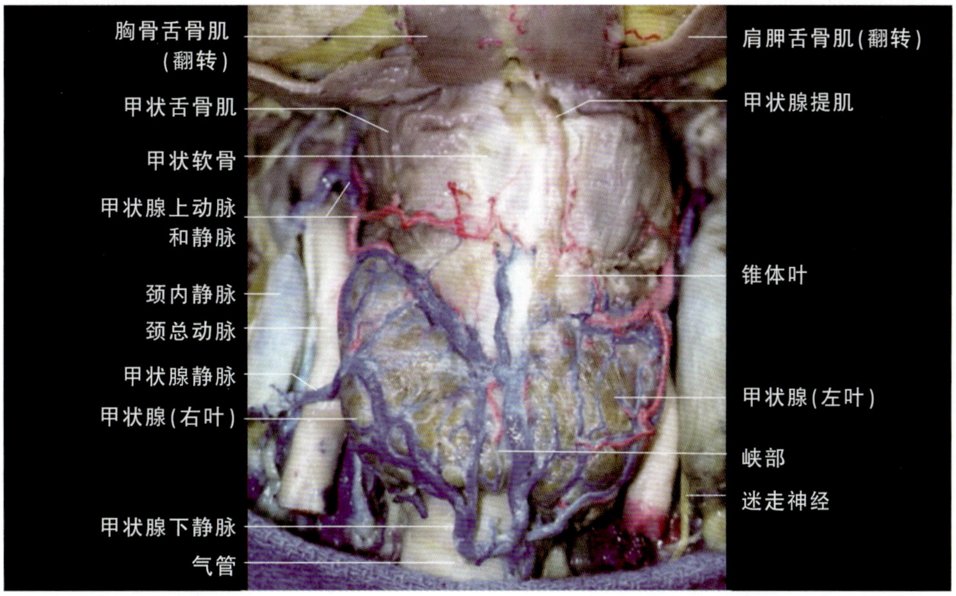

图 4.106　颈部前视图（舌骨下水平）。切除胸骨甲状腺肌。

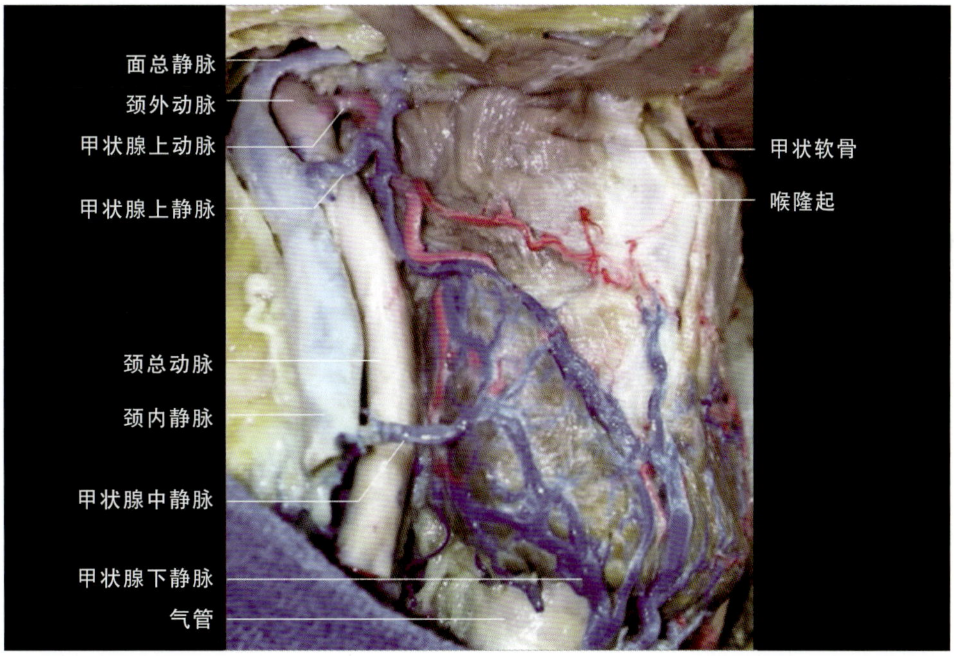

图 4.107　颈部前外侧视图（舌骨下水平）。切除胸骨甲状腺肌。

4.9 口腔颌面部静脉引流

总结

头颈部及上肢的静脉回流经上腔静脉终止于右心房。每侧头臂静脉收集颈内静脉和锁骨下静脉的静脉血，汇入上腔静脉 。锁骨下静脉从上肢和颈部引流血液，颈外静脉和颈前静脉也从颈部引流血液。然而，头颈部（包括大脑）的大部分静脉引流液都会收集到颈内静脉中。

本节将显示头颈部的静脉引流系统(图 4.108 至图 4.114)。

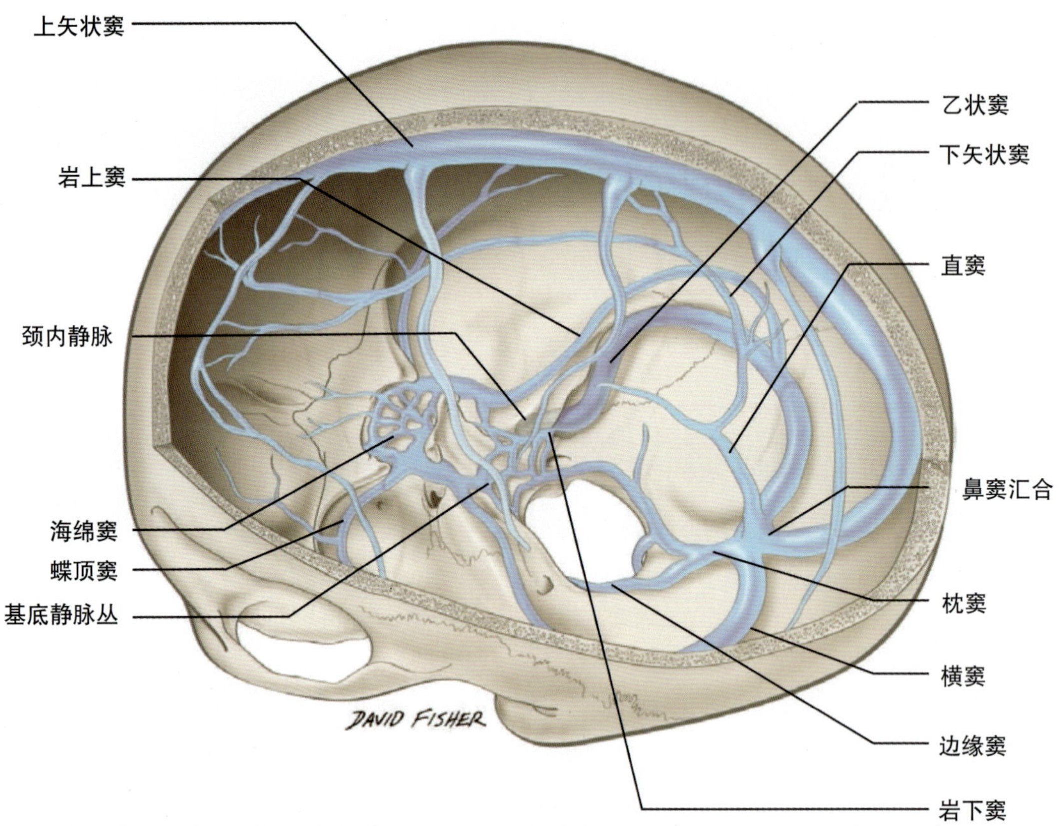

图 4.108 硬脑膜静脉窦和大脑浅静脉后侧视图。脑的静脉血大多数经乙状窦或岩下窦汇入颈内静脉。(© Fisher/Tubbs 2020.All Rights Reserved.)

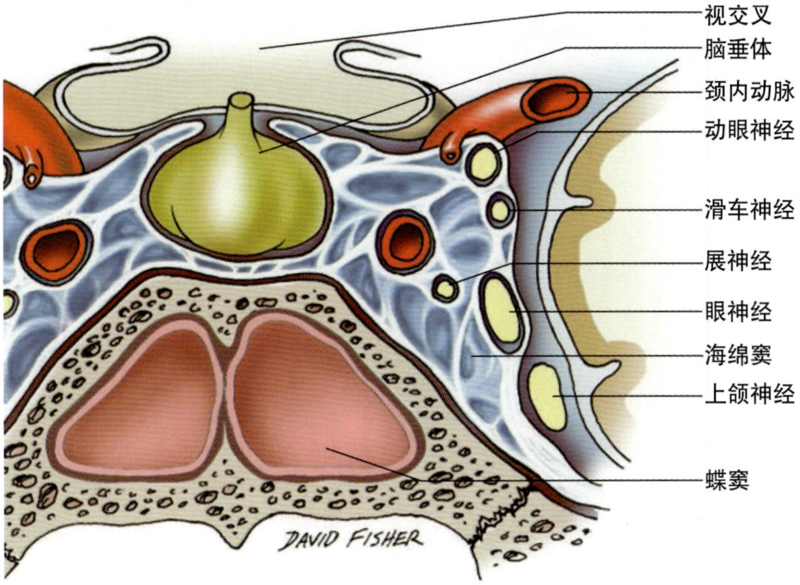

图 4.109　海绵窦的冠状位图像。(© Fisher/Tubbs 2020.All Rights Reserved.)

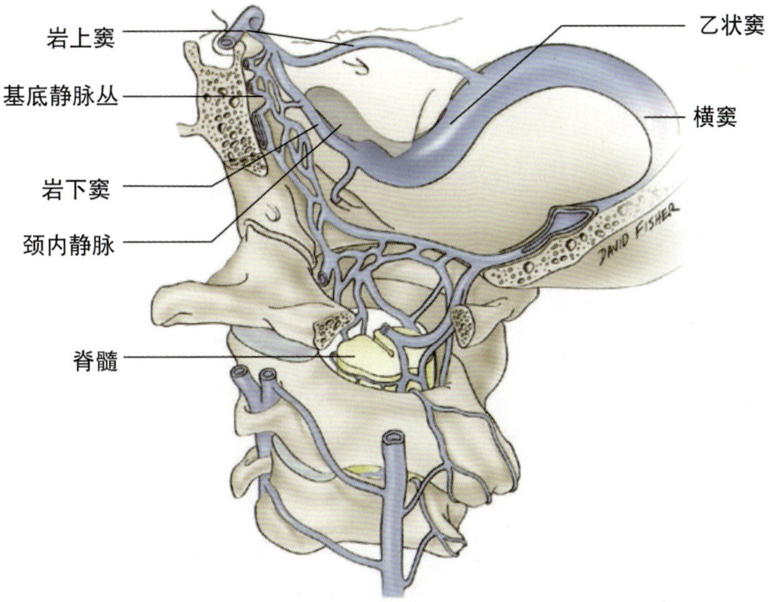

图 4.110　颅后窝和颅颈交界处静脉引流的后外侧视图。(© Fisher/Tubbs 2020.All Rights Reserved.)

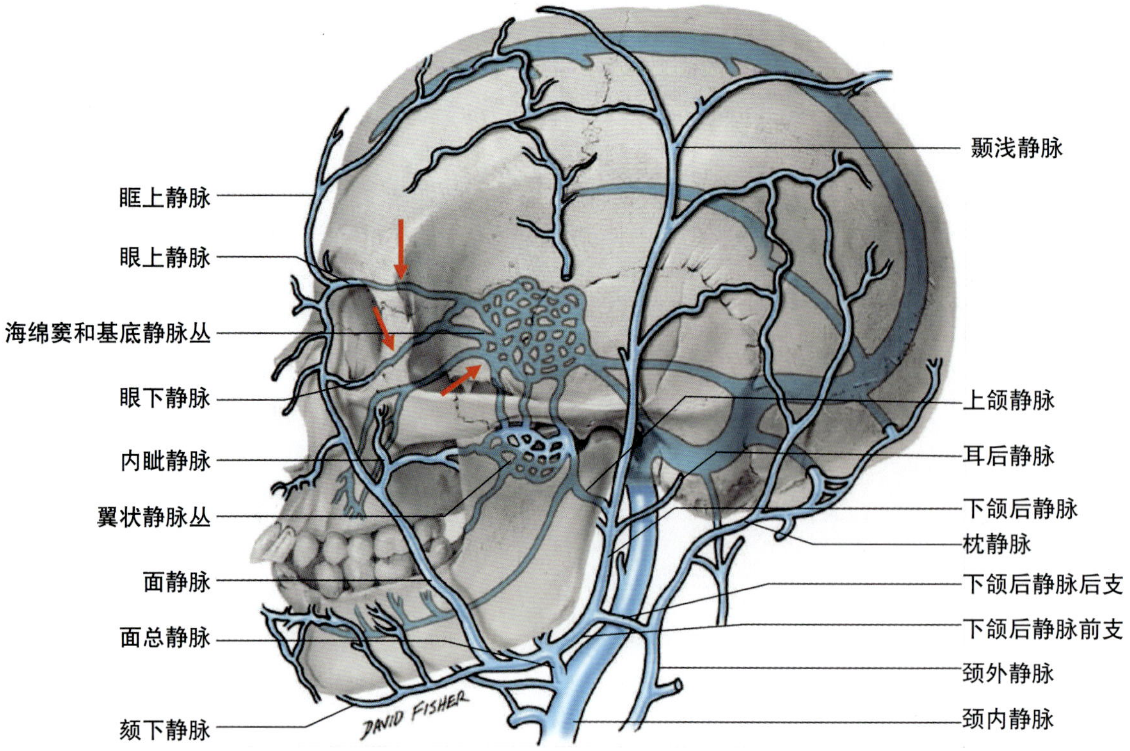

图 4.111 头颈部静脉系统侧视图。翼静脉丛、眼上静脉和眼下静脉汇入海绵窦(箭头所示)。颈内静脉和锁骨下静脉在两侧形成头臂静脉,统一将头部、颈部和上肢的所有静脉血引流至上腔静脉。

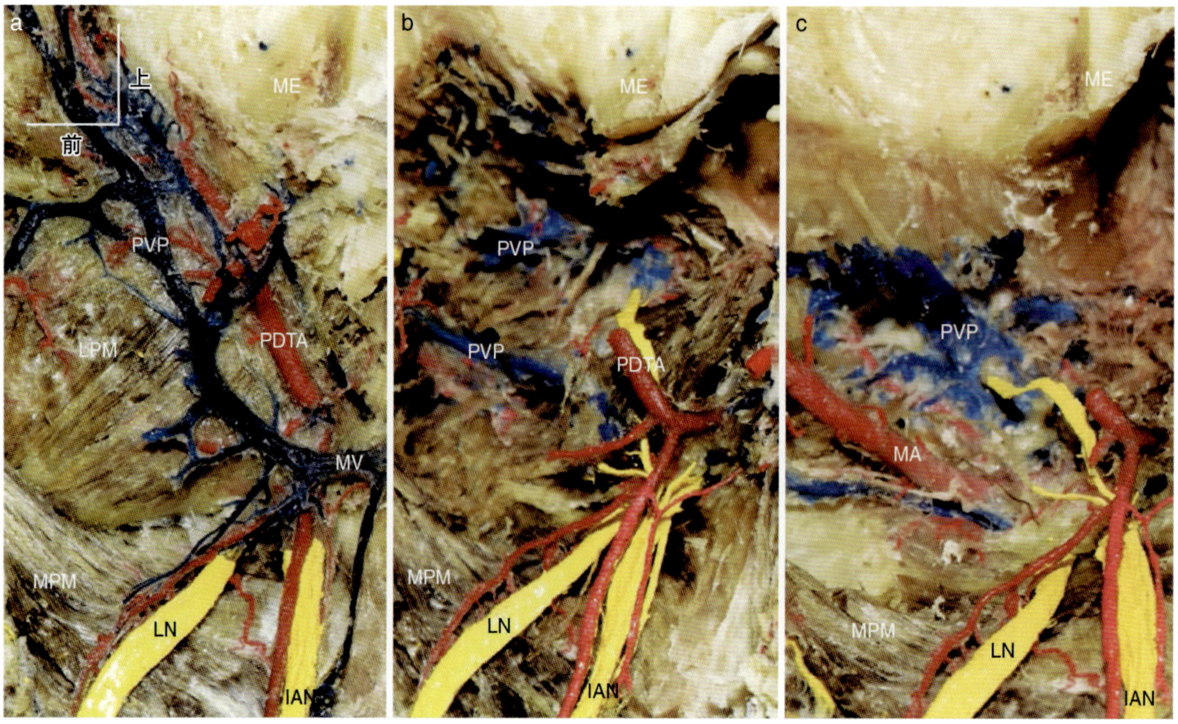

图 4.112 左侧颞下窝侧视图。注意:翼静脉丛(PVP)位于翼外肌(LPM)外侧(a)、内侧(b)和内侧(c)。IAN,下牙槽神经;IAV,下牙槽静脉;LN,舌神经;MA,上颌动脉;ME,下颌隆起;MPM,翼内肌;MV,上颌静脉;PDTA,颞深后动脉。

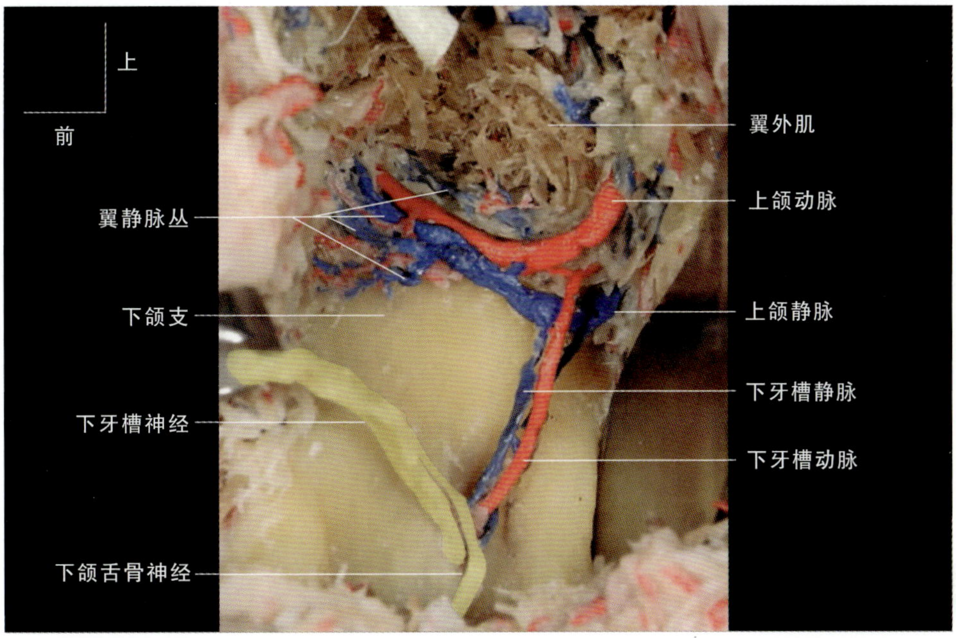

图 4.113　右侧翼下颌间隙的内侧视图。翼内肌已被切除。下牙槽神经和下颌舌骨神经向前反折。注意:流入上颌静脉的翼静脉丛。

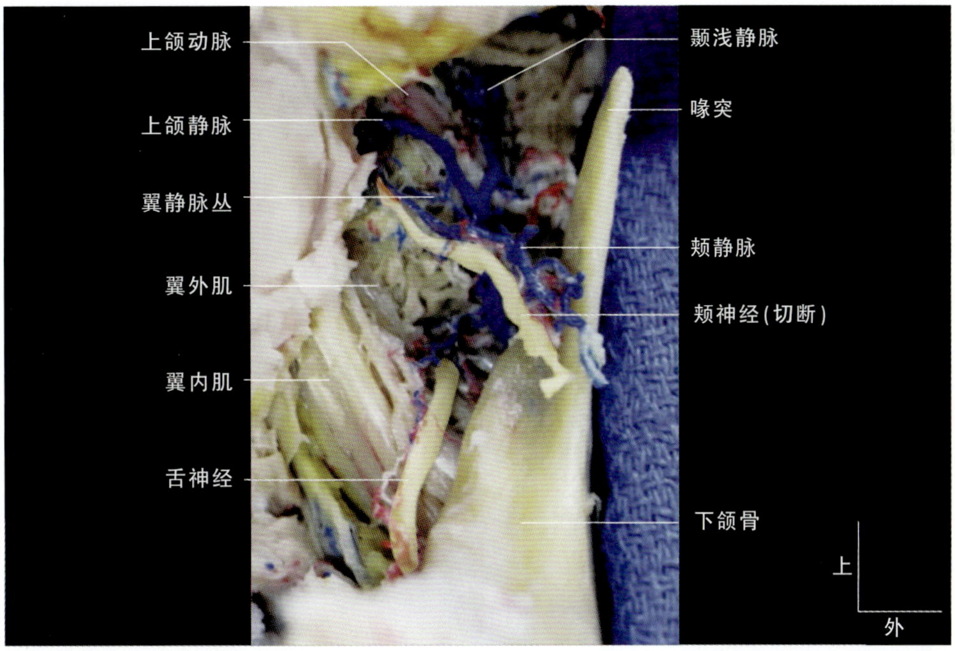

图 4.114　左侧翼下颌间隙的前视图。翼内肌已被切除。下牙槽神经和下颌舌骨神经向前反折。注意:流入上颌静脉的翼静脉丛。

(卫峥　周婷　译)

参考文献

Altafulla J, Iwanaga J, Lachkar S, Prickett J, Dupont G, Yilmaz E, Ishak B, Litvack Z, Tubbs RS. The great auricular nerve: anatomical study with application to nerve grafting procedures. World Neurosurg. 2019;125:e403–7. https://doi.org/10.1016/j.wneu.2019.01.087.

Farkas LG, Cheung G. Orbital measurements in the presence of epicanthi in healthy North American Caucasians. Ophthalmologica. 1979;179:309–15.

Iwanaga J, Kamura Y, Tanaka T, Watanabe K, Kusukawa J, Oskouian RJ, Tubbs RS. A new space of the face: the bucco-mandibular space. Clin Anat. 2017;30(7):958–62. https://doi.org/10.1002/ca.22964.

Kikuta S, Iwanaga J, Kusukawa J, Tubbs RS. Triangles of the neck: a review with clinical/surgical applications. Anat Cell Biol. 2019;52(2):120–7. https://doi.org/10.5115/acb.2019.52.2.120.

Lai C-S, Lai C-H, Wu Y-C, Chang K-P, Lee S-S, Lin S-D. Medial epicanthoplasty based on anatomic variations. J Plast Reconstr Aesthet Surg. 2012;65(9):1182–7.

Robbins KT, Clayman G, Levine PA, et al. Neck dissection classification update: revisions proposed by the American Head and Neck Society and the American Academy of Otolaryngology–Head and Neck Surgery. Arch Otolaryngol Head Neck Surg. 2002;128:751–8.

Sakamoto Y. Interrelationships between the innervations from the laryngeal nerves and the pharyngeal plexus to the inferior pharyngeal constrictor. Surg Radiol Anat. 2013;35(8):721–8. https://doi.org/10.1007/s00276-013-1102-8.

Standring S, editor. Gray's anatomy: the anatomical basis of clinical practice. London: Elsevier Health Sciences; 2020.

第 5 章 脑神经的颅内走行

总结

脑神经共 12 对。嗅神经(Ⅰ)和视神经(Ⅱ)分别来自端脑和间脑,其余的脑神经起源于具有脊髓副神经的脑干,舌下神经(Ⅻ)也部分起源于颈脊髓。滑车神经(Ⅳ)起源于中脑背面,因此,在颅内的长度是最长的。动眼神经(Ⅲ)自中脑腹侧脚间窝出脑。三叉神经(Ⅴ)起源于脑桥,展神经(Ⅵ)、面神经(Ⅶ)和前庭蜗神经(Ⅷ)起源于脑桥延髓交界处。舌咽神经(Ⅸ)、迷走神经(Ⅹ)、副神经颅根(Ⅺ)和舌下神经(Ⅻ)起源于延髓。在本节中,将显示脑神经的颅内走行(图 5.1 至图 5.8)。

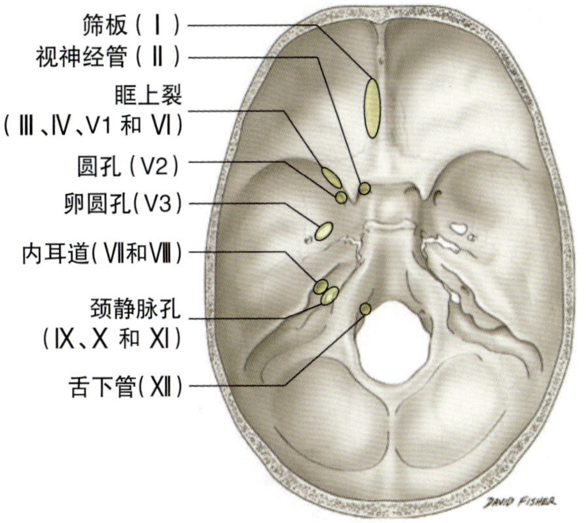

图 5.1 脑神经颅内走行俯视图。

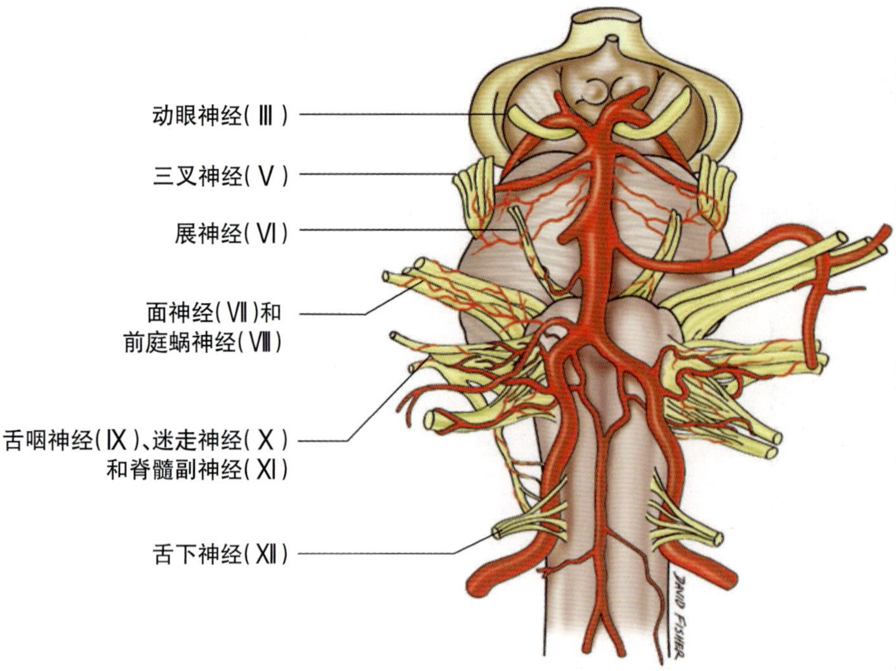

图 5.2 脑干前视图说明脑神经的起源及相关动脉。嗅神经(Ⅰ),视神经(Ⅱ)和滑车神经(Ⅳ)未显示。

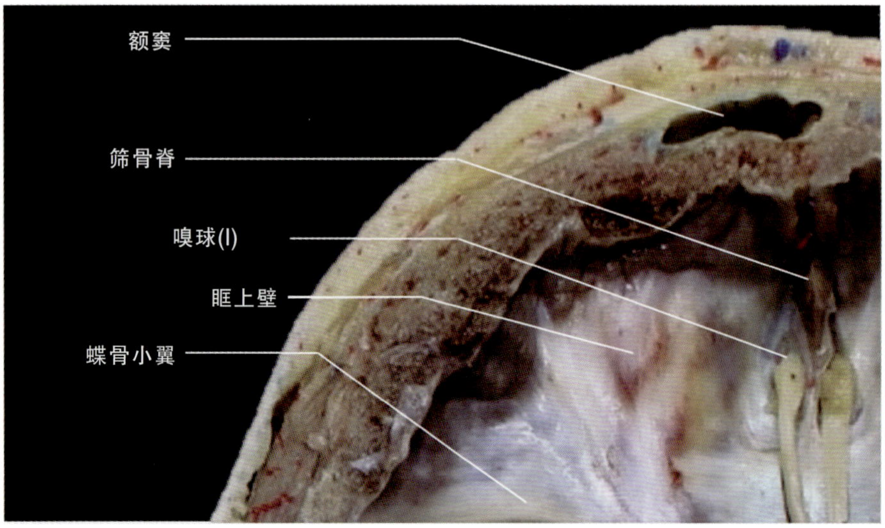

图 5.3 前颅窝俯视图。

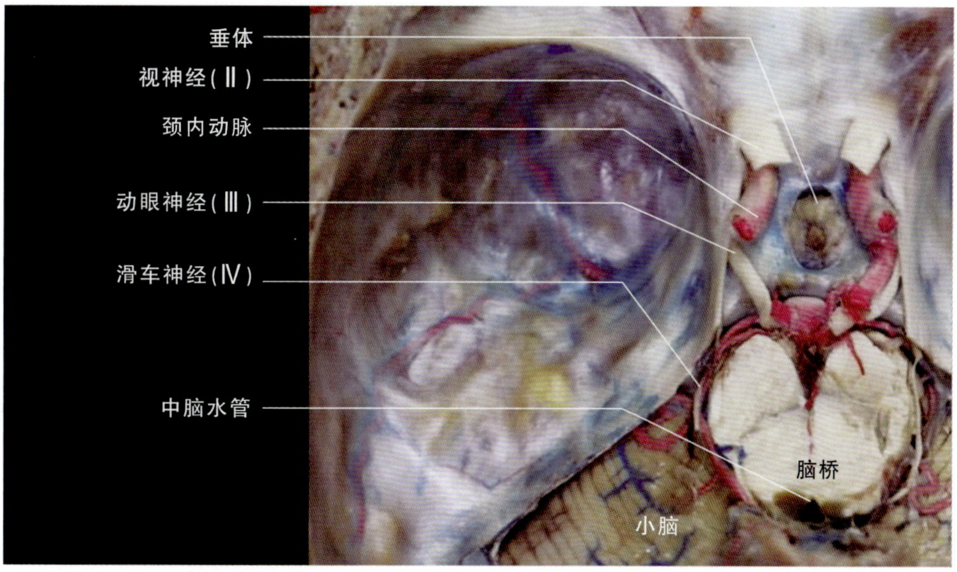

图 5.4　颅中窝和颅后窝的上视图显示视神经、动眼神经和滑车神经。小脑幕被切除。

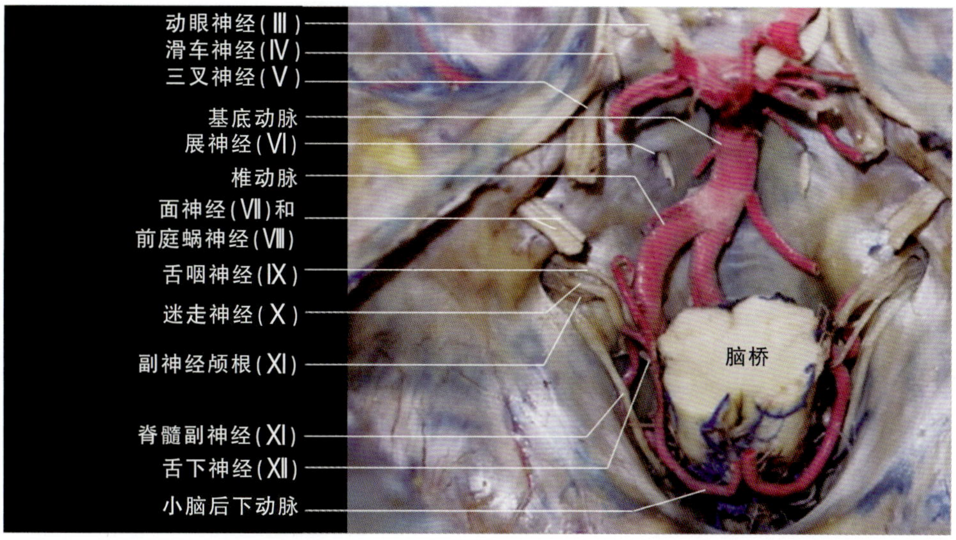

图 5.5　颅后窝的后上视图显示第 3~12 对脑神经。小脑和中脑被移除。

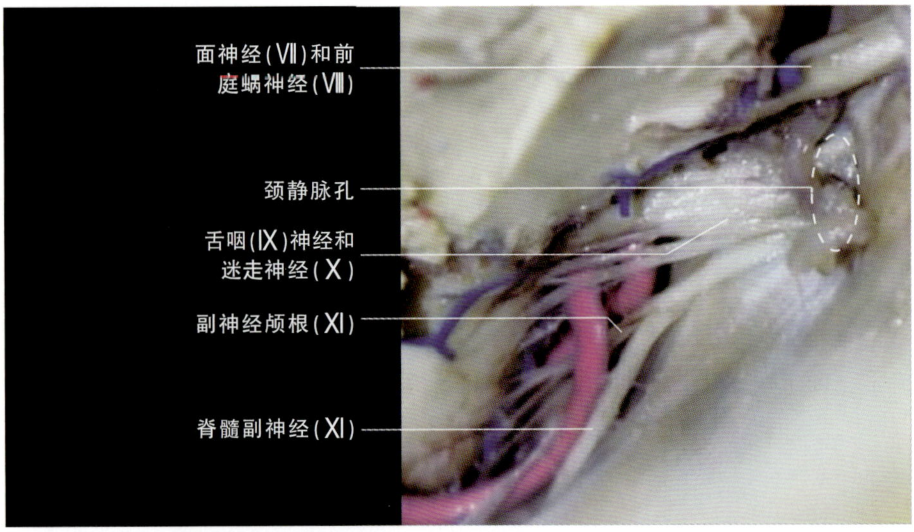

图 5.6　右颈静脉孔的俯视图。

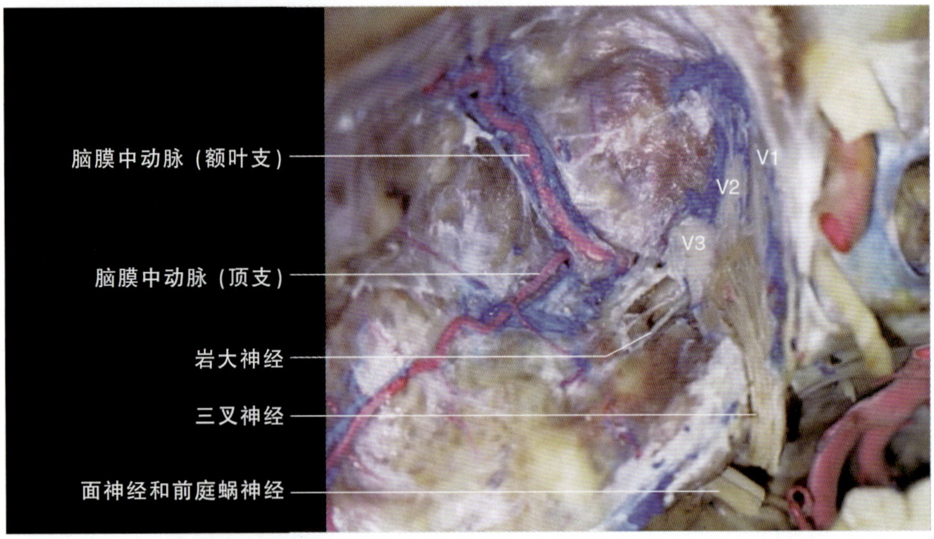

图 5.7　颅中窝左底的俯视图。

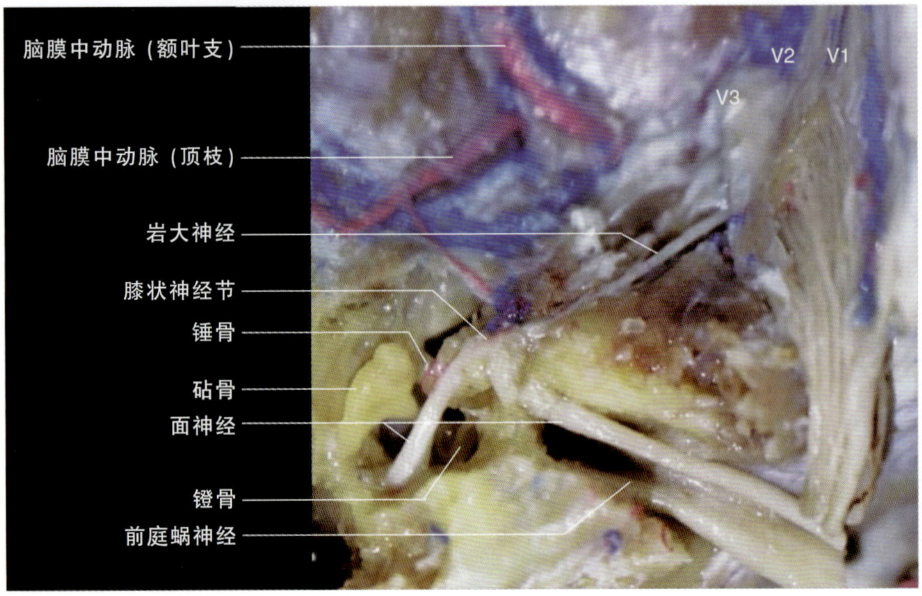

图 5.8 颅中窝的放大俯视图。

（汤传超　译）

索 引